Sexe et sentiments après 40 ans

Des mêmes auteurs

Sexe et sentiments, version homme, nouvelle édition,
Albin Michel, 2009
Sexe et sentiments, version femme, nouvelle édition,
Albin Michel, 2009
Ados, amour et sexualité, version garçon,
Albin Michel, 2001

de Sylvain Mimoun

Ce que les femmes préfèrent... Première enquête sur le désir sexuel féminin,
Albin Michel, 2008
Petit Larousse de la sexualité (sous la dir. de),
Larousse, 2007
La Dysfonction érectile (avec Marc Zerbib),
éd. LP, 2007
Des maux pour le dire,
J'ai Lu, 2003
La Sexualité masculine (avec Lucien Chaby),
Flammarion, 2000
L'Univers masculin (avec Élisabeth Chaussin),
Le Seuil, 1999
Traité de gynécologie psychosomatique,
Flammarion, 1999
La Consultation psychosomatique,
Les Empêcheurs de penser en rond, 1999

de Rica Étienne

Ados, amour et sexualité, version garçon,
Albin Michel, 2001
6-12 ans, l'âge incertain (avec Harry Ifergan),
Hachette Littératures, 2000
Mais qu'est-ce qu'il a dans la tête ? (avec Harry Ifergan),
Hachette Littératures, 1999

Dr Sylvain Mimoun et Rica Étienne

Sexe et sentiments après 40 ans

Illustrations : Gabs

Albin Michel

Ouvrage publié sous la direction
de Mahaut-Mathilde Nobécourt

Avant-propos

Il arrive un âge où, curieusement, tout nous semble urgent… Ce que l'on n'a pas vécu, ce que l'on a mal vécu, ce que l'on a vécu et dont on ne veut plus. On espère sa chance, là, maintenant, tout de suite, car après il sera peut-être trop tard.

On n'est pas dupe, les malentendus, les ruptures, les nouvelles rencontres, la famille recomposée ou bien encore les deuils et les maladies, tout cela perturbe l'équilibre émotionnel et la sexualité, on le sait ; on s'attend au grand huit de l'existence, avec ses hauts, ses bas, ses frissons, ses peurs et ses espoirs.

Après 40 ans, on a « le devoir de devenir soi-même » (traduction du mot sanscrit *dharma*).

Le temps qui passe n'empêche pas d'être acteur de sa destinée, il permet au contraire d'atteindre la paix et l'harmonie avec soi-même et avec les autres.

Même si tout va bien au plan physique et physiologique, l'amour doit continuer de faire vibrer, se réinventer au quotidien, pour que la griserie des premiers émois ne vire pas à la grisaille et au désenchantement conjugal.

Végéter et se fixer au statu quo, c'est prendre le risque de l'éloignement et de l'affadissement des relations de couple. La fameuse routine...

Combien d'amoureux n'osent s'avouer la baisse de leur désir sexuel ! C'est le premier tabou dans le couple, selon une étude récente [1].

Combien d'amoureux ne font plus l'amour après 40 ans !

Deux exemples parmi d'autres, fréquemment évoqués en consultation. Certaines femmes sont tentées de cesser tout rapport sexuel vers la ménopause parce que « ce n'est plus de leur âge », qu'elles ont grossi, qu'elles se trouvent moins séduisantes, qu'elles ont peur d'avoir mal ; or c'est précisément parce qu'elles poursuivent leur vie sexuelle que les femmes restent objectivement plus jeunes et plus séduisantes, qu'elles majorent leurs chances de perdre plus facilement du poids et qu'elles peuvent espérer souffrir moins au plan physiologique. C'est un cercle vertueux !

Certains hommes renoncent à la sexualité à cause de troubles de l'érection qu'ils pourraient pourtant soigner à l'aide de médicaments adaptés. Ce renoncement a des implications pour eux puisque l'équilibre de la relation conjugale s'en trouve modifié, que certains disent alors se sentir moins virils et moins aimables, ce qui les amène à une perte de confiance, une autodépréciation, voire une dépression avec des répercussions dans leur vie sociale aussi.

L'incroyable allongement de la durée de vie laisse espérer un long chemin encore à parcourir. Dans ce guide, nous souhaitons multiplier les occasions de cercle vertueux, aider les lecteurs à s'aider eux-mêmes, à comprendre les implications du renoncement sur la relation de couple et sur le fonctionnement du corps.

Ce nouveau volume, plus particulièrement destiné aux « 40 ans et + », vient enrichir les *Sexe et sentiments, version homme* et *version femme* précédemment parus chez Albin Michel. Cet opus aborde les grandes étapes clés du développement psychologique et physiologique des hommes et des femmes avec le temps qui passe, il fournit des pistes essentielles pour identifier les écueils habituels, les traverser au mieux, dépasser les doutes, les craintes et les problèmes.

La dernière partie se veut plus médicale. Le lecteur y trouvera toutes les informations sur la plupart des pathologies qui surviennent à partir de la quarantaine et au-delà, notamment au niveau de la sphère intime, avec leurs répercussions sur l'ensemble du corps.

Souvenez-vous : l'esprit a une influence sur le corps, le corps a une influence sur l'esprit.

Rica Étienne et Sylvain Mimoun

1

Démon de midi ou crise du milieu de vie ?

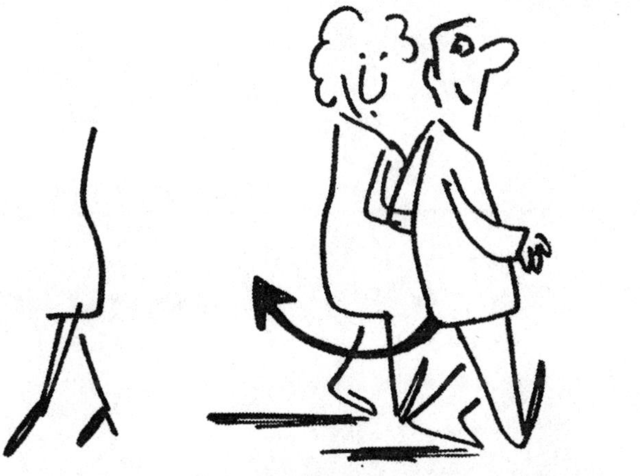

Dans l'imagerie populaire, le démon de midi frappe l'homme de 50 ans attiré par une femme plus jeune que lui. Vrai, mais ô combien restrictif ! En réalité, avec l'allongement de la durée de vie et l'égalité homme-femme, le démon titille à 40 ans comme à 70 ans ! Il touche aussi bien les hommes que les femmes ; enfin, cette crise n'est pas qu'une affaire de sexe et d'ennui conjugal, il s'agit aussi d'une « crise du changement », une crise existentielle et émotionnelle.

En ce sens, on peut affirmer que le démon de midi constitue le témoin visible d'une déflagration intime plus importante, dont le sexe pour l'homme et la folie amoureuse pour la femme ne sont que la partie émergée. Souvent, on assiste à un authentique changement de cap, chacun va se poser les questions essentielles : où en suis-je de ma vie ? Faut-il continuer ainsi ? Est-il déjà trop tard ? Dois-je saisir l'occasion qui se présente ? Serais-je capable de vivre autre chose et de faire mes preuves ?

Se limiter à la question vaguement sexuelle, à l'idée d'un simple attrait pour la « chair fraîche » serait trop réducteur, au point de dissimuler l'essence même de la réalité intime.

Avec la crise du milieu de vie, tous les repères volent en éclats, le corps et l'esprit entrent en ébullition. Pour peu que la personne providentielle passe à ce moment-là, le coup de tonnerre peut se transformer en coup de foudre. L'autre va vous transcender, vous catapulter sur un nuage, vous faire ressentir des émois d'adolescent(e). Le débordement émotionnel laisse croire au renouveau tant attendu.

Pour évoquer le milieu de la vie, médecins et poètes ont célébré « la fleur de l'âge », « le bel âge » ; mais en toile de fond il y a, plus ou moins consciemment, l'angoisse du déclin qui suivra, forcément. Le psychiatre Lucien Millet évoquait ainsi dans ses écrits une « crise de la maturation », liée à une prise de conscience personnelle du temps déjà passé.

Les hommes ou les femmes qui, à cette période, fondent un deuxième couple (voire un troisième...) s'appuient nécessairement sur leur expérience : ils ont déjà vécu ; ils ne sont ni jouvenceaux ni naïfs. Ceux qui poursuivent leur chemin conjugal après leur crise du milieu de vie conservent aussi un passé commun, une histoire qui les unit. Que l'on recommence ou que l'on continue avec le même compagnon ou la même compagne, la crise peut devenir positive et créatrice, signifier un nouveau départ, si l'on prend pleinement conscience du malaise qui l'a précédée et qui l'a entraînée, si l'on analyse ce qui s'est passé et si l'on écoute l'autre et entend – au sens de comprendre – ses attentes, ses frustrations, ce qu'il souhaite et ce qu'il rejette aussi.

Marie, 44 ans, ne veut surtout pas que son couple évolue comme celui de ses parents, qui se chamaillent sans cesse. Un soir, à cette période précise de sa vie, il y a arrêt sur image dans son esprit ; elle réalise le vide sidéral du couple parental au plan sexuel. Par maïeutique, Marie songe à sa propre sexualité. « Avec

Marc, où en sommes-nous ? Ne suis-je pas en train de reproduire la même chose que mes parents ? » Bouleversée, elle s'effondre devant Marc, son mari, qui heureusement se montre attentif. Il la laisse évacuer son émotion. Mieux vaut que tout cela soit dehors, plutôt que dedans, songe-t-il. Du coup, la bombe atomique est désamorcée.
Le lendemain, Marc improvise un événement surprise, une belle soirée en amoureux comme ils n'en ont pas connu depuis longtemps. En consultation, il s'est expliqué : « J'ai compris qu'elle était prête à mettre le feu aux poudres. » Le premier mot qui lui est venu en voyant sa femme s'exprimer était : « Attention danger ! » Il a alors cherché à contenir l'explosion comme il a pu. Toutes les semaines qui ont suivi, il a montré à Marie combien elle lui était absolument essentielle.
Cette crise potentiellement sérieuse a conduit le couple à une remise en question positive. Cela n'a été possible que parce que les deux protagonistes ont cherché à régler la situation plutôt que régler des comptes. Marc ne s'est pas contenté de penser : « Ouf, la crise est passée ! », il a pris acte sans contredire sa femme. Il n'a pas cherché à justifier ses beaux-parents ou lui-même, il a devancé l'appel, pris rendez-vous en consultation, engagé les changements nécessaires, libéré du temps pour Marie, recommencé à lui dire qu'elle lui plaisait au lieu de considérer la chose comme inutile puisque évidente.

« *Adèle, 41 ans, se plaint à son gynécologue de son herpès génital, elle est inquiète. À la fin de la conversation, elle finit par lâcher : « Et ce con, il va me quitter pour ça ! » Le médecin l'a rattrapée au vol. La douleur est bien là, dans la relation de maltraitance avec l'amant qui la menace et l'insulte parce qu'elle « a traîné n'importe où », parce qu'elle « vient de nulle part ». La femme raconte qu'elle a été adoptée. Au cours de la consultation, elle va comprendre que la crise a ses vertus. Certaines situations mettent la tête en bas mais révèlent que la pièce que l'on croyait si ordonnée est en désordre. À travers la plainte d'herpès bien réelle, cette femme a pu aborder pour la première fois des pans de son existence mis de côté.*

Il est vrai qu'au début, la démarche d'aller chez un psy peut sembler insurmontable. L'amorce de dialogue engagé avec le gynécologue peut aider à mûrir et à avancer vers la solution la plus respectueuse pour soi.

Déni de malaise

Si on ne parvient pas à dépasser la crise conjugale, elle s'exprimera à travers la pathologie, les maux pour le dire, le plus classique étant la dépression (l'implosion). Chez certains, la tristesse sera évitée par un état maniaque (explosion), avec hyperactivité et passages à l'acte. On se sent prêt à soulever des montagnes, on multiplie les défis en tout genre, les rapports sexuels, les fêtes, les sorties, avec l'illusion de la jeunesse retrouvée. Les états de dépression peuvent alterner avec les états maniaques.

En cas de déni de malaise, on risque de ne jamais trouver de solution. Il arrive ainsi que des couples consultent a priori pour que les choses s'arrangent ; en réalité, ils font tout pour fuir leur responsabilité. « Je vais vous expliquer mon cas, Docteur. Voilà ce qui ne va pas chez elle… » (Ou l'inverse.) À ce stade, la crise ne passera pas. On ne peut accuser l'autre sans jamais se remettre en question soi-même. On est au moins coresponsable de la relation construite avec l'autre.

Le mal-être du couple peut s'exprimer par un symptôme porté par l'un ou l'autre qui a pour but d'attirer l'attention : douleurs du bas-ventre, cystites à répétition, troubles psychosomatiques en tout genre, parfois localisés là où ça fait particulièrement mal, dans la zone génitale. Il arrive aussi que la plainte s'exprime sur un mode hypocondriaque avec toujours plus de doute sur son corps, allant jusqu'à un délire de sensations et de symptômes (mycoses, cystites à répétition… chez la femme ; fausses prostatites chroniques, brûlures en urinant… chez l'homme) ; en réalité, il s'agit là d'une dépression masquée. En ce cas, le traitement devra à la fois être symptomatique et antidépresseur.

La prise excessive et régulière d'alcool, utilisé comme anxiolytique ou antidépresseur, peut brouiller le message et l'appel au secours. On boit pour oublier, pour être avec les autres, pour avoir l'illusion de se sentir encore jeune, fort et beau…

Sexe et sentiments

Chez l'homme, la crise du milieu de vie et du doute de soi passe le plus souvent par la case sexe. L'homme se lance dans une liaison pour retrouver sa jeunesse et ses performances d'autrefois ; il peut aussi redouter le changement et c'est le nouvel amour qui l'aidera à se transcender et à retrouver confiance. Les émois d'adolescent reviennent : on se quitte, on veut déjà se téléphoner ou se lancer des SMS pour garder le contact, on est loin des chastes baisers avec la compagne connue depuis si longtemps.

Chez la femme, la crise du milieu de vie est d'abord psychologique et peut devenir sexuelle. Cette crise-là n'a rien à voir avec les prémisses de la ménopause, avant tout physiologique et hormonale, en tout cas, la crise va bien au-delà. On peut décider d'abandonner tout ce qui encombrait dans son ancienne vie et poursuivre plus légère, avec de nouveaux objectifs, une trajectoire, des valeurs différentes. Celles qui s'occupaient des enfants voudront avant tout s'occuper d'elles-mêmes, celles qui ne travaillaient pas reprendront du service (y compris bénévolement), d'autres remettront l'amitié en meilleure place, débuteront une psychothérapie, referont du sport…

Avec le temps qui passe, en toute âme et conscience, ces femmes voudront plus que tout changer et agir. En cas de rencontre avec passage à l'acte, l'enivrement amoureux, émotionnel et charnel réactivera leur désir sexuel. Elles seront entières et passionnées, diront qu'elles n'ont jamais connu ça auparavant !

L'angoisse du *never more*

La crise du milieu de vie se nourrit bien sûr de l'angoisse du *never more*, de toutes ces choses que l'on ne fera jamais ou jamais plus, si magnifiquement décrite par le poète Charles Baudelaire dans son poème « À une passante ». Un sentiment d'imminence s'impose avec la mort qui se profile à petits pas. Thanatos rôde tout près de là, il va falloir sortir le grand jeu et lui opposer l'antidote absolu, Éros, l'Amour. On laisse pénétrer le tumulte de la vie, l'espérance s'empare de tout son être. La libido à son apothéose dresse un mur contre le Pacifique, « c'est maintenant ou jamais ». Il faut vibrer, se rassurer, prouver qu'on est encore capable. « Puis-je encore attirer son regard ? », « séduire ? », « faire l'amour ? »... vont se demander les célibataires ou les divorcés, tous ceux qui s'ennuient en couple ou qui veulent le sauver dans un dernier sursaut.

À cette période, les femmes rencontrent une difficulté supplémentaire, la préménopause et la ménopause. Pour caricaturer un peu, chaque crise d'angoisse sera prise pour une bouffée de chaleur, les rides devant le miroir seront le signal de l'urgence à maîtriser, le corps enverra des signaux permanents. Si les amies autour de soi ont rencontré le prince charmant ou fondé une nouvelle famille, on va se bercer de rêves aussi, réaliser que son conjoint mange tous les soirs devant la télé sans même un regard de tendresse, que les enfants ou les ados vivent leur vie sans nous. L'envie irrésistible de tout faire voler en éclats va s'imposer. Ça suffit, on ne supporte plus !

Et voilà qu'un miracle insoupçonné va se produire, on va ouvrir tout son potentiel de relation, être mûre pour une rencontre. Dans le même train emprunté depuis dix ans, pour la première fois, le sourire de son voisin jamais remarqué déclenchera un vol de papillons dans notre ventre. Pleine de passion, on voudra vivre l'instant. L'émotion balaiera tout sur son passage, y compris les vingt ou trente ans de vie commune avec son homme. Est-ce du courage, de l'utopie ou de la folie ? En tout cas, il faut y voir la sincérité du moment.

Le cas d'Angelina (43 ans) donne à réfléchir. Depuis des années, elle réclamait à son mari Mathieu (52 ans) un après-midi par semaine qu'il pouvait pourtant lui offrir. Il y avait urgence, on aurait pu le lui prescrire sur une ordonnance dans le cadre d'une thérapie conjugale. Mais Mathieu passait son temps à argumenter, à justifier ceci ou cela, à expliquer qu'en réalité, il avait déjà fait des efforts (ils avaient eu un rapport sexuel la semaine passée, il l'avait emmenée au restaurant pour son anniversaire...). Un jour, Mathieu réussit enfin à libérer l'après-midi tellement désiré par sa femme, mais au lieu d'arriver à 13 heures comme prévu, ce fut vers 15 h 30. Il avait fallu déjeuner, bref... l'après-midi était déjà largement entamé et Angelina était exaspérée au lieu d'être heureuse. Comment alors imaginer un vrai temps pour soi, improviser une vraie rencontre intime ? Dans cette histoire, tout le monde était « perdant ».
Angelina se mit à déprimer, alors qu'elle contenait en elle une rage inouïe. Le lendemain de cet après-midi raté, pour la première fois, après le déjeuner, elle se rendit seule au cinéma. Là, curieusement, elle commença à se sentir exister. Sans même s'en apercevoir, elle s'était mise en disponibilité comme une feuille au vent. Dans la file d'attente, elle discuta avec un inconnu, ils firent l'amour, elle franchit le pas. Angelina n'avait jamais eu la plus petite aventure auparavant, elle trouva ce plongeon vers la liberté totalement fascinant, facile et révélateur de ses désirs les plus fous. Mathieu se rendit alors à plusieurs consultations de thérapie de couple, bien conscient d'avoir raté le

coche. Angelina n'accepta de l'accompagner qu'une seule fois pour lui signifier officiellement, devant témoin, sa détermination à en finir.

« *Antoine avait 60 ans, Geneviève presque 50 ans. Depuis vingt-cinq ans, ils partageaient une félicité de couple enviable dans une fidélité absolue. Une vraie romance à deux... Tout allait bien affectivement et sexuellement. Seulement voilà, Antoine consulta le site Copains d'avant et retrouva les coordonnées d'une amoureuse de jeunesse. Arrêt sur image, échanges de mails. Rien de «concret» entre les deux vieux amis, si ce n'était fantasmatiquement. Lorsque Geneviève découvrit cette correspondance, elle s'effondra. Hostile et refermée, elle se mit à espacer les rapports sexuels, Antoine commença à présenter des petits troubles de l'érection. Et lorsqu'elle se présenta en consultation avec son mari, ses idées étaient bien arrêtées, elle divorçait. La discussion s'installa cependant, elle finit par expliquer à quel point elle aimait Antoine, ses attentions, son amour délicat, bref, elle dressa de son époux un panégyrique étonnant pour une femme au bord de la rupture annoncée. Au fond, que lui reprochait-elle ? Un fantasme de jeunesse ! Il courait après ses 20 ans. Chez elle affleurait le sentiment de ne pas avoir assez de valeur, sentiment qui avait traversé son existence entière. Ainsi ne pouvait-elle vivre qu'avec une personne très aimante pour compenser ses doutes. Cette crise, au milieu de sa vie, révélait une faille narcissique profonde. Geneviève avait besoin d'une psychothérapie. Le problème ne se situait pas entre elle et son mari, mais entre elle et elle. Finalement, le couple allait suivre sept séances et repartir.*

Elles aiment des hommes plus jeunes

Tapez « femmes mûres » ou « cougars » sur un moteur de recherche et vous serez surpris du résultat. De plus en plus de femmes affichent et assument leur relation avec des hommes plus jeunes. Nouveau, le phénomène ? Et *Le Rouge et le noir* de

Stendhal, *Le Blé en herbe* de Colette ? Dans *Le Lauréat*, Mrs Robinson initie Dustin Hofmann aux frissons de la transgression. Au XIXe siècle, les mères avaient des amies initiatrices pour leurs jeunes garçons. Depuis la nuit des temps, dans certaines tribus traditionnelles, les femmes ménopausées ont pour rôle d'initier à l'amour les jeunes garçons.

Aux États-Unis, un tiers des femmes de 40 à 69 ans aurait un compagnon plus jeune qu'elle d'au moins dix ans [2]. L'enquête Linéance, réalisée par Ipsos en 2007, révèle que 50 % des hommes de 25 à 34 ans sont séduits par des femmes de 50 ans et plus !

« Ces femmes sont bien dans leur peau, en bonne santé et peuvent se définir par rapport à elles-mêmes, affirme la psychologue Maryse Vaillant [3]. Elles ne sont plus seulement la mère de leurs enfants ni la femme de leur mari. Avant de devenir grands-mères, elles ont une petite dizaine d'années, un créneau magique, où elles peuvent profiter de leur santé et de leur expérience. Si elles ont envie de sexe ou d'une relation plus aboutie encore, elles iront vers les plus jeunes, qui, contrairement aux maris ou amants de leur âge, pourront avoir de belles érections et n'auront pas besoin d'une nounou pour prendre en charge leurs petits soucis de santé. »

À 40 ans, les femmes se sentent encore jeunes et belles (sûrement davantage que leurs mères ou leurs grands-mères des générations précédentes). Avoir des relations avec un homme plus jeune recule le spectre de la ménopause et du vieillissement. Ces femmes (se) prouvent inconsciemment qu'elles peuvent encore aimer, être aimées et séduire dans une société qui fait l'apologie du jeune et du beau.

Entre 45 et 55 ans, avec le tumulte de la ménopause, savoir qu'on exerce une attirance pour quelqu'un de plus jeune aide à franchir le cap. Mais passer à l'acte reste plus difficile aussi, car les femmes se sentent fragiles, avec les modifications de l'humeur et les manifestations physiques qui leur font peur.

→ Pourquoi les hommes jeunes fantasment-ils sur des femmes mûres ?

MILF, *Mother I'd like to fuck*. Cette expression est utilisée par les jeunes hommes pour décrire les femmes de 40 ou 50 ans qu'ils trouvent sexy et « bien conservées ». La MILF est un genre du porno à part entière et, sur Internet, elle a droit à des sites de rencontre ou d'échange spécialisés. « Cette génération a peut-être inventé une manière de supprimer la transgression et le malaise lié au fantasme œdipien d'avoir envie de faire l'amour avec une mère, avec sa mère, reconnaît la gynécologue et psychosomaticienne Michèle Lachowsky[4]. C'est comme si, en le disant, on désamorçait la grenade en soi, comme si on se libérait d'une culpabilité inquiétante. Si on le dit haut et fort, le fantasme n'existe plus. »

De toute éternité, les hommes jeunes ont pu trouver chez leurs aînées un soutien qui leur ouvre des portes, ils vont les utiliser, elles, leur argent ou leur carnet d'adresses pour avancer dans la vie comme Rastignac, le héros de la *Comédie humaine*. Mais c'est très loin d'être le seul mobile. La nouvelle génération a été élevée dans l'idée d'une égalité homme / femme ; les hommes jeunes acceptent mieux la possibilité qu'une femme mûre les désire, comme autrefois on acceptait l'idée qu'un homme pouvait aimer une jeunesse sans rien y trouver de choquant.

Il arrive aussi que les hommes jeunes tombent tout bonnement amoureux, éprouvent pour ces femmes de l'attirance physique, de l'amour, de la tendresse, autant de sentiments qui désarment leur crainte d'être agressés par les partenaires de leur âge, de ne pas fournir assez, de ne pas être à la hauteur. Avec les amantes plus mûres, les choses sont claires, ces femmes sont plus compréhensives et indulgentes. Elles acceptent leur rôle de mentor et d'initiatrice. Et ce qui ne gâte rien à l'affaire, elles aiment souvent le sexe.

→ Et le complexe d'Œdipe dans tout ça ?

Succomber à une telle aventure, est-ce dangereux, tabou, œdipien ? Est-il malsain, voire incestueux, de s'autoriser une sexualité avec quelqu'un qui a l'âge de son fils ? « On est loin de franchir le tabou de l'inceste, estime Michèle Lachowsky[5]. C'est juste un échelon de plus dans la relation homme-femme et dans la vision qu'ont les hommes des femmes qu'ils considèrent désormais comme leurs égales. »

Quant au complexe d'Œdipe, on n'y est pas non plus. Certes, on pourrait invoquer une relation fondée sur quelque chose de l'ordre du manque, du rattrapage, de la relation ratée de la femme avec un père adoré et trop absent ou de la mère manquante recherchée dans la femme mûre... Maryse Vaillant relativise : « En ce cas, l'aventure sera conduite à l'échec et sans avenir. Ce sont justement ceux qui ne sont plus enfermés dans leur complexe d'Œdipe qui pourront voir dans leur partenaire la femme ou l'homme qu'ils aiment sans y reconnaître une mère ou un fils[6]. »

→ Un homme jeune + une femme mûre peuvent-ils rêver d'éternité ?

Il suffit de regarder autour de soi : il existe des couples vieux de vingt ou trente ans avec un écart d'âge qui peut atteindre deux décennies. Dans ces couples stables, on ne perd pas son temps à entrer en rivalité avec l'autre comme dans les couples du même âge. En tout cas, on ne cherche pas son identité en écrasant l'autre.

Et quand bien même le couple ne durerait pas, l'expérience reste fabuleuse, aux dires des premiers concernés : « Nous, on a grandi avec l'idée que le couple n'avait pas nécessairement une valeur éternelle, confie Laurent, 31 ans, sur un blog. Pourquoi pas un couple avec une grande différence d'âge qui dure un an, deux ans ou dix ans ? C'est toujours du bonheur à cueillir. Ce qui importe, c'est le présent. »

L'amour n'a plus d'âge !

En 2005, Parship, leader européen de la rencontre en ligne, avait mené une première étude portant sur 4 500 célibataires de 18 à 70 ans, hommes et femmes, et notait que 8 % des femmes quadragénaires et quinquagénaires envisageaient de sortir avec un homme plus jeune.
En 2009, on constate une confirmation spectaculaire de cette tendance. Près d'un tiers des femmes dans la quarantaine (31 %) et 38 % des femmes dans la cinquantaine affirment vouloir sortir avec un homme plus jeune qu'elles de cinq ans ou plus.

Deux ego sur le même bateau

Deux personnalités, deux crises du milieu de vie dans un même couple, au même moment, avec les mêmes questionnements, cela arrive plus souvent qu'on ne l'imagine. Certains couples peuvent tenter une remise en question à deux, une psychothérapie individuelle ou en couple, d'autres vont décider de se libérer par la sexualité.

Exemple d'Agnès et Luc (56 et 58 ans) qui ont décidé de vivre chacun leurs aventures, sans se cacher, avec entente tacite et réciproque. Rien à dire à cela, sauf que cela ne suffisait pas pour eux de le vivre, ils devaient en parler autour d'eux, le faire savoir, en établir « la preuve », y compris auprès de leur fils âgé de 30 ans. C'est lui qui, bouleversé par la conduite parentale, est venu en consultation. Pour lui, «vouloir jouer le jeune» était à la fois la démonstration du côté has been *de ses parents, et en plus, la révélation de leur obscénité. Quel que soit l'âge, un enfant ne peut imaginer la sexualité de ses parents. La trace du complexe d'Œdipe non résolu traîne toujours.*

Mais revenons à l'idée du couple libéré par la sexualité. Quand chacun se met à vivre sa vie sans aucun garde-fou, avec une liberté de parole totale, le risque d'explosion conjugale est majeur. Rien ne permet de prévoir à l'avance comment l'autre va réagir aux escapades amoureuses, au plaisir de son conjoint. On peut s'illusionner aussi sur ses propres réactions. En cas de doutes sur la capacité du couple à préserver la complicité, la connivence et la force de ce qui attache vraiment à l'autre, la vigilance face au risque de rupture s'impose! Pas de morale ici, mais une évaluation des bénéfices comparés aux risques.

Agnès et Luc cités plus haut n'ont pas résisté à cette épreuve parce qu'ils n'ont pas anticipé les dégâts potentiels pour leur couple. Ils n'ont pas non plus épargné leur fils, une nécessité pourtant, si l'on souhaite que son enfant atteigne plus tard tranquillement sa crise de milieu de vie sans être perturbé par les émois de ses parents.

Ariana (42 ans) s'ennuyait et s'enlisait dans la routine sexuelle conjugale. Un jour, elle a proposé à son mari de participer à des réunions échangistes. Matteo (53 ans) a accepté malgré ses réticences. L'expérience s'est révélée positive au début, car dans ces réunions (qui ne sont pas des clubs échangistes), les personnes se retrouvent, se connaissent, établissent une complicité sexuelle et amicale au cours des fêtes. Au fil du temps cependant, remarquant la connivence de son mari avec l'une des participantes, Ariana a fait machine arrière et souhaité tout arrêter. Trop tard, Matteo allait refuser.

Que s'est-il passé dans ce couple ? Il y a eu fantasme partagé de l'échangisme, avec passage à l'acte. Le problème est qu'il est plus facile d'être complice dans une situation imaginaire que dans une situation réelle, surtout si l'on constate que son conjoint trouve parfaitement son plaisir avec une autre. Seconde difficulté, les hommes de plus de 50 ans savent qu'ils n'auront jamais autant de femmes jeunes et jolies à leur disposition. Pourquoi sont-elles là ? Parce qu'elles aiment le sexe, tout simplement. Ces hommes sont donc non seulement dans une surstimulation sexuelle, mais aussi dans une surstimulation narcissique. Ils existent, ils gagnent à tous les coups, pas besoin de se mettre en difficulté pour séduire et obtenir. Ces jeunes partenaires sont là pour ça, et font l'amour avec les hommes quel que soit leur âge, c'est la règle du jeu. Comment renoncer dès lors à cette opportunité magique !

L'homosexualité après 40 ans

Il peut paraître curieux d'aborder dans ce chapitre la question de l'homosexualité après 40 ans et pourtant, à l'occasion de la crise du milieu de vie, il arrive plus souvent qu'on ne l'imagine que des hommes ou des femmes aient leurs premières expériences homosexuelles ou découvrent leur intime préférence sur le tard. Ils peuvent tout simplement tomber follement amoureux d'un individu qui leur ressemble, ce qui les surprendra d'autant plus qu'ils ne se savaient pas concernés. Ils auront vécu des aventures hétérosexuelles successives, parfois très épanouissantes avec mariage et enfants ; ou alors des aventures décevantes ou même désastreuses qui leur auront toutefois permis de se situer vraiment, de mieux se connaître.

Quel que soit le chemin accompli, la grande difficulté de celui qui se découvre homosexuel sera le nouveau regard social sur lui, la stigmatisation et le jugement qui l'accompagneront, même à 40 ans ou davantage.

Il fera l'amère découverte de ce que l'on reproche à «l'homo»: être ce qu'il est, le résumer à sa pratique sexuelle, comme si sa personnalité ne présentait pas mille autres facettes. L'avantage de la quarantaine, en l'occurrence: avec l'âge, il est plus facile de relativiser.

« *Paul était marié, il avait 44 ans, trois enfants, et filait le parfait amour avec Zoé, sa femme. Ils s'aimaient et, question sexe, «tout fonctionnait merveilleusement», selon ses dires. Pourtant, un jour, en franchissant la porte du salon de coiffure de sa femme pour une simple coupe de cheveux, en voyant ce coiffeur «sublimement beau», le cœur de Paul s'est mis à battre la chamade, ses jambes à vaciller. Pendant qu'il se faisait shampouiner, mille idées folles et voluptueuses lui traversaient la tête, envie d'étreindre cet homme, de s'abandonner dans un lit avec lui... Auparavant, jamais, au grand jamais, Paul n'avait fantasmé sur un homme. Pas une fois, pas un instant, proclamait-il. Jamais il n'avait regardé un mâle, même beau, avec une connotation sexuelle. Même en rêve, même dans les jeux du docteur et de l'infirmière.*

L'homosexualité ne vous tombe pas dessus du jour au lendemain. En réalité, l'identité sexuelle et les codes d'attraction amoureux se construisent progressivement et sur de longues années. Il y a sans doute eu des milliers de signes précurseurs auxquels Paul n'a jamais porté attention. La psychothérapie qu'il a entamée par la suite lui a appris à débusquer ces signaux annonciateurs de son histoire et à les réinterpréter a posteriori.

Pour des raisons culturelles, sociales ou morales, il n'a pas pu, pas voulu, accepter les pulsions exprimées. Il les a refoulées jusqu'au fameux coup de foudre, annonciateur de sa crise du milieu de vie. Là, il s'est autorisé à vivre cette première aventure, suivie par beaucoup d'autres. Paul a quitté Zoé parce que «leur histoire était finie». Il est finalement devenu homosexuel exclusif, aboutissement d'un long cheminement inconscient et d'une acceptation de ce qu'il était.

→ Les révélations tardives

Pour ces homosexualités découvertes sur le tard, il va de soi que l'aide du psychologue ou du sexologue n'aura pas pour objectif d'aider à revenir sur « le droit chemin » de la vie d'avant, mais au contraire à trouver « sa vérité » et à recevoir un soutien, notamment lors de l'annonce de son homosexualité à ses parents, ses enfants, l'entourage...

Disons-le, chaque cas est singulier. Quand Ivan l'a enfin annoncé à son père, celui-ci a fait grise mine quelque temps, ensuite l'information fut apparemment digérée et, pour Ivan, ce fut totalement libérateur. Classique aussi, la réaction de la mère d'Arnaud qui a lancé à son fils en riant : « Je suis ravie, au moins, je n'aurai plus de rivale. » Les bénéfices secondaires existent. Le soulagement de le dire, le bonheur peuvent être au rendez-vous. Surtout, on se libère du sentiment de honte et de solitude de ne pas oser être soi-même.

Certaines révélations demeurent hélas plus compliquées. L'histoire familiale sous-jacente va ressurgir à cette occasion, avec les douleurs enfouies, avec les peurs (de décevoir, de l'abandon...). L'annonce peut alors entraîner des difficultés tout aussi pesantes que le mensonge d'avant, il faudra savoir s'entourer de soutien, trouver une aide psychologique pour réfléchir avec quelqu'un de neutre et donner du sens à ce que l'on vit.

On est normal, on n'est pas le seul au monde à être ainsi, et on a droit au même respect que n'importe qui d'autre, à commencer par sa propre estime personnelle. Les comportements homosexuels font partie des comportements amoureux. Ils font partie de la personne, mais ne la résument pas. Si les autres n'acceptent pas cette manière d'aimer, c'est leur problème. Certains ouvrages peuvent aider à avancer sur son chemin personnel, comme *XY : De l'identité masculine*[7], d'Élisabeth Badinter ou *Le Rapt de Ganymède*[8], de Dominique Fernandez. On peut aussi contacter des associations gays, il en existe des centaines partout en France ; on peut les trouver sur le site du magazine *Têtu* (http://www.tetu.com), à la rubrique Association.

Sur la crise du milieu de vie

◇ Peut-on y échapper ?

Sans doute pas. Cette crise-là, c'est un peu comme la crise d'adolescence, tout le monde la traverse, avec plus ou moins d'intensité et plus ou moins de conscience. Si l'on pouvait établir un scanner mental de chacun à cette période, on y verrait en filigrane cette fragilisation teintée d'angoisse face au temps qui passe et à celui qui reste. Toutes les ressources psychologiques sont mises en œuvre pour amortir le choc : il y a ceux qui font semblant de ne rien voir (déni inconscient) ; ceux qui envisagent un enfant (les fameux bébés de la quarantaine) ; ceux qui vont « refaire leur vie » et prendre un nouvel élan (acheter un riad au Maroc, monter une maison d'hôte à la campagne...) ; dans tous les cas, cette nouvelle existence survient après le creux existentiel du milieu de vie.

Sur les préférences sexuelles

◇ Y a-t-il toujours des signes annonciateurs de son homosexualité ?

Ils existent, mais ne sont pas toujours perçus consciemment, et si on les retrouve, c'est dans l'après-coup, souvent au cours d'une thérapie. Connaissant ses véritables préférences sexuelles, on relit son passé autrement, on se dit : « Mais c'est bien sûr, si je me comportais ainsi avec untel ou unetelle, c'est parce que j'étais déjà homosexuel sans en avoir conscience... » Et voilà comment on revisite son histoire en y trouvant du sens.

◇ Si l'on a des questions, à qui en parler?

Découvrir son homosexualité à 40 ou 50 ans, ça peut être comme un coup de tonnerre dans un ciel bleu. Choisir d'assumer son homosexualité dépend avant tout de soi. Les associations peuvent être utiles pour sortir de l'isolement.

◇ Faut-il le dire à ses parents?

Ceux qui aimeraient échapper à cette révélation n'ont pas toujours le choix. L'idéal serait de l'annoncer avant qu'ils ne l'apprennent par les autres (les petits-enfants dont ils s'occupent, un autre membre de la famille...).

◇ Comment le leur dire?

Les temps ont changé, et des parents peuvent faire preuve d'originalité face à cette situation, surprendre alors qu'on anticipait déjà le pire. Certains l'expriment: « Puisque tu es heureux, je le suis aussi. » « Enfin une histoire stable, champagne ! » À ceux-là, peu importe le genre du partenaire de leur enfant, puisque celui-ci va bien.

Pour autant, nombre de parents se montrent encore surpris, dans le déni ou carrément effondrés. Certains minimisent la situation, d'autres refusent de l'affronter et préféreraient ne pas savoir, d'autres encore culpabilisent et se demandent quelle erreur éducative ils ont commise. Quelques-uns font du chantage affectif, ou alors ils coupent les ponts, tellement l'idée leur paraît insupportable (surtout parce qu'il leur faudra affronter le jugement et le regard des autres). Alors, avant d'aller à la discussion, mieux vaut réfléchir, se préparer à l'éventualité d'un conflit, voire d'une rupture (provisoire ou définitive). Gare au ton adopté pour en parler.

Si on présente la chose de manière catastrophée comme une mauvaise nouvelle, ils la prendront de manière catastrophée aussi, comme une mauvaise nouvelle. Si, en revanche, on aborde le sujet de façon plus neutre, mais ferme et assurée, ils comprendront que la question n'est pas négociable et qu'on ne leur demande pas leur avis : « J'ai une grande nouvelle à vous annoncer : je quitte ma femme. J'ai connu un homme, nous sommes heureux ensemble. Je sais que c'est dur pour vous, mais je suis heureux ainsi, ne vous inquiétez pas ! »

◇ Faut-il le dire à ses enfants ?

L'autre difficulté est là. Oui, il faut le dire. Mais avec tact, en douceur, en choisissant ses mots et son discours, adaptés à l'âge de l'enfant, en respectant l'autre parent, sans entrer dans le détail de sa sexualité. Il faut en rester aux idées, évoquer le droit à la différence, la nécessité d'être soi-même, le fait qu'on n'a pas à juger quelqu'un sur ses préférences sexuelles, affirmer que le choix du plus grand nombre n'est pas forcément le meilleur pour soi. Au fond, ce qui compte pour les enfants, c'est que leur parent les aime. C'est là-dessus qu'il faut insister, sur l'amour filial qui demeure le même, et sur le fait qu'on n'a pas forcément choisi ce qui nous arrive.

Certains témoignages sur le blog du magazine *Têtu* se veulent rassurants : des enfants de tous âges révèlent à quel point pour eux cela a été une chance d'être élevés dans un couple de même sexe, ils l'ont vécu de manière simple, évidente, sans difficultés particulières, parce qu'il y avait tellement d'amour autour d'eux.

◇ Comment le leur dire ?

Lorsque le moment paraît le mieux choisi, à l'occasion d'une émission sur l'homosexualité à la télé ou d'un film qui vient de sortir, la vérité peut être amenée très progressivement, en posant des questions ouvertes : « Qu'as-tu pensé de tout ça ? Que ferais-tu si tu avais des amis homosexuels ? Et cela te ferait quoi que je sois comme ça ? » Peu à peu, l'enfant ou l'adolescent en vient à la conclusion qui s'impose, c'est de la maïeutique, c'est lui qui, de lui-même, va formuler cette vérité.

◇ Le révéler à son entourage plus éloigné aussi ?

Certains l'annoncent avec tambours et fanfare parce qu'ils s'assument et assument leurs émotions sexuelles. Après plusieurs années de doute et d'inquiétude, ils sont dans la certitude, n'hésitent plus, ont le sentiment d'une urgence imminente, il faut le vivre, et il faut le dire. Mais avouons-le franchement, cette décision reste courageuse. Alors que la majorité de la population considère que « l'homosexualité est une sexualité comme les autres », dans la tranche d'âge de la post-soixantaine, 40 % des personnes interrogées la considèrent toujours « contre nature [9] ». Donc, on risque fort de rencontrer des réactions encore hostiles. Ça ne change rien à l'affaire, mais il faut s'y préparer, voilà tout.

◇ Mon mari me trompe avec un homme, que faire ?

Ne pas succomber à la tentation du tout ou rien, ou il m'aime et il n'aime que moi, ou il va ailleurs, c'est qu'il ne m'aime pas. Parfois, certains couples mènent une vie parallèle, avec une vie conjugale classique, plus des aventures homosexuelles, et la relation peut durer ainsi, avec amour et plaisir, encore faut-il banaliser l'homosexualité, l'infidélité et entretenir une bonne complicité conjugale, ce qui n'est pas aisé, on vous l'accorde.

Si on ne se sent pas capable d'accepter cette situation, la seule issue est la séparation, car l'homosexualité s'impose en dépit de la morale, du chantage et de l'amour.

2

Le couple après 40 ans, ça se réinvente ?

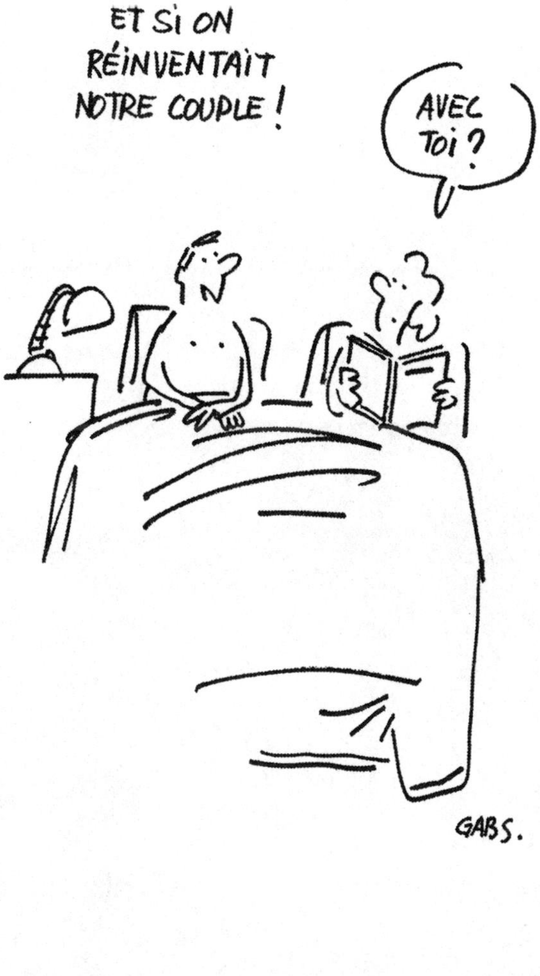

Après 40 ans, on poursuit son existence avec ce que l'on a été, on comprend ses échecs, on évite de reproduire les mêmes erreurs. On est plus sûr de soi, on a connu les joies et les peines, la passion et le drame, les claquements de porte ou les réconciliations sur l'oreiller. On relativise, on sait qui on est, ce que l'on aime, ce que l'on veut et ce que l'on ne veut plus. L'expérience !

On n'a plus besoin de mentir pour répondre aux attentes supposées de l'autre, on se contente d'offrir ce que l'on est, sans s'obstiner à vouloir prouver encore et encore. Cela ne dispense évidemment pas d'un certain travail sur soi pour nourrir la relation du couple, continuer de l'enrichir ou tout simplement l'empêcher de mourir.

Après 40 ans, on a le choix : attendre la saison suivante, confortablement porté par le flot de la routine, ou lâcher des papillons dans sa tête pour rêver encore.

Le secret des couples qui durent

Pour certains philosophes, l'amour n'est pas un état passif (« on ne tombe pas amoureux »), c'est plutôt un art de vivre et d'aimer, un cheminement complexe qui nécessite d'entretenir la flamme, de dépasser son narcissisme et de respecter l'autre.

Sans prétention, voici quelques pistes de réflexion sur ces petites choses qui rendent la vie à deux moins incertaine et plus douce.

Pour que l'amour dure, il faut déjà commencer par l'entretenir. Pour cela, il est indispensable de se montrer attentif à soi-même et à l'autre. Ne pas se «laisser aller» comme dans la chanson d'Aznavour et rester ou redevenir celui ou celle qui a donné tant de bonheur. Préserver la tendresse indispensable au couple avec des petites attentions : un coup de fil juste pour entendre la voix de l'autre, une caresse ou un mot léger le soir avant de s'endormir, un message tendre ou drôle sur la table du petit déjeuner, un compliment inattendu, un bon repas préparé pour l'autre parce qu'on sait que sa journée a été difficile, des fleurs...

Si ce que demande l'autre est indispensable pour lui et pas insupportable pour soi, alors il faut l'accepter. C'est reconnaître que sa manière de voir la vie est tout aussi respectable que la sienne. Qui pourrait préserver son couple sans interaction avec l'autre, sans transformation, sans évolution, sans dialectique à deux ? Personne ne peut rester figé toute une vie sur ses positions. Et puis, qui pourrait bâtir une histoire sur l'idée qu'il a toujours raison et pas l'autre ?

Il importe de maintenir le lien, en s'intéressant à la vie (ou l'avis) de l'autre. On se marie amoureux, mais vingt ans plus tard, que peut-il rester en commun si on ne s'est pas un peu raconté ?

L'illusion serait cependant de croire qu'il faut tout se dire et tout faire ensemble. La part de mystère de l'autre et son jardin secret demeurent essentiels. L'autre a droit à des pensées intimes et à une vie propre qui lui permettent de se ressourcer en dehors de soi. Cela s'appelle posséder un espace de liberté intérieure. Et cela n'est possible que dans une relation de confiance, d'abord en soi, ensuite en l'autre.

La proximité est préférable à la fusion, car elle se révèle moins destructrice. Les couples qui durent sont souvent les couples les plus ouverts aux autres, à l'amitié, à la fraternité et à la solidarité ; bref, l'inverse des duos repliés sur eux, parfois dans une intimité clanique (voire cannibalique) qui exclut la majorité des autres.

Chacun pourrait s'accepter avec ses désirs, ses priorités, mais aussi ses blocages et ses défenses. Et chacun pourrait décider en toute connaissance de cause de mettre dans le pot commun ce qui lui paraît acceptable et nécessaire pour que le couple fonctionne encore. La démarche de rapprochement suppose amour, écoute et négociation, sans compromissions inacceptables pour autant.

Même en cas de frictions dans l'air, il reste important de mettre en valeur son compagnon ou sa compagne. Tout le monde y gagne : aider l'autre à briller en couple, en famille ou en société, c'est le rassurer, le rendre confiant, donc plus épanoui et moins agressif.

Il est nécessaire de lui porter une certaine admiration ou, plus exactement, la reconnaissance de ce qu'il a de bon. Il y a toujours quelque chose d'admirable chez quelqu'un, son égalité d'humeur, sa drôlerie, le petit regard qu'il jette tous les matins en vous croisant, léger, si doux et qui vous touche... D'ailleurs, voici un petit jeu des plus efficaces à répéter aussi souvent que nécessaire et qui consiste à exprimer devant l'autre tout ce qui nous charme en lui. Et l'autre, bien sûr, fera de même. On peut varier les plaisirs et jouer à « dis-moi-quand-tu-es-heureux-avec-moi » ; on découvre parfois ce que des années de mariage n'ont jamais révélé, ce qui se cache précisément derrière telle attention ou telle attitude. On constate alors que l'amour se loge plus sûrement dans les petits gestes du quotidien que dans les grands moments d'exaltation. Cet exercice ne se borne pas à une délicieuse tranche d'autosatisfaction, il permet de voir la bouteille à moitié pleine, d'établir en quelque sorte l'inventaire positif de la relation. Et de puiser dedans, les jours de disette.

Les hommes comme les femmes ont besoin que l'on admette leur caractère unique. C'est vital de se dire que, pour l'autre, on ne ressemble à personne, on n'est pas interchangeable.

Pour que la routine ne prenne pas le pas sur la vie à deux, il faut éviter de se montrer trop prévisible.

Ne pas s'imaginer qu'on a un chèque en blanc sur l'avenir parce qu'on a le plus beau sourire du monde et qu'à 50 ans, le pire est passé. Si on ne fait pas l'effort de séduire toujours avec une attention réelle à l'autre, celui-ci finira peut-être par se tourner vers d'autres sourires.

L'absence de sensations fortes ou le manque d'amour passager ne sont pas une catastrophe. L'impatience de notre époque finit par nous faire confondre les moments neutres d'une relation avec des conflits ou des ratages. Les couples ont par nature des hauts et des bas à accepter pour ce qu'ils sont, inéluctables et naturels.

Mieux encore, un couple n'est pas un vrai couple s'il n'a pas dépassé l'usure du quotidien et un certain nombre de crises, les baptêmes du feu en quelque sorte. C'est d'ailleurs bien ce qui distingue les couples des relations extraconjugales torrides ou passionnées : les amants ne profitent que des moments volés, ils ne considèrent que le côté jardin, le meilleur de l'autre. Mais à moins de l'avoir tenté, ils ne savent pas si l'entente et la complicité seraient au rendez-vous dans la vraie vie avec le quotidien, l'ennui, les tensions et les crises.

Les cavaliers de l'apocalypse

Après vingt ans d'études et plus de six cents couples observés dans le « Love Lab », le psychologue J. Gottman, de l'université de Seattle aux États-Unis, s'est évertué à repérer les indices de la solidité des couples et de leur harmonie. Ainsi, un regard émerveillé quand l'autre parle ne tromperait pas. Ce même regard peut aussi marquer le mépris, avec un haussement de sourcil. Grâce à un test qui consiste à filmer les échanges d'un couple pendant vingt-quatre heures (contacts, sourires, sollicitations, etc.), J. Gottman prétend prédire à 90 % les chances de survie d'un couple, donc aussi de disparition. Pour le psychologue, quatre conduites sont particulièrement dommageables à la conjugalité, il les a nommées « les quatre cavaliers de l'apocalypse ». Ces attitudes peuvent conduire, à la longue, à la rupture : la critique permanente, le repli sur soi, le mépris et la mauvaise foi.

La critique use le couple, elle met l'accent sur les mauvais aspects de la personnalité de l'autre (réels ou ressentis) et nie tout ce qu'il y a de bon chez lui ou qui a existé de positif dans la relation. « Il passait son temps à regarder la chose que je n'avais pas faite, il oubliait les cent autres choses que j'avais faites », se souvient Nathalie.

Le repli sur soi exclut l'autre de son intimité. Certains couples finissent par n'échanger que de manière factuelle (« Tu as pensé aux papiers de la sécu ? ») en tenant l'autre à l'écart des sentiments. L'intimité se soude autour de points essentiels : le travail, les enfants, les amis, les débats d'idées, les désirs, les doutes et les peurs. L'échange peut s'avérer tellement fluide lorsqu'on préserve l'habitude de se parler.

Le mépris exclut l'autre et le dévalorise sans lui laisser la moindre chance, le mépris entraîne le doute et le manque de confiance en soi ; « de toute façon tu ne tiens jamais tes promesses», «on ne peut jamais compter sur toi», «tu es toujours aussi égoïste...», jamais, toujours, comment sortir de ces impasses qui vous condamnent à ne jamais surprendre l'autre.

La mauvaise foi exacerbe le sentiment d'injustice et de non-reconnaissance. Difficile avec un tel climat d'avancer ensemble sur le chemin «en regardant dans la même direction».

Il faut relire ce petit bijou de la chanson française interprété par Charles Aznavour, «Tu t'laisses aller». Tout y est, tous les poisons du quotidien. Aujourd'hui, on pourrait imaginer que les rôles soient interchangeables, avec des femmes qui, elles aussi, n'hésiteraient plus à exprimer leur amertume, leur déception et leurs reproches...

[...] D'vant mes amis quelle catastrophe
Tu m'contredis, tu m'apostrophes
Avec ton venin et ta hargne
Tu ferais battre des montagnes
Ah ! J'ai décroché le gros lot
Le jour où je t'ai rencontrée
Si tu t'taisais, ce s'rait trop beau
Tu l'laisses aller, Tu l'laisses aller.

[...] Au lieu d'penser que j'te déteste
Et de me fuir comme la peste
Essaie de te montrer gentille
Redeviens la petite fille
Qui m'a donné tant de bonheur
Et parfois comme par le passé
J'aim'rais que tout contre mon cœur
Tu l'laisses aller, tu l'laisses aller.

Quatre mariages et des renoncements

Certains pensent qu'un seul amour pour la vie, c'est devenu tout simplement incongru au XXIe siècle, avec l'allongement de l'espérance de vie, l'effondrement des tabous, la libéralisation sexuelle et la multiplication des possibilités de rencontre (réseaux sociaux, Internet, etc.). Ainsi le sociologue Daniel Welzer-Lang, auteur d'*Utopies conjugales*[10], estime-t-il que le « grand amour on y arrive, mais à travers plusieurs couples successifs ». Pour Marie-France Hirigoyen, psychiatre, psychanalyste et auteure de *Nouvelles solitudes*[11], de plus en plus souvent, la vie à deux se déroule en plusieurs séquences, comme la vie professionnelle. « On constate un durcissement des relations dans le couple, reflet aussi du durcissement du monde du travail. Et le surinvestissement dans la relation amoureuse s'accompagne d'une pratique croissante du couple en CDD. » Le psychiatre et sexologue Philippe Brenot considère dans *Le sexe et l'amour*[12] que « les Occidentaux actuels tentent de vivre une monogamie de longue durée, alors que ce n'est ni leur nature (notre origine est polygame ou multipartenaires), ni la culture majoritaire des humains (seulement 30 % des sociétés humaines sont de droit monogames !), ni leur histoire récente : jusqu'à il y a peu, le couple était "noyé" dans la famille étendue, l'homme et la femme vivant peu ensemble et la durée de vie du couple étant courte (treize ans au Moyen Âge, vingt ans au XIXe siècle, cinquante ans en 1960 et plus de soixante ans aujourd'hui pour les couples formés très jeunes) ».

Pour autant, tout aussi nombreux sont ceux qui pensent que rester en couple pour la vie n'est pas qu'une utopie, ils y voient même la possibilité d'un accomplissement personnel ou conjugal. Pour eux, le couple n'est pas une entité consommable comme une autre, à durée de vie limitée avec date de péremption programmée. Ces couples ne sont ni dans une crédulité aveugle ni dans une foi à toute épreuve, pensant à chaque crise : « Ça n'arrive qu'aux autres, nous, on passera au travers. » Ils pensent plutôt : « Après la pluie, le beau temps », après la crise, la réconciliation ; ils estiment avoir en eux les ressources suffisantes pour affronter la vie conjugale avec ses bonheurs et ses malheurs. Ils ne nient pas les problèmes, ils les affrontent avec la volonté de les résoudre. « Quand on veut préserver son couple, on résout les problèmes, quand on ne le veut plus, on cherche les problèmes », constate Julia.

Les deux opinions se défendent et découlent en partie de l'apprentissage amoureux dans la petite enfance. Les parents ont-ils transmis l'espérance du « prince charmant » (ou de son équivalent féminin) ? Ont-ils transmis la possibilité d'un couple malgré les difficultés ? Ou bien, au contraire, ont-ils laissé croire que l'amour était un combat perdu d'avance ? Les enfants devenus adultes vont-ils vouloir prouver qu'ils peuvent réussir là où leurs parents ont échoué ? À chacun son histoire émotionnelle et inconsciente, à chacun ses possibilités de réparation et sa force de résilience.

Outre-Atlantique, la journaliste Pamela Paul[13] s'est intéressée au destin des couples au fil des années et a établi la classification suivante qui a le mérite de synthétiser les points de vue des deux bords. Le *starter marriage* est celui du début de la vie conjugale, où le couple vit dans une fusion passionnelle, avec l'illusion du double merveilleux et du compagnon idéal, conforme à l'image rêvée. Vient ensuite le *parental marriage,* celui qui permet de devenir parent et d'élever les enfants. Plus tard encore, quand les enfants volent de leurs propres ailes et que le couple se réalise, advient le *self marriage* où l'on pense à soi, puis, à l'étape suivante, le *soulmate connecting marriage,* celui de la connivence spirituelle et du partage égalitaire, où l'autre n'est ni le double fusionnel qui répond à ses attentes narcissiques, ni le partenaire incontournable et nécessaire de la procréation, ni le miroir de ses compétences, mais le compagnon (ou la compagne) idéal(e) pour traverser les épreuves de la vie et avancer jusqu'à l'étape ultime ensemble, main dans la main.

Selon Pamela Paul, ces étapes progressives sont toutes nécessaires à l'accomplissement de soi. Au fil du temps, les couples pourront les accomplir ensemble s'ils ont réussi à dépasser les difficultés inhérentes à chaque étape, ou alors ils pourront se perdre en route et vivre ces étapes avec un ou plusieurs autres partenaires successifs.

Menace de gros temps sur le couple après la cinquantaine

Les couples les plus vulnérables sont ceux qui ont laissé s'installer tout au long de leur vie conjugale les non-dits et les problèmes ; ils les ont balayés et remisés sous le lit pour ne plus les voir. Hélas, vingt ans après, à la faveur d'une turbulence (maladie, chômage, retraite...), le passif soigneusement escamoté ressurgit avec les frustrations mal vécues. Pour repartir sur de bonnes bases, il n'y aura pas d'autre solution que de se lancer dans un grand ménage.

« *Prenons ce cas classique vu en consultation. Alice, trente ans après, reproche à son mari Michel de ne l'avoir jamais soutenue vis-à-vis de sa mère. Et voilà qu'à la retraite de Michel, la mère de celui-ci se montre de plus en plus exigeante et de moins en moins autonome. Toutes les blessures sont revivifiées entre Alice et Michel à une période où le couple offre moins de compensations. La thérapie conjugale consistera à faire prendre conscience à Michel du problème de rivalité entre sa mère et sa femme, problème resté dans le non-dit, soigneusement dissimulé « sous le lit ». Michel devra gérer les conflits avec sa mère ou sa femme, jamais les deux réunies, ce qui ne ferait qu'envenimer la situation. Il devra faire admettre à sa mère qu'il ne sera pas en paix tant que celle-ci continuera de jeter de l'huile sur le feu. Tant pis si Alice ne lui prépare pas tout à fait ce qu'il faut. Non, il n'est pas malheureux à cause de sa femme. Oui, il faut que sa mère accepte que son fils chéri ne vienne pas la voir aussi souvent qu'elle le souhaiterait. Michel va enfin décider de parler à sa femme de l'amour qu'il lui porte. Il va la libérer de l'obligation de l'accompagner au dîner hebdomadaire organisé par la belle-mère, en tout cas, elle n'aura plus à s'y rendre de manière systématique. Le mouvement sera alors bien enclenché pour retrouver le chemin de la sérénité.*

Tout aussi vulnérables sont les couples qui ont eu des enfants tôt et qui n'ont jamais pris le temps de s'occuper de leur intimité conjugale. Avec le départ des enfants, la retraite (parfois anticipée) ou le chômage, du jour au lendemain, ils se retrouvent face à face sans avoir rien à partager. Ils ne se sont pas touchés, n'ont jamais apprivoisé la part mystérieuse de l'autre. Alors, après ces décennies de vie commune, le ménage vole en éclats.

Pour remédier à ces difficultés, c'est sa vie entière qu'il faut repenser : organiser du temps pour soi et des plaisirs à partager à deux. Bref, gérer sa retraite, se mettre au clair avec ses objectifs personnels, se créer des objectifs de couple satisfaisants, voir dans quelle mesure ils pourront coexister. Attention, ce ne sera pas facile, il faudra se donner des buts atteignables et se poser la question de ce qui ferait vraiment plaisir à l'autre pour réinstaurer la complicité perdue. C'est à ce prix seulement qu'une relation authentique se tissera à nouveau.

Marche à marche, voilà la façon la plus sûre de monter efficacement un escalier. Prenons l'exemple de Coralie, qui apprécie le cinéma mais ne s'y rend jamais parce que son mari préfère un bon plateau-repas devant la télévision. S'il veut lui faire plaisir, il peut lui proposer de l'emmener voir un film qui lui plaira à elle, ou alors un film drôle qui leur plaira à tous les deux. Lorsqu'on rit ensemble, comment conserver ensuite le plus petit agacement, la moindre rancune ou colère ? Louer un DVD, moins onéreux qu'une vraie sortie, ne serait pas tout à fait pareil. L'important est de s'échapper du cadre et des problèmes collés au cadre. Il s'agit bien de passer une soirée « extra-ordinaire ».

Si on tient à rester chez soi, on peut improviser… par exemple, un repas étonnant avec des mets un peu exceptionnels en créant une ambiance inhabituelle (bougies, décor, senteurs).

Pipeau, ce genre de petits moyens ? L'expérience en thérapie conjugale prouve qu'il n'en est rien. Le mieux est de les tenter avec l'objectif essentiel de faire plaisir à l'autre. Il (ou elle) n'y résistera pas, à condition que les propositions se renouvellent. Effet domino garanti : le premier s'effondre et entraîne tous les autres à la suite. Tout change alors, pas seulement à cause du film ou du dîner extraordinaire, mais parce que son partenaire a matérialisé son désir de faire plaisir et de reprendre les choses en main.

Les couples les plus vulnérables sont également ceux qui baignent depuis trop longtemps dans le désamour, ou bien encore dans les troubles de l'amour (troubles de l'érection, baisse du désir…). Alors, parfois, à l'occasion d'une rencontre, l'un ou l'autre choisira de vivre en solo une aventure pour exister encore affectivement, sexuellement et émotionnellement.

(Voir chapitres 5, Les troubles de l'amour, côté femme, et 6, Les troubles de l'amour, côté homme.)

Bouleversement des équilibres

On rêvait (peut-être) de se retrouver enfin en couple, à profiter des années à venir et voilà que l'époque en a décidé autrement. Les « Tanguy » s'incrustent chez leurs parents à cause des études qui s'allongent ou des difficultés à trouver un travail ; dans les familles recomposées, les enfants plus jeunes ont besoin qu'on s'occupe d'eux ; ses propres parents, parfois dépendants et malades, s'y mettent aussi. Comme le souligne le psychologue et chercheur Christian Heslon, « il n'est pas rare qu'à l'âge où l'on aspire à être libéré des contraintes familiales, on ait encore à la fois à assumer son rôle parental tout en devenant en quelque sorte parent de ses propres parents… La reconquête de la liberté qui est celle des seniors est alors contrariée par cette prolongation des rôles parentaux et filiaux, qui conduit à n'en jamais finir d'être parent ni d'être enfant sa vie durant[14] ».

Pour certains, la pression devient insupportable, la liberté tant espérée est remplacée par la servitude et le temps qui passe. Alors, la tentation est grande d'envoyer tout valser !

Julien, 57 ans, traverse une période professionnelle difficile. Peu à peu, il sent qu'on le pousse vers la sortie. En pleine force de l'âge ! Sa femme s'occupe de sa mère vieillissante, la prend chez eux le week-end, appelle celle-ci tous les soirs, gère les problèmes quotidiens des deux foyers. Julien se sent oppressé par la situation. La maladie rôde autour de lui, il commence à présenter des troubles de l'érection. Quand on lui propose un pactole pour quitter l'entreprise, il accepte, prend l'argent et décide de refaire sa vie… avec une autre femme. Il a suffi d'un coup de fil, une amie d'enfance qui lui a demandé s'il était libre, pour qu'il décide de tout plaquer. Le sentiment d'échec permanent dans lequel il vivait, le climat émotionnel trop lourd chez lui, tout cela a pesé comme un boulet en comparaison de la promesse d'une nouvelle vie à recommencer ailleurs, si légère, au moins dans ses pensées.

Tourner la page après la rupture

Par commodité, nous avons traité ce paragraphe côté féminin, mais il s'adresse aussi bien aux hommes qu'aux femmes.

Que l'on ait choisi de partir ou que l'on ait été quittée, une rupture est toujours un événement douloureux et difficile, qui implique un avant, un pendant, et un après. Peu échapperont, au moins au début, au sentiment de solitude, de culpabilité, à la remise en cause de ses valeurs, de ce que l'on pensait être et que l'on n'est pas…

Si le chagrin d'amour est aussi destructeur, c'est qu'il fait en réalité revivre tous les chagrins enfouis, les doutes et les peurs irrésolues (angoisse d'abandon ou de séparation) qui remontent à l'enfance, ensevelies au fond de soi.

Les chagrins d'amour ont aussi du bon puisqu'ils obligent à se dépasser et à s'assumer, à ne plus vivre dans le désir de l'autre, à aller de l'avant.

Le passage par la case solitude révèle sa vraie nature, ce que l'on veut ou que l'on ne veut plus, ce qu'on attend désormais de la vie et des autres. Les ressources insoupçonnées en soi, la solidarité avec celles ou ceux se trouvant dans la même situation émergent parfois de ces années de parenthèses. Oui, la solitude peut faire grandir. Nietzsche disait que ce qui ne tue pas rend plus fort...

Épouses et concubines

42,2 % des femmes sont mariées,
7 % vivent maritalement,
1,2 % sont pacsées,
20,8 % sont célibataires,
7,5 % sont veuves,
19,1 % sont divorcées[15].

→ L'heure de remonter la pente

Tant qu'on n'aura pas décidé « de l'intérieur » de vraiment passer à autre chose, on continuera de ressasser son histoire et de souffrir, d'imaginer peut-être une suite, un rattrapage, une remise en couple, alternant parfois entre l'amour et la haine, l'indécision et la légèreté d'être libre mais seule. Ce délai retarde souvent le travail qu'il faudra pourtant accomplir sur son histoire pour la clore vraiment.

Pour redémarrer sa vie après une rupture, il va falloir :

– accepter jusqu'au bout la douleur sans la nier, puis la dépasser. Autrement dit, toucher le fond de la piscine pour remonter et rebondir ;

– cesser de ressasser la rupture et d'être en boucle sur son histoire pour enfin avancer et se reconstruire. Mais qui sont celles qui ressassent ? Celles qui espèrent, en dépit de la réalité, retourner en arrière, reprendre le film à l'envers et renouer, oublier que l'amoureux est parti pour une autre, qu'il a été infidèle, qu'on a vécu à cause de lui mille supplices ;

– aller mieux pour reconstruire sur du solide. Si on tient debout, on tiendra bien avec un autre, si l'on cherche seulement une béquille, un substitut à sa solitude, le nouveau couple sera bancal.

→ Comment dépasser le chagrin ?

Une rupture ne passe pas spontanément, c'est un processus actif, souvent inconscient, puis de plus en plus évident, comme pour la cigarette. La décision finit par germer et s'imposer à soi. Toute séparation se décline en plusieurs étapes, souvent étalées sur une année. Pourquoi une année pour le « deuil » ? Parce qu'il s'agit bien de vivre les quatre saisons de l'absence : le premier hiver sans lui, les feux de cheminée où l'on se réchauffera toute seule, le premier printemps sans les kirs à deux aux terrasses des cafés, les premières vacances en célibataire sur la plage, la première rentrée de septembre pleine de nostalgie ou d'angoisse parce qu'il n'est plus là pour remplir la déclaration d'impôts, tailler les rosiers, fêter notre anniversaire de mariage...

Pour amorcer la première étape du deuil, il va d'abord falloir reconnaître son chagrin et oser exprimer ses émotions. Cela signifie accepter sa souffrance, hurler dans sa salle de bains, pleurer comme une Madeleine, se révolter. Ce qui est dehors n'est plus dedans. C'est l'inverse de la méthode Coué : « Ça ne me touche pas, un de perdu dix de retrouvé» ; l'inverse de l'indifférence apparente : «Chez nous, on ne pleure pas, on tient, on avance» ; l'inverse du déni, de toute façon, quand on affiche une façade lisse et sans aspérité, on risque de voir ressurgir la souffrance sous forme de maux en tout genre ; enfin, l'inverse de la fuite, l'alcool trop vite, tout le temps, l'abandon trop rapide aux amours d'un soir. Le *timing* n'est pas bon, ça ne marchera pas. Il faut de l'espace et du temps dans sa tête, il faut qu'il y ait eu une douleur reconnue puis un ennui constructif, ils permettent de redevenir réceptive et disponible.

L'étape suivante implique d'apprendre à négocier avec son chagrin et la nouvelle vie sans l'autre. Partir de la situation présente et se demander : «Voilà, j'ai eu mal, que vais-je faire de tout cela maintenant ?» Pour beaucoup, la solution consiste à redoubler d'énergie au travail, retrouver une passion oubliée (la peinture, le piano, la danse), se lancer dans une activité qui fait plaisir.

L'étape ultérieure passe par la déprime qui résulte de l'histoire finie, mais cette phase-là, pour pénible qu'elle soit, est essentielle et vraiment maturante. Alors qu'on avait enfin l'impression de revivre et d'avoir dépassé la crise, le chagrin s'impose à nouveau, différent, moins vif, moins factuel, la vie semble grise sans l'autre, l'avenir paraît bouché. On a conscience du vide durablement installé en soi. Cette période peut durer plusieurs mois et elle est normale. Si ça va vraiment mal malgré tout ce que l'on a tenté, ne pas hésiter à recourir à un psychothérapeute, voire consulter un médecin qui prescrira peut-être des antidépresseurs.

À la phase suivante, enfin le chagrin est laissé de côté ; on se sent suffisamment mieux pour rencontrer quelqu'un, mais pas suffisamment bien pour que la relation dure. Il faut alors se poser des petits objectifs, n'espérer durant cette période que des bons moments avec les autres ou avec un autre, une soirée agréable, sans plus. Et parfois, on prolongera cette étape sans même s'en apercevoir, basculant à celle d'après avec une disponibilité réelle.

Est alors venu le temps d'accepter la nouvelle vie et si les deux partenaires sont en phase, chacun pourra renaître de ses cendres et construire un nouveau couple.

La rupture, et après ?

Les anciens conjoints reprennent temporairement leurs relations ensemble une fois sur quatre. 6 % des femmes et 5 % des hommes en couple (qui se sont séparés) se sont remis définitivement ensemble (à la date de l'enquête).
Une majorité d'hommes et de femmes rencontrent un nouvel amour ou partenaire sexuel après la séparation. Deux ans et demi après, plus des deux tiers ont eu des relations sexuelles. Pour cette nouvelle « première fois », il faut compter huit mois en moyenne pour les femmes et sept mois pour les hommes (Enquête sur la sexualité en France, 2006).
Confirmation, peu ou prou, avec l'étude américaine AARP (2004) qui parle cette fois de mariage et de sexe : la plupart des seniors divorcés refondent un nouveau couple : 75 % des quinquas femmes et 81 % des hommes du même âge retentent l'aventure matrimoniale, avec 54 % des femmes et 57 % des hommes qui disent alors avoir une vie sexuelle active.

→ Le cas particulier du décès d'un conjoint

Après la perte de l'être aimé, il faudra traverser les mêmes phases que pour un chagrin d'amour classique et y ajouter toute la période qui l'a parfois précédé, l'accompagnement durant la maladie, souvent douloureux et déstabilisant. Une fois ces chagrins réunis, la difficulté sera de s'autoriser le droit au bonheur (le meilleur cadeau, soit dit entre parenthèses, que l'on puisse offrir à la mémoire du disparu).

L'erreur serait ensuite de comparer le nouveau compagnon à l'ancien. Combat parfois perdu d'avance, la mort qui arrache quelqu'un peut le hisser sur un piédestal et le transformer en mythe inattaquable et surtout incomparable. Le mieux est de partir de ce qui est avec le nouveau partenaire et s'en servir de tremplin pour le bonheur, surtout ne pas prendre pour référence ce qui a été.

Les mariés étaient en noir

4 millions de Français ont perdu leur conjoint.
Chaque année, 175 000 femmes perdent leur mari,
60 000 hommes perdent leur femme.

→ Se relancer « sur le marché » des rencontres

Tant de blocages et d'incertitudes peuvent se dresser comme un mur infranchissable devant soi, tant de peurs et de difficultés, partagées aussi bien par les femmes que par les hommes qui veulent renouer avec l'amour et le sexe. Là encore, nous écrirons tout au féminin, il suffit de copier / coller.

On a peur d'être trop moche, plus assez séduisante. Les années ont passé, on est devenue ce que l'on est, comment oser affronter le regard d'un inconnu, forcément moins complaisant que celui du premier amour, lorsqu'on avait 20 ans ? L'erreur est là, pourquoi partir du présupposé que ce regard sera différent ? L'autre en face sait bien qu'il a affaire à une femme plus mûre. Il n'attend pas nécessairement des seins sublimes ou des fesses musclées, il ne s'intéresse pas forcément aux détails, à l'éventuelle cellulite, aux rides ; non, il attend une vraie femme avec la séduction de son âge, son sourire, son expérience, son vécu, sa tendresse, et surtout son envie de lui. On doit bien se dire que l'idée même d'imaginer son corps peu séduisant (introjection) va projeter cette idée dans le regard du partenaire qui n'aurait rien remarqué de spécial a priori, non parce que ça n'existe pas, mais parce que le plus souvent, ça a beaucoup moins d'importance pour lui que la relation naissante avec les émotions que celle-ci déclenche.

« *Il ne faudrait pas reproduire l'erreur de cette patiente. À 51 ans, après une rupture, Élisabeth a rencontré un homme qui lui a plu, à qui elle a plu aussi. Problème ! Comment se rendre au rendez-vous amoureux avec ces seins-là ? Élisabeth a repoussé le dîner, imploré une chirurgie esthétique des seins en urgence, seins que par la suite elle a trouvés trop durs, et qui l'ont forcée à reculer encore et encore le dîner... Une histoire d'amour – et même de sexe – peut-elle se résumer à deux boules de silicone dans les seins ?*

On a peur du sexe. Mais qui parle d'emblée de faire l'amour au prince charmant ? On peut imaginer un petit coup d'essai, vite fait, avec un partenaire de passage, dont le jugement sera moins important, mais qui aura l'avantage d'aider à franchir le cap, sans trop d'angoisse ni d'intimidation.

« *Sophie, 58 ans, a divorcé. Cela avait toujours fonctionné sexuellement avec son mari, sauf les deux dernières années où elle était ralentie et un peu plus sèche. Lorsqu'elle a rencontré celui qui allait devenir le premier amant de sa nouvelle vie, elle a été prise de panique : comment allait-elle réagir au lit avec celui-là ? Elle a pris le taureau par les cornes, vu le gynécologue qui l'a traitée localement à l'aide d'œstrogènes et de lubrifiant. Le nouvel amant ne l'a pas brusquée au cours de leur première fois, il l'a caressée, s'est occupé d'elle sans pression. Sophie a pu lâcher prise et tout s'est bien passé puisqu'elle avait anticipé la reprise des rapports.*

On a peur d'affronter l'amour, avec en toile de fond la crainte de souffrir encore... Mais qui parle d'emblée d'amour, là encore ! Comme dans toute rencontre, il va d'abord y avoir des échanges, une complicité, une intimité verbale. Les confidences peuvent alors déboucher sur des confessions utiles : « Je ne me sens pas prête, c'est encore trop tôt pour moi... » Le fait même de parler va faciliter l'échange et la poursuite des relations vers plus, si affinités.

On a peur d'aller vers de nouvelles désillusions, après tant d'échecs répétés. La peur de reproduire est légitime. Pourquoi reproduit-on la même chose avec des partenaires successifs ou dans des couples différents ? Parce que l'on a soigneusement évité de tirer les conséquences des ratages précédents ou que l'on n'est pas allée au bout de sa démarche. Bon nombre de psys se demandent même jusqu'à quel point on ne remonte pas sur le ring à chaque nouvelle histoire pour revivre la situation douloureuse et la réparer ?

Une femme peut mettre en cause le destin et se dire : « De toute façon, je me fais toujours avoir, ça ne changera jamais. » Ou alors elle accusera l'autre : « Mon précédent compagnon était trop égoïste, trop jaloux, trop ceci ou cela, je l'ai donc quitté parce qu'il m'a déçue. Et puis, avec le suivant, c'était la même chose, je suis donc partie », etc. Si on s'arrête à ce genre d'explication, on passe à côté de son histoire. Le point commun à ces relations ou unions à répétition, c'est quand même soi. Tout l'intérêt d'une psychothérapie est de comprendre ce qui pousse chacune à rechercher cette réassurance-là. Pourquoi une femme choisira-t-elle toujours un homme qui boit, qui lui manque de respect, qui la trompe, qui ne pense qu'à lui ? N'a-t-elle que cette référence possible pour s'identifier au couple de ses parents ? N'ose-t-elle pas faire mieux et réussir là où ils ont échoué ? Pense-t-elle qu'elle va pouvoir changer cet homme et le guérir… ? Remet-elle en scène un épisode primordial et douloureux de son enfance (abandon…), recréant le prototype de la rupture à répétition… À chacune ses raisons inconscientes. Il va falloir retrouver en soi ce qui n'a pas marché, comprendre ce qui a pu agir, retraverser la douleur originelle ou la première trahison et enfin modifier ce que l'on peut.

On a peur à cause des enfants. L'idée d'une marmaille suffit à faire fuir les prétendants les moins motivés. Faut-il pour autant renoncer à une vie privée et se contenter d'assouvir sa sexualité toute seule en se caressant avec honte et culpabilité ? Faut-il se sacrifier pour la paix des enfants et un pseudo-équilibre de la famille ? Et la sienne aussi, au fond, car après ses activités, les responsabilités épuisantes, l'éducation et les tâches ménagères, on n'a pas forcément la tête à la bagatelle. Beaucoup s'y résignent avec une double priorité : élever les enfants (ou les ados) sans les traumatiser davantage, et se reconstruire au passage.

Il faudrait pourtant reprendre une vie amoureuse et sexuelle à une période devenue plus propice pour soi. Pour deux raisons au moins : à nouveau désirée, on se sentirait épanouie, et du coup, on deviendrait une moindre charge pour les enfants, on serait moins sur leur dos. Ils seraient heureux que leur mère soit heureuse, qu'elle ait de nouveaux espoirs et de nouveaux projets, même si certains enfants expriment le contraire (surtout au début). Une mère rayonnante, c'est tout de même mieux qu'une mère interminablement déprimée ou résignée, après des mois de chagrin, d'incompréhension, de dévalorisation, voire d'humiliations.

Par ailleurs, on n'y pense pas forcément, mais vivre dans le sacrifice permanent offre un modèle qui peut enfermer ses enfants dans une autre difficulté : ne pas s'autoriser à prendre du plaisir. Il est difficile de faire mieux que ses parents.

Pour celles qui franchissent le cap de la reprise des rapports amoureux, quelques conseils : respecter un nécessaire temps d'adaptation et ne pas introduire à la maison chaque nouvel amant. Une fois bien sûre de soi et de la relation installée, le nouveau « fiancé » pourra faire des apparitions progressives.

Et à un âge plus avancé ?

Les amours tardives sont beaucoup plus répandues qu'on ne l'imagine. Cependant, elles restent un sujet sulfureux à notre époque.

Les témoignages le prouvent, rien n'est fini à l'automne de sa vie. Tout peut même vraiment commencer. Certaines peuvent évidemment préférer choisir de déposer les armes de la séduction, de la performance, de la sexualité, pour vivre enfin libérées, y compris de séduire. Elles ont le droit d'abandonner la sexualité parce que c'est leur vérité, elles peuvent aussi la rechercher et s'y laisser entraîner, parce que c'est leur désir, parce qu'un homme passe qui les charme à nouveau. « Chaque femme peut loger son narcissisme où elle le souhaite, en cessant de répondre aux diktats de la société, douloureusement normatifs, estime la romancière Noëlle Chatelet[16]. Les amours tardives et les amours précoces entretiennent des liens invisibles, les unes commencent, les autres finissent, et la boucle est bouclée. Au début de la vie amoureuse comme dans son aboutissement, on est dans la (re)découverte du désir et de la sensualité, il y a en commun le secret, la pure fantaisie (sans le regard social et la norme), sans aucune obligation de performance. Ce sont des amours libres, choisies comme telles. En aimant tôt ou tard, on est dans la redécouverte de la subversion et de son degré ultime, la liberté. »

→ Concrètement, comment le dire aux enfants ?

Certains enfants, à 30-40 ou 50 ans, peuvent se montrer opposants à ce que leur parent ait une nouvelle vie intime, à cause de la mémoire de l'autre parent, ou de l'idée vaguement inconsciente qui veut que cela ne soit pas très convenable de refaire sa vie à un tel âge et qui plus est d'entretenir des relations sexuelles, ou encore pour des raisons nettement moins glorieuses comme la peur que l'héritage ne s'échappe entre de nouvelles mains.

Les parents qui ne veulent pas se laisser enfermer dans ces diktats peuvent le faire très simplement : vivre leur vie sans rien révéler aux enfants (au moins au début), leur demander d'appeler avant de passer à la maison car ils ont besoin de s'organiser. Et lorsqu'ils décident d'imposer leur nouveau compagnon (ou nouvelle compagne), pourquoi ne pas le faire avec panache et résolution, sans avoir l'air de demander l'autorisation ?

Le divorce chez les quinquas et plus

On compte un divorce pour deux mariages à Paris, un divorce pour trois mariages en province, tous âges confondus. Le nombre des divorces a été multiplié par trois en trente ans, (155 000 en 2006).

En France, chez les plus de 60 ans, en dix ans, le nombre des divorces a augmenté de 28 % chez les femmes, 39 % chez les hommes.

Une étude réalisée en 2004 par l'AARP (un grand lobby américain de seniors) montre que les femmes sont partie prenante et décisionnaires de leur avenir : 66 % déclarent avoir été à l'origine de la rupture. 93 % d'entre elles jugent leur conjoint responsable (78 % des hommes jugent leur conjointe responsable), 70 % jugent avoir fait le bon choix en divorçant [17].

Sur le couple en crise

◇ Les scènes de ménage indiquent-elles que le couple va mal ?

Pas nécessairement. C'est parfois tout le contraire. Les crises deviennent véritablement salutaires lorsqu'elles permettent de remettre les pendules à l'heure et de renégocier le contrat. Il existe des règles pour calmer le jeu. Par exemple, plutôt que d'exprimer sa frustration et des reproches, formuler des demandes et relever ce que l'on aime chez l'autre afin de mettre en avant la complicité : « J'aime tellement ta façon de me prendre dans tes bras... ça me manque un peu ! » (plutôt que « Tu n'es jamais tendre ! »). Dans le premier cas, on reconnaît ce qui a été, même de manière brève. Dans le second cas, on est dans le regret et on nie l'existence même de ce moment. On peut aussi parler de soi au lieu d'accuser l'autre : « Je suis très à cran en ce moment, j'ai besoin que tu m'épaules », plutôt que : « Tu m'agresses, tu es insupportable, tu es nul, égoïste », etc.

Enfin, au lieu de charger l'adversaire et lui seul, il serait plus juste de remettre en cause la relation qu'on a construite à deux, car on se montre alors coresponsable et la pilule passe mieux. C'est tout le principe de la thérapie de couple que de travailler sur la relation malade et non sur les personnes.

◇ Les vieux couples se séparent-ils aussi ?

Oui. Le nombre des divorces augmente régulièrement et toutes les tranches d'âge sont concernées. Selon l'Insee, en 1978, on comptait seulement 1,4 divorce pour 1 000 mariages ; en 2008, ce chiffre est passé à 5,5 divorces pour 1 000 mariages. Soit quasiment une multiplication par quatre.

L'évolution la plus remarquable concerne les couples mariés depuis plus de trente ans. Les plus de 50 ans seraient désormais aussi nombreux à divorcer que les trentenaires ! Les couples qui divorcent après 60 ans sont deux fois plus nombreux aujourd'hui qu'il y a quinze ans. Les crises surviennent en fait à chaque changement de situation, positif ou négatif : naissance, déménagement, nouveau travail, promotion, projets, chômage, retraite, rencontres (y compris virtuelles sur Internet).

◇ Pourquoi les hommes ont-ils tant de mal à rompre ?

Les hommes manquent de courage en cas de rupture, bon nombre de femmes s'en plaignent. S'ils ne rappellent pas après une nuit d'amour, passe encore (quoique) ; mais lorsque, après plusieurs décennies de vie commune, ils s'évaporent dans la nature avec un banal « c'est fini », cela ne passe pas. Sans le mot de la fin, les femmes se sentent niées tout entières et ne peuvent faire le deuil de la relation brutalement interrompue.

Alors pourquoi les hommes agissent-ils ainsi ? Sont-ils lâches, égoïstes, profiteurs ? C'est parfois vrai, mais pas toujours. Olivier a quitté la femme dont il avait été amoureux pendant vingt ans avec un simple SMS : « On ne se voit plus. » La raison, il n'osera jamais la lui avouer en face pour ne pas la blesser. Il ne l'aimait plus, surtout il ne la désirait plus. Bien des hommes préfèrent agir plutôt que parler, un peu comme les enfants hyperactifs évacuent leur angoisse dans l'action. Cette difficulté avec la parole et cette prédisposition à l'action ont une autre conséquence : bon nombre d'entre eux font tout pour se faire plaquer plutôt que d'assumer la faillite du couple ou d'endosser le rôle du méchant. Ils deviennent agressifs, provocateurs, ou au contraire muets, absents, filandreux, insaisissables. C'est ainsi qu'en cas de conflit dans le couple, neuf fois sur dix, c'est la femme qui demande le divorce. Les psys renvoient à une autre explication en relation avec l'éternel complexe d'Œdipe : la rupture avec les femmes les renvoie à la rupture avec leur « premier objet d'amour », leur mère, d'où la difficulté qui l'accompagne.

◇ Pourquoi se sépare-t-on?

Les raisons principalement mises en avant par la Chambre des notaires (en 2006) sont l'adultère, la violence physique et les injures graves, les rapports sexuels anormaux, le refus de réintégrer le domicile conjugal, le recours à l'alcool et aux drogues.

À ces causes classiques s'ajoutent les autres, liées aux temps qui changent : l'évitement conjugal (l'intimité est réduite à néant à cause de l'ordinateur ou de la télévision...), l'infidélité virtuelle (forum de rencontres, images pornographiques sur le Net) et les nouvelles infidélités (concrétisation des rencontres faites sur la Toile).

Attention à ne pas se voiler la face : les nouvelles technologies ne créent pas la distance, elles ne font qu'ébranler plus sérieusement les couples dont la relation intime était déjà menacée.

Sur la fidélité

◇ La fidélité est-elle nécessaire au couple?

Si l'on en croit le législateur, oui. Dans le fameux article 112 du Code civil, il est écrit noir sur blanc que « les époux se doivent fidélité, secours et assistance ». Différentes statistiques vues çà et là sur le Net abondent dans le même sens, une majorité des personnes interrogées estimant indispensable ou utile d'être fidèle pour réussir pleinement une relation amoureuse. Dans les faits, un certain nombre de couples passent outre, comme le montre l'enquête *Contexte de la sexualité en France*[18] (CSF 2006) : 23,9 % des femmes et 34,4 % des hommes confient avoir eu deux relations sexuelles en parallèle.

◇ Faut-il avouer ses escapades ?

Les jeunes défendent plutôt l'idée de tout se dire par respect pour l'autre ; les moins jeunes privilégient le secret pour ne pas faire de peine à l'autre, ce qui est aussi une manière de le respecter. Les trois quarts des psychiatres outre-Atlantique recommandent au couple le silence sur leurs infidélités[19].

Une chose est sûre, la première position est plus inconfortable. Bien peu de conjoints sont capables d'accepter l'amour volage de leur partenaire, même s'ils le pratiquent eux-mêmes. Le mensonge par omission peut sembler un moindre mal aux deux partenaires, car le fait que les apparences soient préservées aide à mieux cicatriser la blessure narcissique et le sentiment d'humiliation d'avoir été délaissé(e). Si l'on décide de jouer la transparence, alors il faut le faire dans le respect et se demander pourquoi et pour qui on dit les choses. Pour se libérer de sa culpabilité ? Pour se faire pardonner ? Par complaisance sadomasochiste ?

La sincérité – et la perte de confiance qu'elle déclenche chez celui qui en fait les frais – peut être une désillusion brutale qui finit par anéantir bien des couples.

◇ Il (elle) a découvert ma liaison, comment lui dire la vérité sans lui faire trop mal ?

Même si, croyant que cela va apaiser ses angoisses, celui qui a été trompé réclame des détails, même s'il veut tout savoir, quand, qui, où, comment, pourquoi, si question sexe c'était mieux... la règle d'or est d'en révéler le moins possible, de rester dans les généralités, sans description physique ni le moindre détail. L'expérience de l'infidélité reste personnelle, elle n'appartient pas au couple et ne se partage pas, tout comme la plupart des fantasmes.

◇ Quand un homme trompe une femme, ça veut dire qu'il ne l'aime plus ?

Pas nécessairement. Une aventure occasionnelle peut être l'effet d'une pulsion ponctuelle qui ne remet nullement en question l'amour porté à l'autre. C'est parfois une bouffée d'oxygène, la seule façon d'éviter l'asphyxie et la routine. Le désir l'emporte sur la raison. L'infidélité est aussi un SOS lancé pour dire que le couple va mal et qu'il est temps de réagir. Certains hommes se mettent à butiner par peur de vieillir. Ils se sentent si délicieusement vivants grâce à la transgression ou à une relation avec une femme plus jeune. D'autres n'en peuvent plus d'ennui ou de solitude et trouvent chez une étrangère ce regard si neuf qu'ils n'ont plus senti sur eux depuis bien longtemps.

Les infidélités à répétition ne signifient pas davantage – ou pas forcément – que l'amour s'est envolé. Toutefois, il est vrai qu'en cas d'infidélité, la confiance est fortement entamée, ce qui rend le lien plus fragile (voir Que se passe-t-il dans la tête d'un homme infidèle ?, p. 62).

◇ Quand une femme trompe un homme, ça veut dire qu'elle ne l'aime plus ?

C'est plus souvent le cas que lorsqu'un homme trompe une femme. Mais une femme aussi peut tromper... pour tromper l'ennui. Certaines veulent retrouver le frisson dans la relation, les délices du fantasme accompli, la palpitation des premiers rendez-vous, le bonheur d'être regardée à nouveau, de flirter, de recevoir des compliments, d'être caressée du regard, explorée autrement, considérée ; bref, elles souhaitent retrouver la merveille perdue du sentiment amoureux. D'autres prennent un amant tout simplement pour... le sexe. Elles veulent un mari pour la stabilité et le sentiment, un amant pour le plaisir et l'érotisme. Certaines ont davantage besoin de se prouver qu'elles peuvent encore séduire et que l'âge ne les a pas totalement dépossédées de leur pouvoir d'attraction.

◇ Que se passe-t-il dans la tête d'un homme infidèle ?

Tromper n'est pas forcément mentir, ni trahir, ni se montrer lâche, il peut y avoir aussi du courage à oser être libre d'être soi-même. Rester fidèle n'est pas forcément un gage d'amour tranquille ou d'ardeur routinière, on peut aussi se sentir contraint et s'ennuyer dans la fidélité. Après des années d'enquête, voilà les conclusions de la psychologue Maryse Vaillant, auteure du livre *Les hommes, l'amour et la fidélité*[20]. La psychologue distingue les coureurs notoires mais attachés à leur femme qu'ils respectent comme un sanctuaire ; les poètes papillonnants séduits par le moindre jupon qui passe, mais incapables de s'engager ; les cœurs d'artichaut qui tombent amoureux de toutes les femmes et voudraient fonder un foyer avec chacune d'elles ; et puis, les hommes fidèles par choix ou par contrainte.

Le monogame menteur se veut loyal à son mariage

Il pratique l'excursion sexuelle avec bonne conscience, ce qui est loin d'être le cas de tous les maris volages. L'infidélité est un passe-temps innocent, une détente salutaire pour le couple. Qui peut penser réellement ne coucher qu'avec une seule femme toute sa vie ? Lui, il veut à la fois les avantages du mariage et ceux du célibat. Il ne cède rien sur rien et considère l'infidélité comme un contre-pouvoir naturel de l'homme.

À elle la maison, le pouvoir de faire des enfants, à lui la liberté et le pouvoir phallique. Cet homme-là ne mettra jamais en péril sa famille et ne détruira pas l'essentiel pour la bagatelle. À sa manière, il est fidèle à sa femme et les épouses qui découvrent ces infidélités ne s'en effarouchent pas toutes, elles savent que leur mari reviendra. Le pacte qui soude son couple : il ment à sa femme pour préserver sa liberté à lui, sa femme le croit pour sauvegarder sa sécurité à elle.

Le polygame anxieux rêve d'avoir toutes les femmes
Il est prêt à les séduire toutes, mais dès que l'une d'elles veut aller plus loin, il se sauve, car le voici incapable de s'engager. C'est un collectionneur qui cherche la perle rare, un joueur persuadé que la suivante sera la plus sublime. Ce célibataire endurci vit l'amour au gré de ses courtes liaisons. Il aime être aimé, ça le rassure sur son désir et sur sa virilité. Chaque aventure lui donne le sentiment de vivre, d'exister et de désirer.

Cet homme-là craint la castration et, plus encore que la castration, la disparition de son désir. D'où la nécessité de séduire toujours.

Le polygame indécis rêve d'aimer toutes les femmes
Lui non plus ne veut pas perdre son désir, mais lui, contrairement au précédent, voudrait bien être fidèle à chacune. Ce n'est pas un homme volage, ce n'est pas non plus l'homme d'une seule femme, c'est l'homme qui aime une femme, s'éprend d'une autre, et continue d'aimer sincèrement la première. Sa fidélité à lui, elle est multiple et parallèle. Il ne veut ni quitter l'une ni perdre l'autre et souffre au moins autant que l'épouse qui se sent trahie, et la maîtresse qui se sent déçue par sa valse-hésitation.

L'homme fidèle et captif

La psychologue ne nous parle pas ici du fidèle heureux par amour ou par ardeur, le mari qui tient sans effort notable. Cet homme-là existe, mais elle le considère comme un spécimen plutôt rare ou peut-être moins digne d'intérêt, un peu comme les trains qui arrivent à l'heure. Maryse Vaillant évoque surtout les fidèles sous l'emprise d'une femme (emmerdeuse ou jalouse) ou alors les hommes fidèles à leurs propres valeurs et à une certaine idée de la masculinité : le devoir, le respect, l'honneur, la loyauté, la tradition des hommes dans la famille. En ce cas, la fidélité ne se pose pas en termes d'attachement amoureux ou de libido, mais de parole donnée. Cet homme-là emprisonne ses désirs et ses pulsions. Et quand il craque et trompe sa femme, en général à la faveur d'une crise profondément déstabilisante, il en est lui-même le premier effondré, c'est sa vie qui se lézarde, ses valeurs qui s'effritent.

◇ Quand commencent l'infidélité... et la jalousie ?

Les femmes se sentent généralement blessées, meurtries et trompées lorsque leur compagnon est amoureux d'une autre femme, même s'il ne passe pas à l'acte. Inversement, elles sont nettement plus indulgentes lorsqu'il a une relation sexuelle avec une femme de passage, du moment que ce n'est qu'une impulsion, dénuée de sentiment.

Toutefois, vers la cinquantaine, les enjeux sont différents et les répercussions aussi : les femmes se sentent plus fragiles, elles vivent la perte de la séduction (supposée ou réelle) comme quelque chose de plus douloureux, et l'infidélité amoureuse ou sexuelle de leur compagnon sera plus souvent mal vécue.

Les hommes s'obnubilent habituellement sur le passage à l'acte. Tant qu'il n'y a pas « consommation », il n'y a pas tromperie rédhibitoire, le pardon reste possible. Le problème de l'homme se pose en termes d'amour-propre plus que d'amour : « Suis-je à la hauteur ? L'autre sera-t-il meilleur que moi ? » Le passage à l'acte lui indique que sa partenaire n'était pas satisfaite avec lui. Sa première question est : « Comment as-tu pu me faire ça ? » La seconde : « Comment était-ce avec lui ? » Et puis, culturellement, l'homme a encore tendance à penser que son infidélité a moins d'importance que celle de la femme, car il se sent moins impliqué dans la relation extraconjugale. Par ailleurs, il pardonne plus facilement pour préserver la famille, son honneur, les apparences sociales...

Il existe évidemment des hommes qui tremblent dès le premier regard de leur femme sur un autre, et des femmes qui ne sont blessées que par le passage à l'acte. Oui, ces attitudes existent, mais restent moins fréquentes.

Que disent les chiffres ? Ils confirment. Levy et Kelly, deux chercheurs en psychologie à l'université de Pennsylvanie, aux États-Unis, ont analysé les réponses de 416 volontaires (99 hommes, 317 femmes) à deux questionnaires, l'un consacré à la jalousie, l'autre à la forme de l'attachement. Les chercheurs se sont intéressés à l'infidélité sexuelle (avoir une aventure pour le sexe) et à l'infidélité émotionnelle (avoir une aventure pour le sentiment). Le différentiel homme-femme classique se retrouve pour l'infidélité sexuelle, celle-ci concerne 53,5 % des hommes et 24,3 % des femmes, en revanche l'infidélité émotionnelle concerne 75,7 % des femmes et 46,6 % des hommes. Les auteurs constatent en outre que plus les personnes se sentent autonomes, pleines de confiance en elles, plus elles souffrent des infidélités affectives de leur partenaire ; plus elles sont dépendantes, plus elles attachent de l'importance à ce qui menace leur couple à leurs yeux, l'infidélité sexuelle.

◇ Y suis-je forcément pour quelque chose si mon mari me trompe ?

Pas nécessairement. Parfois, cela se passe entre lui et... lui, et l'épouse n'y est pour rien, estime la psychologue Maryse Vaillant. « La fidélité masculine et son corollaire l'infidélité, ça se construit sur des questions basiques : être comme les hommes de sa famille, en avoir ou pas, tenir debout, être libre. Quelque chose s'est noué dans l'éducation de cet homme et dans la représentation qu'il a de son identité, forcément liée à sa culture, son enfance et à son histoire personnelle. Les hommes sont surtout fidèles à une certaine idée d'eux-mêmes. » Alors, peut-on changer le sien ? Une femme ne changera jamais complètement un homme coincé dans son histoire personnelle, mais elle peut l'aider à bouger, s'il en a le désir, s'il est prêt pour l'aventure de la fidélité.

◇ Chatter sur Internet, est-ce tromper ?

C'est en tout cas se donner l'illusion d'une rencontre. C'est flirter avec ses émotions et celles de l'autre, c'est un peu jouer avec le feu. Face à un séducteur (ou une séductrice) confirmé(e), on peut réellement être pris(e) au jeu.

Et quand c'est son propre conjoint qui chatte, on peut se sentir réellement bafoué(e). Quelle réaction adopter ? Feriez-vous comme Anne ? S'apercevant du manège régulier de son mari, elle a réussi à retourner la situation à son avantage. Tous les soirs, elle lui répondait sous un pseudo elle aussi. Pendant plusieurs mois, dans la pièce voisine, elle échangeait avec lui sans qu'il la repère. Tous les deux s'étaient dévoilés et confiés comme jamais durant leur mariage. Un beau jour, le cyberséducteur a proposé à Anne de la rencontrer. Quel choc en la voyant attendre au restaurant ! Il était pris à son propre jeu. La connivence de ces quelques mois a cependant été plus forte que tout ; ce fut un nouveau départ pour eux dans la vraie vie.

◇ Se masturber, est-ce tromper ?

Lorsqu'un homme découvre par hasard que sa femme se masturbe, il a plutôt tendance à en être excité et à considérer que cela peut être le prélude à une relation à deux. Lorsqu'un homme se masturbe tout seul et que sa femme le découvre par hasard, elle peut se sentir trahie et effondrée, mais aussi dégoûtée comme si elle avait affaire à un pervers. La spectatrice découvre au passage qu'elle ne « suffit » pas à son partenaire, elle peut se sentir coupable de n'être pas à la hauteur, alors qu'au fond, le plus souvent, cette pratique autoérotique n'a rien à voir avec elle. Celle-ci traduit simplement des besoins propres à l'individu, indépendants de l'autre, malgré les années de vie commune empilées. Le mariage ou l'union à deux n'implique pas de renoncer à une libido autonome, il n'oblige pas à éprouver les mêmes désirs simultanément. Le psychanalyste Bernard-Élie Torgemen, auteur d'*Histoires vraies et extraordinaires de l'inconscient*[21], distingue deux grands types de masturbation : celles qui calment et participent du registre de la sensation ; et celles qui excitent, plaçant leur auteur dans le registre du fantasme. « Toutes peuvent être bénéfiques pour le couple, confie-t-il au magazine *Psychologies*. D'abord parce qu'elles aident chacun à reconnaître son plaisir : c'est fondamental pour une sexualité épanouie ; ensuite, parce que c'est un régulateur de tensions, à la fois intérieures et au sein du couple, quand l'un a envie de faire l'amour et l'autre pas[22]. »

Séparés, divorcés, veufs, où chercher l'âme sœur?

15 millions de célibataires en France, cela fait beaucoup de cœurs à prendre! 40 % se déclarent satisfaits de leur sort, les femmes plus volontiers que les hommes, deux tiers rêvent de vivre à deux, et la moitié a dépassé la cinquantaine. Mais où trouver l'âme sœur et comment s'y prendre efficacement? On peut rêver du coup de foudre dans un dîner plus ou moins arrangé entre amis ou au cours d'une sortie en boîte de nuit. C'est croire aux télescopages divins, ce qui n'est pas donné à tout le monde. Il faut donc se montrer imaginatif et investir de nouveaux lieux de rencontre. Oui, mais lesquels? Les clubs sportifs, les partis politiques, les clubs de bridge, le Club Med? Dans l'enquête CSF 2006, on le confirme, les bals, les lieux publics et les agences matrimoniales sont maintenant disqualifiés. Les soirées entre amis ont encore la cote (un peu). En revanche, de nouveaux rituels d'approche se multiplient: des soirées payantes entre personnes du même milieu dûment sélectionnées, des *speed dating*, sept fois sept minutes pour faire connaissance. Et Internet, bien sûr, qui monte inexorablement. 10 % des femmes et 13 % des hommes se sont déjà connectés sur des sites de rencontre.

Quelques petits sondages dénichés sur le réseau laissent penser que de véritables relations pourraient se nouer dans six cas sur dix, avec une relation qui durerait en moyenne trois mois. Internet est un bon moyen de rencontres, est-ce un bon moyen de rester ensemble? C'est une autre histoire. Ce qui permet de consolider la relation, c'est ce qui se passe après. À ce moment-là, tout reste à bâtir.

Quelques précautions élémentaires et règles de prudence restent absolument nécessaires: choisir le bon site, ne pas donner d'emblée son numéro de téléphone.

À tenter: les voyages entre célibataires, http://www.partir-seul.com, et pour les écolos célibataires de plus en plus nombreux, le site http://www.amours-bio.com.

Pour s'informer : le Salon du nouveau départ, http://www.nouveaudepart.fr, dont la première édition a eu lieu en France en novembre 2009. Ce salon du divorce, de la séparation et du veuvage propose conseils et assistance pour se reconstruire. Sur place, des experts (avocats, notaires, huissiers, coaches, psychologues, déménageurs, agences matrimoniales, sites de rencontre, etc.).

Sur la jalousie

◇ Est-il normal d'être jaloux ?

Une certaine dose de jalousie peut se comprendre dans le couple. Freud distinguait trois types de jaloux, dont l'un seulement relève de la pathologie : il y a le jaloux normal et universel, dont le sentiment ne se manifeste que lors de situations où le doute est justifié. Il y a le jaloux névrotique et hypersensible. Il est de tempérament exclusif et a tendance à soupçonner l'autre de manière systématique. Il projette sur sa partenaire son propre sentiment de culpabilité ; il peut cependant être raisonné si la preuve de l'innocence est apportée. Enfin, il y a le jaloux pathologique qui présente un vrai délire de jalousie. Celui-là est totalement tyrannique. Sa suspicion n'est pas fondée. Le moindre détail devient l'objet d'interprétation. Ce comportement relève de la psychose passionnelle, une maladie du manque d'estime de soi et du doute (donc aussi de l'amour-propre et de la possessivité) avec la peur d'être trompé et abandonné. Le psychiatre et sexologue Willy Pasini cite une autre forme de jalousie pathologique, celle de l'alcoolique, « qui est assez commune, malheureusement, quand les années d'alcool ont détruit le foie et transformé les hormones mâles en œstrogènes. C'est la raison pour laquelle beaucoup d'esclaves de la bouteille sont jaloux de leur femme : ils ne parviennent plus à la satisfaire et la soupçonnent de chercher un autre homme[23] ».

◇ Les hommes sont-ils plus jaloux que les femmes ?

Ils ont, en tout cas, plus tendance à agir et à montrer leur souffrance (explications, scènes de ménage, etc.), alors que les femmes ont tendance à somatiser ou à fermer les yeux (même si certaines n'hésitent pas à faire exploser la vaisselle et à claquer la porte). Les hommes ont besoin de faire la preuve de leur virilité et peuvent se sentir menacés dans ce qu'ils sont lorsque leur femme les trompe. Dans la théorie freudienne, ils sont plus vulnérables au complexe d'Œdipe. Le petit garçon a été amoureux de sa mère, il a considéré son père comme un rival qu'il aimait mais qu'il craignait aussi puisque ce père pouvait lui montrer sa puissance et le castrer symboliquement en lui interdisant sa mère. Tout homme qui n'a pas résolu son œdipe peut considérer inconsciemment les autres hommes comme des rivaux potentiels et se sentir menacé. La castration symbolique, c'est-à-dire la perte de son pouvoir, est alors réactivée. Les femmes, elles, redouteraient moins cette menace.

Liens utiles

L'Observatoire international du couple, présidé par Philippe Brenot, propose aux professionnels et aux curieux un état de la recherche sur l'évolution du couple et ses thérapies : http://www.couple.asso.fr.

Sexomag, magazine consacré à la santé sexuelle, placé sous la direction du Dr Antoine Lemaire, président de l'Association pour le développement de l'information et de la recherche sur la sexualité (http://www.adirs.org) : http://www.sexomag.org.

Sexologie magazine : http://www.sexologie-magazine.com, site animé par des sexologues médecins et psychanalystes réputés.

3
SUIS-JE NORMAL(E) ?

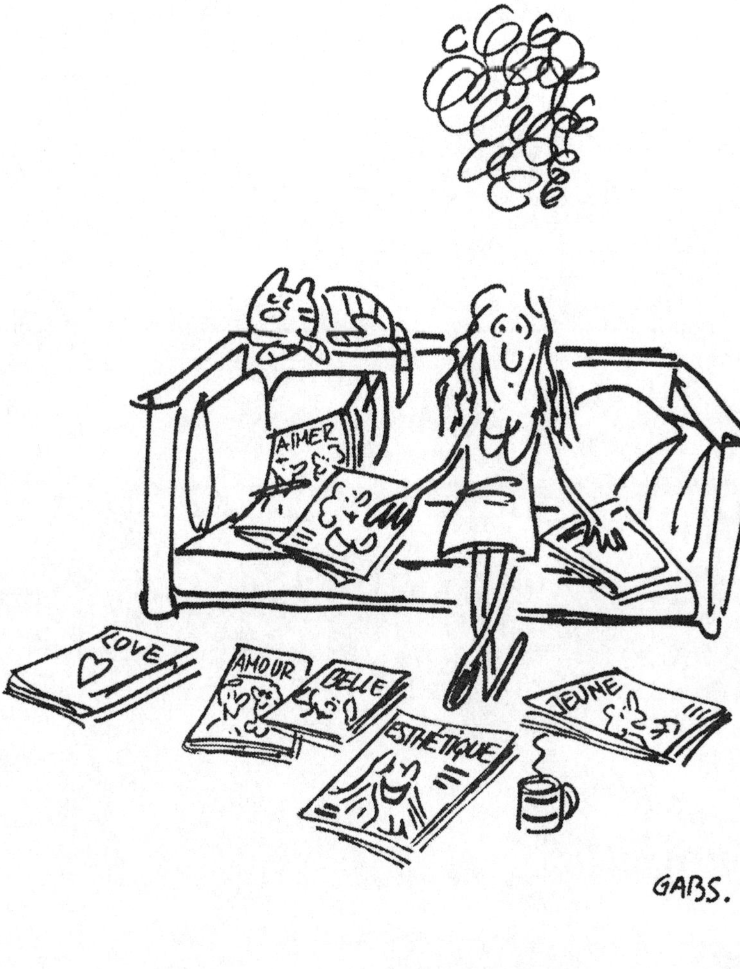

Le temps qui passe, chez les femmes

La vie des femmes est rythmée par plusieurs étapes immuables : la puberté qui rend fertile, la grossesse qui rend mère [24], la ménopause qui marque la fin de la reproduction. La pression de cette première horloge interne influe implacablement sur les rapports amoureux : ces femmes ont-elles trouvé un compagnon suffisamment tôt, fait un enfant au bon moment, sont-elles des monstres parce qu'elles n'envisagent pas d'en avoir du tout, ou alors seulement à 40 ans ? À la ménopause, doivent-elles jeter l'éponge parce qu'il y a un temps pour tout ? Est-il normal d'aimer à 60 ans, anormal de ne plus avoir de relations sexuelles au même âge ?

La succession régulière des cycles menstruels se superpose à cette première grande oscillation existentielle. Chaque mois, le cycle menstruel cadence l'intimité et la vie sexuelle, avec la survenue des règles et son cortège de petits maux, les changements d'humeur ou de désir à cause des œstrogènes circulant, les seins parfois tendus et douloureux, le risque de tomber enceinte à telle ou telle date...

À la périménopause débute l'inquiétude des cycles chamboulés, du corps qui se transforme et qui évolue vers un inconnu redouté. À la moindre anomalie, le doute sur la normalité se profile.

Le temps qui passe, chez les hommes

Le temps martèle jour après jour sa mesure, et pourtant, les hommes ne ressentent pas la pression qui s'exerce sur eux avec l'acuité des femmes : quelle importance d'être marié ou père à tel ou tel âge puisqu'ils fabriquent des hormones et des spermatozoïdes de manière continue quasiment tout au long de leur vie !

La « patine du temps », les tempes grisonnantes si séduisantes, la réussite sociale, familiale ou conjugale relativisent bien des angoisses de *timing* et d'imperfection. Reste pourtant *la* chose qui tourmente encore une bonne partie des hommes : le fonctionnement de leur sexe, sa taille ou son aspect. Voilà le point de fixation, encore à 40 ans, même à 60 ou 80 ! Et c'est une surprise... car pour ce qui est de l'anatomie et de la mécanique sexuelle, les adultes, même mûrs, se posent les questions de leurs cadets. Combien de temps doit durer un rapport ? Est-il normal de ne pas tenir « debout », que ce soit « plus sec », qu'on ne puisse enchaîner deux rapports coup sur coup ?

Une phrase récurrente résume le doute chez le médecin : « Je vous préviens, il est devenu tout petit, déjà qu'avant... » Comme si, avant l'examen clinique, il fallait le préparer à la Berezina qui l'attend. L'homme montre pourtant la plupart du temps un sexe de taille et d'aspect normaux pour son âge. Preuve que les doutes vécus auparavant ne se balayent pas si facilement et perdurent jusqu'à un âge avancé.

Le corps qui se transforme

Il n'y a pas d'âge pour aimer. Pas d'âge pour l'amour. Pas d'âge pour le désir. Pourtant, bien des choses se modifient avec l'âge. État des lieux, versions rose et bleue.

→ Côté femme

Au plan physiologique, dès 45 ans – âge moyen de la périménopause –, tous les repères sont perturbés : cycles chamboulés, bouffées de chaleur, troubles de l'humeur, prise de poids, etc. (voir chapitre 8, La ménopause).

Encore plus tard, cinq à six ans après, la privation hormonale totale s'installe, vers 51 ans en moyenne, l'appareil génital féminin connaît de discrètes transformations qui s'étaleront sur des décennies.

Longtemps après le début de la ménopause, les poils du pubis peuvent commencer à se raréfier et à blanchir, les grandes et petites lèvres à s'amincir à cause d'une moins bonne « hydratation » (le terme exact est la trophicité), l'orifice vulvaire à se rétrécir, le clitoris pourra devenir plus désagréablement sensible. Les parois du vagin perdront en épaisseur, souplesse et humidité. Néanmoins, l'acte sexuel pourra demeurer très agréable, car si le vagin devient plus sec, il peut faire preuve d'une grande lubrification en cas d'excitation.

La silhouette s'alourdira un peu plus au niveau du ventre, les bras auront tendance à s'enrober, la peau du visage perdra de son éclat, reflétant fidèlement ce qu'elle a vécu au plan psychique comme au plan physique, les émotions, les assauts répétés du temps, le soleil, le tabac, l'alcool, certains médicaments ou maladies. Des poils pourront apparaître au-dessus des lèvres et sur les seins, les cheveux pourront devenir plus fins et plus clairsemés...

Malgré tout cela, bien des femmes resteront bluffantes, à 50 ans, à 60 ans, et même bien au-delà. Nathalie Baye, Jane

Birkin, Madonna, Sharon Stone, Andy Mac Dowell, Charlotte Rampling, Danielle Darieux pour ne parler que des plus emblématiques... Leur silhouette et leur visage donnent à voir, comme pour toute femme, une histoire, un vécu, des amours, des chagrins d'amour, la vie en somme. Coco Chanel décrétait : « Personne n'est jeune après 40 ans, mais on peut être irrésistible à tout âge. » Bien vu.

Et de fait, un nombre croissant de sémillantes quinquagénaires s'octroie une vie amoureuse plus libérée, avec parfois des amants ou des hommes plus jeunes qu'elles. Revanche fantasmatique sur les jeunesses de 20 ans qui font tourner la tête aux maris ?

Miroir, miroir...

Parmi les femmes de plus de 50 ans, 54 % utilisent des crèmes et soins de beauté, 64 % font attention à leur alimentation pour rester séduisantes. Parmi elles, beaucoup ne sont pas en accord avec l'image de la beauté véhiculée par notre société. 87 % pensent qu'elles sont trop jeunes pour être perçues comme vieilles.

Source : Les Échos, *février 2007.*

→ Côté homme

Au plan physiologique, dès la cinquantaine, de nouveaux symptômes peuvent apparaître : fatigabilité plus grande, performances qui commencent à décliner. Chez les sportifs, le phénomène est très précoce. Dès 35 ans, il faudra plus d'efforts pour aboutir au même résultat, voire à des résultats moins bons.

L'appareil génital connaît de discrètes transformations qui s'étaleront sur des décennies : les poils du pubis blanchiront et se raréfieront, les testicules se relâcheront, la verge se rétractera un peu. La fréquence des troubles de l'érection pourra augmenter avec le temps (voir chapitre 6, Les troubles de l'amour, côté homme).

Sans vigilance, et avec les mêmes habitudes alimentaires, la silhouette s'alourdira au niveau du ventre, la poitrine aura tendance à s'enrober, la peau du visage perdra de sa tonicité. La barbe et la moustache blanchiront, les cheveux deviendront plus fins et plus clairsemés...

Et pourtant, malgré le temps qui passe, et parfois grâce au temps qui passe, certains hommes atteindront le top de leur séduction. Charles Berling, Fabrice Luchini, Gérard Lanvin, Gérard Darmon, Pierre Arditi et tant d'inconnus de la « vraie vie » deviennent irrésistibles avec la maturité.

Chirurgie et médecine esthétiques, qui fait quoi ?

La chirurgie plastique est une chirurgie de la peau et de l'enveloppe extérieure : oreilles décollées à reprendre, bec-de-lièvre, grains de beauté, brûlures, etc.

La chirurgie reconstructrice, encore appelée réparatrice, intervient après une maladie, un accident ou une déformation de naissance qui nécessite une réparation. Exemples : ventre déformé par plusieurs grossesses, reconstruction mammaire après cancer du sein, mamelon rentré, réparation du visage après accident de la route, morsure d'un chien...

La chirurgie esthétique s'adresse aux personnes en bonne santé, sans disgrâces majeures, mais qui ont le sentiment pénible qu'une partie de leur corps n'est pas en harmonie avec le reste. Son domaine d'intervention : paupières, lifting, lipoaspiration, prothèses mammaires, microgreffes de cheveux, rides, nez, etc. Les opérations à visée purement « esthétique » ne sont pas prises en charge par la Sécurité sociale.

Pour trouver un chirurgien : Société française de chirurgie plastique reconstructive et esthétique et Société française des chirurgiens esthétiques et plasticiens : http://www.plasticiens.org.

La médecine morphologique et anti-âge est une discipline universitaire reconnue depuis peu par l'Ordre des médecins. Elle s'appuie sur une approche préventive et thérapeutique globale. Le vieillissement de la peau représente une grande partie de la demande et les médecins MMAA y répondent par des conseils nutritionnels, des peelings, injections, comblements, laser, fils tenseurs ou microgreffes de cheveux... à l'exclusion de tout acte chirurgical (réservé au chirurgien esthétique). La spécialité regroupe endocrinologues et nutritionnistes, angiologues, phlébologues et médecins vasculaires, rhumatologues, dermatologues, gynécologues, médecins esthétiques et généralistes ; ils sont donc à consulter en fonction de son problème de départ. Adresses disponibles sur le site de la Société française de médecine morphologique et anti-âge : http://www.sofmmaa.org.

Les hommes et la chirurgie esthétique

La demande masculine a considérablement augmenté ces quinze dernières années. On est ainsi passé d'un homme pour quinze femmes recourant à la chirurgie esthétique à un homme pour quatre femmes aujourd'hui. L'argument massue mis en avant par les hommes est la motivation d'ordre professionnel : dans un monde de compétition et de jeunisme, il faut présenter bien. La moyenne d'âge des interventions se situe autour de 35 à 45 ans. Les opérations le plus fréquemment demandées concernent la calvitie avec des microgreffes de cheveux, la retouche des paupières (blépharoplastie) pour gommer les poches sous les yeux, les rhinoplasties (opération du nez), la liposuccion des poignées d'amour et du menton, le lifting du visage et l'intervention sur les oreilles décollées.

Côté femme

Sur les hommes et elles

◇ Pourquoi certaines femmes plaisent-elles à des hommes bien plus jeunes qu'elles ?

De manière plus ou moins consciente, les hommes jeunes savent que les femmes plus âgées qui s'offrent à eux apprécient forcément le sexe, elles sont demandeuses, avec tous les avantages de leur maturité, l'expérience, le lâcher-prise, l'absence d'inhibition qui embarrasse encore les filles plus jeunes. Par ailleurs, ces femmes ne sont pas en compétition avec eux, comme pourraient l'être les jeunes femmes, elles sont donc bien moins dangereuses.

◇ Les hommes sont-ils rebutés par les femmes trop rondes ?

Habituellement, les hommes se formalisent peu de quelques poignées d'amour supplémentaires, qu'il s'agisse des leurs ou de celles de leur compagne. Ils peuvent se montrer excités voire subjugués par les rondes (et même les grosses) si elles s'offrent à eux avec simplicité, désir et sourire. En revanche, si ces mêmes femmes, blessées par l'image qu'elles se font de leur corps, montrent un visage fermé et un corps hostile, ils s'apercevront plus facilement de leurs défauts et seront bien moins sensibles à leur érotisme. C'est vrai dans le domaine de la séduction aussi. Des études sur le comportement amoureux ont révélé que celles qui attirent le plus les regards sont aussi celles qui se montrent le plus facilement souriantes.

◇ Mon mari entre dans la salle de bains sans crier gare et ça me gêne. Que lui dire?

Ce mari pense peut-être qu'il a « tout » accompli avec sa femme, qu'il connaît par cœur chaque centimètre de sa peau, et qu'elle n'a vraiment plus rien à lui cacher, sa présence va donc de soi. Il peut même penser que tant qu'on lui laissera la porte ouverte, il restera toujours aussi « intime et complice » avec sa femme, qu'elle l'aimera « comme avant », etc. Alors qu'il se joue dans son esprit à lui toute cette fantasmagorie, mieux vaut le rassurer tout en faisant respecter son nécessaire espace d'intimité. Cette histoire se passe avec soi, et non contre lui, ce n'est pas un rejet de sa personne, il faut le lui expliquer.

Pour certaines femmes, le corps – vu par leur homme – reste nécessairement sexué. Elles peuvent avoir envie de se montrer seulement lorsqu'elles se sentent belles. Et puis, à certaines périodes de la vie, ménopause, prise de poids, maladie, problème urinaire, etc., elles peuvent souffrir de la transformation physique et vouloir se cacher le temps de s'apprivoiser. Même après trente ans de mariage, la pudeur persiste... Et pourquoi faudrait-il tout justifier !

Sur la transformation de la silhouette

◇ Grossit-on forcément en prenant de l'âge?

Malheureusement oui, pour une majorité de femmes. Dès l'âge de 30 ans débute une prise de poids physiologique. « Les femmes s'enrobent de deux façons, explique le Dr Martine Duclos, endocrinologue, physiologiste, chef de service de médecine du sport au CHU de Clermont-Ferrand. À cause de leur mode de vie plus sédentaire (activité professionnelle, enfants et vie de famille) ; plus tard à cause des hormones. Les plus récentes analyses scientifiques montrent que la carence en hormones sexuelles à la ménopause entraîne une moindre dépense d'énergie pour ovuler et sécréter des hormones, carence qui représente 30 à 40 kcal non dépensés par jour, l'équivalent d'une petite pomme. Multiplié par 360 jours, cela représente 360 petites pommes stockées en plus dans l'organisme, soit 10 800 calories environ, soit un bon kilo de masse grasse supplémentaire tous les ans à partir de la ménopause. Ainsi, les femmes minces prennent le plus souvent 3-4 kg à la ménopause sans avoir modifié leurs habitudes alimentaires. Puis le phénomène se stabilise, car un nouvel équilibre s'établit à un niveau de masse grasse plus élevé. Vers 50-55 ans, on observe un autre phénomène qui se surajoute au premier si on ne pratique pas d'activité physique : à poids égal, environ 2 à 3 kg de muscles vont être remplacés par 2 à 3 kg de graisses. Or, comme le muscle consomme le plus d'énergie pour son métabolisme (20 à 30 kcal par jour par kilo de muscle), si on ne modifie pas son alimentation ou si on ne fait pas suffisamment d'activité physique, on grossira fatalement d'un ou deux kilos supplémentaires. »

◇ L'activité physique permet-elle d'éviter de prendre du poids ?

Oui. « L'activité physique se définit comme toute dépense énergétique supérieure à la dépense énergétique au repos liée à l'activité musculaire, explique Martine Duclos. Être debout, c'est déjà 1,5 fois ce que l'on consomme au repos (50 % de plus), la marche lente, modérée (en promenant son chien par exemple) ou rapide, la montée des escaliers, le ménage, le jardinage sont de bonnes activités physiques. » Les études ont montré qu'en marchant au moins trente minutes cinq fois par semaine à allure modérée, on conservait un poids normal.

L'activité physique, c'est bon pour tout

Il apparaît que pour maintenir sa masse musculaire et sa masse osseuse, il faut pratiquer du renforcement musculaire, une forme de musculation douce qui consiste à travailler ses muscles avec des poids. Inutile d'acheter des haltères, de petites bouteilles d'eau peuvent faire l'affaire ou des chaussettes emplies de sable, qui font travailler les épaules, les bras, les jambes. Le bon rythme : deux à trois fois par semaine au moins vingt minutes.

Le manque d'activité est nocif à tous les âges de la vie, à l'adolescence parce qu'on n'engrange pas suffisamment de capital osseux, après la ménopause parce qu'on ne ralentit pas suffisamment la déminéralisation osseuse. « Avec le temps, les hormones font défaut, les appuis sont mauvais, on bouge de moins en moins, finalement c'est une cascade de mauvais points qui s'ajoutent, remarque le kinésithérapeute Paul Daniel. À 70 ans, si on a négligé le sport, on ne retrouvera pas sa mobilité ; en revanche, le travail musculaire permettra de mieux irriguer les os et de limiter sa fragilisation. » Paul Daniel a mis au point une méthode de gymnastique tout à fait exceptionnelle pour ses bienfaits santé et esthétiques. Ce kinésithérapeute qui exerce depuis cinquante ans a été formé à bonne école par le grand Stanislas Deseze (une référence en rhumatologie) et à Garches. Sa méthode : de la gymnastique analytique, muscle par muscle, avec des conséquences sur la silhouette, mais aussi l'os, la peau, la circulation et toutes les fonctions de l'organisme. Pour en savoir plus sur la méthode de gymnastique analytique Paul Daniel : http://www.gympauldaniel.com.

◇ Pourquoi se met-on à grossir du ventre ?

À la ménopause, les hormones mâles naturellement sécrétées par la femme ne sont plus contrebalancées par les hormones femelles ; du coup, les femmes se mettent à grossir, comme les hommes, au niveau de l'abdomen et des bras. À poids égal, elles subiront une modification de leur silhouette, sauf si elles reçoivent le traitement hormonal substitutif de la ménopause (avec des progestatifs naturels).

Au niveau cellulaire, la répartition des graisses est largement influencée par les hormones et une enzyme, la glycoprotéine lipase. Sans œstrogènes, cette enzyme n'agit plus au niveau de la culotte de cheval, des hanches et des fesses et permet à la graisse d'aller se loger au niveau abdominal (ventre, bras).

Ainsi, dans la première partie de la vie, ce sont les graisses gynoïdes qui prédominent, qui servent de réserve énergétique en vue des maternités futures. Elles font peut-être le désespoir des jeunes femmes, mais elles ne sont absolument pas dangereuses au plan métabolique.

En seconde partie de vie, ce sont les graisses androïdes, avec la répartition habituelle de la graisse chez les hommes (abdomen et bas-ventre) qui prennent le relais avec malheureusement des complications métaboliques (diabète, excès de cholestérol et de triglycérides), voire des pathologies cardiovasculaires telles que des insuffisances cardiaques, infarctus, AVC, et enfin un risque augmenté de cancer de l'endomètre et du sein.

Sur la vulve

◇ Peut-on modifier la taille ou la forme de sa vulve?

Oui, certains chirurgiens se sont même spécialisés dans ce domaine. Ils réduisent ou augmentent la taille des lèvres ou les « mettent à niveau » lorsque l'une des deux est plus grande que l'autre ou que les petites lèvres débordent les grandes. Aux États-Unis, la nouvelle tendance est au rajeunissement du sexe pour le rendre mignon et juvénile (soi-disant) ou pour retrouver le plaisir et la fonctionnalité d'antan. Attention aux abus et aux interventions inutiles : bien des femmes qui recourent à ces interventions (parfois plusieurs fois dans leur vie) ont une idée faussée de ce que le corps doit être et souffrent d'un vrai trouble du schéma corporel. Elles enlèvent « tout ce qui dépasse », y compris avec la coupe minimaliste par l'épilation. Avant de se lancer dans ce nouveau piège, prudence : jeune, un pubis dénudé peut être joli, mais avec l'âge, certaines femmes se plaignent d'avoir des lèvres plus distendues et l'absence de poils n'est plus là pour masquer celles-ci.

Sur les poils et les cheveux

◇ J'ai un duvet sur les lèvres, le laser est-il efficace ?

Les lasers à épilation sont souvent plus efficaces sur les peaux claires et les poils noirs. Pour ce qui est du duvet (celui au-dessus des lèvres par exemple), le dermatologue conseille rarement d'intervenir dans un premier temps, les lasers pouvant entraîner au moins au début une stimulation de la pousse. Mieux vaut attendre que les poils soient plus visibles et plus forts. En patientant, on peut les éclaircir avec des préparations décolorantes à base d'eau oxygénée et autres. Par ailleurs, celles qui ne peuvent s'offrir des séances de laser ou qui ne le souhaitent pas peuvent appliquer la crème Vaniqa (laboratoire Shire, sur prescription médicale) qui freine efficacement la pousse du poil. Les Orientales l'utilisent beaucoup, mais attention à ne pas en étaler sur de trop grandes surfaces et indéfiniment à cause de possibles effets indésirables (irritations, brûlures, rougeurs...).

◇ Que faire des poils disgracieux sur les seins ?

Il n'est pas rare de trouver un ou deux poils sur l'aréole. C'est souvent héréditaire. Il est déconseillé de les arracher (risque d'infection) ou de les couper (la repousse paraît plus drue). On peut en revanche les blondir à l'eau oxygénée (sous forme de lotion ou de crème) ou s'en débarrasser durablement grâce à l'épilation au laser.

◇ Le résultat de l'épilation au laser est-il vraiment définitif ?

Tout dépend de la zone traitée. Sur le maillot, les jambes, les aisselles ou le ventre, le résultat est excellent, mais sur des zones « hormono-dépendantes » comme la lèvre supérieure, les seins ou le menton, il y aura des fluctuations en fonction des modifications hormonales (grossesse, ménopause, etc.). Il faut alors envisager des séances d'entretien une à deux fois par an puis de manière plus espacée par la suite.

◇ Les hormones sont-elles impliquées dans la chute des cheveux ?

Au moment de la ménopause, les caractéristiques génétiques de chacune et la carence hormonale peuvent se conjuguer pour entraîner une chute des cheveux au niveau du haut du crâne et, en prime, la pousse de cheveux plus fins et plus rares au niveau des autres zones.

◇ Que faire pour stopper la chute chronique des cheveux ?

Si le classique Minoxidil ne marche pas, ce qui arrive dans 30 % des cas, reste l'esbroufe, très convaincante si on utilise des volumateurs clipés au cuir chevelu (Any d'Avray, La Maison de la chevelure, Hair Fax...). Les microgreffes de cheveux permettent aussi de densifier la chevelure. L'effet peut être rapidement spectaculaire, à condition que le travail soit pratiqué par un maître de l'art et que la zone sur laquelle est prélevée la bandelette soit suffisamment dense. En cas de calvitie familiale, la chirurgie devra être soutenue par du Minoxidil à vie et une contraception adaptée jusqu'à la ménopause. Vers la cinquantaine, le traitement hormonal substitutif de la ménopause, avec un œstrogène naturel et de la progestérone naturelle (type Utrogestan), aura un effet positif, puisqu'il freinera la chute des cheveux situés dans les zones dépendantes des hormones, sur le devant et le haut du crâne.

◇ En vieillissant, les poils changent-ils et les femmes fabriquent-elles moins de poils ?

Oui, avec le temps, les poils vieillissent eux aussi, deviennent gris puis blancs. Les cellules de la base du follicule pileux, épuisées par des décennies de bons et loyaux services, cessent de fabriquer leur pigment noir, la mélanine. Le diamètre diminue et les structures deviennent de moins en moins vaillantes. Apparaît alors une cruelle différence entre les hommes et les femmes, à l'avantage de ces dernières. Chez les femmes, les poils du corps vont decrescendo avec la vie, alors que chez les hommes, c'est l'inverse. Une femme âgée aura peu de pilosité sur les jambes, pratiquement plus aux aisselles et au pubis. Son duvet sera tombé. En revanche, elle pourra développer des poils sur la lèvre supérieure et au menton. Une femme ménopausée sur quatre se plaindrait ainsi de l'apparition de poils sur le visage[25]. Conséquence pratique de tout cela, si on entreprend une épilation au laser, avec le traitement, 95 % environ des poils auront disparu et, avec le temps, ça ne repoussera jamais. Alors que pour le visage, il faudra y revenir tous les deux ou trois ans, car de nouveaux poils apparaîtront, sans doute sous l'effet des hormones mâles fabriquées en quantité infime par la glande surrénale et les ovaires.

◇ Peut-on s'appliquer localement des hormones pour augmenter la pilosité du pubis ?

Bien après la ménopause, le pubis se met à perdre progressivement ses poils et le centre de celui-ci peut se dégarnir, ce qui n'est pas toujours esthétique. Les hormones féminines ou masculines sont inefficaces pour retrouver une toison fournie. Certaines préfèrent alors épiler les poils du dessus pour que la ligne démarre plus bas, au niveau de la zone clairsemée. Le triangle persistera de manière homogène même s'il est plus petit. Enlever le tout et s'épiler totalement ? Attention : une vulve sans poils à 60 ans n'est pas forcément aussi sexy qu'à 20 ans et le partenaire peut être bloqué par l'absence de poils.

Sur la peau

◇ Je pique des fards, existe-t-il un traitement ?

La rosacée est une maladie inflammatoire d'origine vasculaire qui touche plus particulièrement les blondes à peau claire. Cette affection peut se manifester par des rougeurs transitoires (flushes) ou permanentes au niveau du nez et des pommettes, des petits vaisseaux dilatés (stade d'érythrocouperose) ou des boutons inflammatoires. Les poussées sont déclenchées par des repas trop épicés ou alcoolisés, un changement brutal de température, un exercice trop soutenu... Et pour compliquer le tout, avec le temps, se surajoutent les bouffées de chaleur de la ménopause. Seul un spécialiste peut faire le diagnostic de la rosacée et proposer à chaque stade la solution la plus adaptée. Le traitement efficace repose sur la prescription de médicaments antibiotiques à appliquer localement (émulsion, crème ou gel) ou à prendre par voie orale. Quelques séances de lasers vasculaires peuvent s'avérer bénéfiques en complément.

Pour l'hygiène et l'hydratation, il est préférable d'utiliser des nettoyants sans savon, des crèmes fluides en évitant les textures trop grasses et occlusives. Les cosmétiques irritants (contenant de l'alcool ou des acides de fruit) sont déconseillés à cause de la sensibilité de la peau. Éviter aussi les gommages qui irritent l'épiderme et déclenchent des rougeurs.

Pour la protection solaire, préférer les indices 30 à texture fluide.

◇ Me voilà avec des boutons d'acné comme une gamine, c'est normal ?

Il peut s'agir de l'acné autour de la bouche de la femme adulte survenant au moment des règles, de l'acné rosacée dont on a parlé plus haut ou de l'acné qui ressurgit lorsqu'on cesse de prendre sa pilule. Certaines pilules (Diane, ses génériques et des formules apparentées) limitent les phénomènes acnéiques. Si on stoppe ces pilules, l'acné réapparaît car le frein anti-bouton n'existe plus. Parfois, au contraire, c'est justement la prise de pilule ou de progestatifs aux effets un peu trop androgéniques qui stimulent l'apparition de boutons, d'une peau grasse, de poils, etc. (Le gynécologue les prescrit car ils soulagent très efficacement les douleurs dans les seins, mais c'est quelquefois au prix de certains effets secondaires.) Il peut exister aussi des facteurs favorisant les éruptions occasionnelles de boutons (infections dentaires, sinusites ou infections au niveau digestif). Les mécanismes de l'apparition de ces boutons étant différents, les traitements prescrits par le médecin le seront aussi.

◇ Avec l'âge, comment aider la peau à retrouver son éclat ?

Chez les femmes déjà ménopausées, le traitement hormonal substitutif de la ménopause (THM) s'avère efficace pour la peau puisqu'il est capable de freiner la diminution de l'épaisseur cutanée et la chute du taux de collagène. Il permet également d'augmenter sensiblement le taux d'acide hyaluronique. Il améliore les petits problèmes vasculaires. Mais attention, il ne rajeunit pas, il ralentit l'accélération du vieillissement cutané, ce qui est différent. On peut en attendre une peau plus éclatante, plus souple, avec une pigmentation plus homogène. En revanche, l'effet sur les rides demeure minime. D'où l'intérêt des soins locaux, valables aussi pour les plus jeunes ou celles qui ne veulent pas du THM. Les crèmes à base de vitamine A acide, délivrées uniquement sur prescription médicale, sont de bons antirides ; en revanche, elles sont parfois mal tolérées et provoquent des irritations. On peut également utiliser des crèmes cosmétiques à base de rétinaldéhyde (précurseurs de la vitamine A acide). Les crèmes aux acides de fruit et à la vitamine C agissent surtout sur l'éclat du teint. Pour en savoir plus : http://www.rendezvouscosmeto.com.

◇ Existe-t-il des solutions *soft* pour redonner un peu de jeunesse au visage ?

« Grâce aux injections d'acide hyaluronique en cabinet, il est possible de combler certains cernes (tenue deux à trois ans) et sillons naso-géniens (tenue environ douze mois) », assure le Dr Maryna Taieb[26]. Le comblement de la tempe permet de remonter la queue du sourcil et d'illuminer le regard (tenue deux ans) ; la remontée des pommettes donne l'illusion d'un effet liftant immédiat ; le travail sur les joues creuses permet de retrouver la rondeur de la jeunesse (tenue dix-huit à vingt-quatre mois). À savoir : un même produit injecté dans une zone peu mobilisée agit plus longtemps que dans une zone plus sollicitée. Par exemple, l'acide hyaluronique tient bien mieux dans les tempes qu'autour de la bouche, toujours en mouvement.

S'il existe un relâchement de l'ovale du visage ou des bajoues naissantes, plusieurs traitements sont possibles en fonction de la qualité de la peau, de sa structure et de l'importance du relâchement : des injections d'acide hyaluronique de part et d'autre du menton, ou bien encore un lifting localisé de l'ovale. La lipo-aspiration du visage est une technique plus lourde et plus chère.

Quant aux rides de la patte d'oie et du front, elles peuvent être atténuées par la toxine botulique (tenue quatre à six mois).

◇ Que faire contre les taches brunes ?

Avec le temps, les taches se multiplient sur le corps, mais surtout le visage ou le dos des mains. Au niveau du visage, les taches sont très simplement traitées par l'application d'azote liquide. En une séance, elles disparaissent. Le dermatologue peut également prescrire un produit efficace, la crème Amelan. Les lasers pigmentaires (plus chers) sont également utilisés (une séance). Certaines taches sont bénignes, d'autres se révèlent être des petites tumeurs qu'il faudra soigner. Un conseil : montrer régulièrement sa peau à un dermatologue.

◇ Que penser de la DHEA pour retrouver la forme ?

Cette substance naturelle décline au fur et à mesure de l'avancée en âge, d'où l'idée de compenser son déficit pour retrouver un peu de sa jeunesse. Les premières études ont été conduites sur des femmes de 60 à 80 ans qui ont reçu 50 mg par jour de DHEA pendant un an. Bilan : une amélioration de l'état de la peau, une augmentation de la densité osseuse et une meilleure libido. Celles qui seraient tentées par la DHEA avant cet âge doivent procéder à un dosage du sulfate de DHEA (prescrit par le gynécologue ou le médecin). Si le taux est effectivement effondré, le traitement sera efficace, sinon il sera inutile, voire nocif. La DHEA se transformant en œstrogène, le taux d'hormones féminines dans l'organisme pourrait monter en flèche (surtout associé au THM) et représenter un danger (douleurs du sein par exemple, augmentation du risque de cancer du sein également). Voilà pourquoi il est formellement déconseillé d'associer DHEA et THM dans l'espoir illusoire de produire un cocktail de jouvence doublement actif.

CÔTÉ HOMME

Sur la chute hormonale

◇ Les hommes mûrs ont-ils des sautes d'humeur liées à leurs hormones ?

Le taux de testostérone peut varier dans une même journée sans que la variation n'influence l'humeur ou la fatigue de l'homme. L'hormone est à son niveau maximal le matin, ce qui est sans doute à mettre en relation avec l'érection au réveil. Avec l'âge, et chez certains hommes seulement, apparaissent des troubles de l'humeur ou du sommeil comme la dépression, l'irritabilité, la nervosité, l'insomnie... Ces manifestations sont-elles liées à la diminution des hormones mâles ? La question reste posée.

◇ Les hommes gonflés en androgènes ont-ils un plus gros pénis ?

La taille du pénis dépend essentiellement des caractéristiques génétiques et, à l'âge adulte, les hormones mâles n'ont rien à voir là-dedans, qu'elles soient en quantité importante ou pas. La testostérone n'intervient pas non plus dans le plaisir sexuel ou les performances au lit, même si les hommes gâtés par la nature sont a priori plus confiants et sûrs de leur virilité. En revanche, question désir, OUI, plus on a de testostérone, plus la libido grimpe (voir chapitres 6, Les troubles de l'amour, côté homme, et 9, L'andropause).

Sur le sexe

◇ À 40 ou 50 ans, peut-on encore augmenter la taille de son sexe (ou le grossir) par la chirurgie ?

Oui, la technique porte même le nom de phalloplastie et se déroule en deux temps, l'allongement, puis l'épaississement. Le chirurgien va d'abord désinsérer les ligaments qui maintiennent la verge collée au pubis. Avec un « arrimage » plus léger, la verge semble plus longue de 2 à 3 cm en moyenne. Mais après l'opération, le sexe ballottera à tout vent, au repos et en érection, puisqu'il sera moins bien tenu et il n'y aura plus l'angle à 45° comme dans les statuettes représentant le dieu Priape. La seconde étape consiste à réinjecter de la graisse prélevée auparavant sur l'abdomen ou sur la fesse. Le gain est de 2 cm de circonférence. Le sexe paraît alors plus gros. Inconvénient : il faudra au moins deux, trois ou plusieurs injections supplémentaires pour que le résultat se stabilise durablement, car la graisse disparaît au bout d'un certain temps.

L'opération dure quarante minutes et nécessite une nuit d'hospitalisation. Plusieurs centaines d'hommes la demandent chaque année, 3 % seulement ont un hypopénis, voire un micropénis (moins de 4-5 cm au repos).

Dans deux situations, l'intervention s'avère inutile : en cas d'insatisfaction sexuelle non consécutive à la taille du sexe ; en cas d'obésité ou de graisse localisée au niveau du ventre et du pubis. La verge, enfouie dans le coussin graisseux, paraît plus modeste et c'est un regrettable effet de trompe-l'œil ; dans ces cas, la lipo-aspiration des graisses paraît plus indiquée que la phalloplastie. Si le ventre dégonfle, le sexe paraîtra significativement plus grand.

◇ Les crèmes vendues dans les sex-shops pour faire grandir le pénis sont-elles efficaces?

Non. Véritable arnaque, ces crèmes doivent être appliquées deux à trois fois par jour pendant quelques minutes Elles sont censées agir en remusclant le pénis, qui n'est pas un muscle. Idem pour les patchs en vente sur Internet, totalement inopérants.

◇ J'ai l'impression que mon pénis est plus petit qu'à 20 ans, c'est possible?

Oui, mais à un âge avancé. Au-delà de 75 ans, le tissu conjonctif qui constitue la trame de la verge est moins dense et moins élastique. Du coup, les fibres se rétractent progressivement, c'est d'autant plus net que les rapports sexuels sont totalement abandonnés et que la verge devient non fonctionnelle. Il y a même des hommes qui se plaignent de l'invagination de leur pénis, le gland est comme « absorbé » par le corps du pénis, ce qui les gêne pour uriner.

◇ Est-il habituel qu'un testicule pende plus que l'autre?

Oui, c'est physiologique, et c'est souvent le gauche qui prend ses aises. Il est normal aussi que les testicules descendent lorsqu'il fait chaud (pour se rafraîchir) et qu'ils remontent lorsqu'il fait froid (pour se réchauffer tout près du corps). La preuve est aisée à établir, il suffit de prendre un bain froid ou chaud et d'observer ce qui se passe. Le vieillissement provoque un relâchement sensible des tissus vers 70 ou 80 ans; cela joue, là aussi, sur la hauteur des bourses qui enveloppent les testicules.

◇ Ma verge est légèrement courbée à droite, ça m'inquiète...

S'agit-il d'une réelle courbure ? Est-elle permanente ou occasionnelle ? Gêne-t-elle le rapport sexuel ? Voilà les questions que l'on pourra se poser. Certaines courbures, assez banales au demeurant, sont dues à un frein trop court qui entraîne une tension au niveau du prépuce (la peau qui recouvre le gland à son extrémité). Celui-ci tire alors vers le bas. Il suffit d'une légère incision (plastie du frein) pour que tout rentre dans l'ordre. Il se peut aussi que la courbure soit franchement exagérée et gêne ou empêche le rapport sexuel. C'est le cas dans la maladie de Lapeyronie qui survient vers la cinquantaine, le plus souvent (voir chapitre II, « Les maladies, côté homme »).

Sur les érections

◇ Pourquoi mon pénis n'est-il pas en érection à la verticale comme chez les autres ?

L'angle du pénis varie selon l'âge et les personnes. Il a plutôt tendance à être aigu chez l'homme jeune et nettement moins ensuite. Mais ce qui importe le plus pour le plaisir – quel que soit l'âge –, c'est la dureté de la verge et non sa taille ou son orientation.

◇ Est-il fréquent de ne plus bander le matin ?

Certains hommes s'inquiètent d'avoir moins d'érections et s'imaginent déjà semi-grabataires au moindre signe de fléchissement. Ils consultent assez vite pour cela. Ce qui importe vraiment, au plan médical s'entend, ce n'est pas d'avoir moins d'érections, mais d'en avoir encore, on est assuré alors que « la tuyauterie » est indemne. La cause du trouble est sans doute psychologique, il suffit d'être inquiet et absorbé par un problème (professionnel, relationnel) pour que toute l'énergie psychique soit parasitée et que l'érection disparaisse momentanément. En revanche, si les érections sont toujours absentes le matin et instables au cours des relations sexuelles, là, il peut être souhaitable de consulter le médecin (voir chapitre 11, Les maladies, côté homme).

◇ À partir de quel âge les érections sont-elles plus longues à obtenir ?

Plus on est jeune, plus le temps de réponse est rapide, voire immédiat. Au-delà de 50 ou 60 ans, il faut davantage de stimulations et de temps pour réagir, parfois plusieurs minutes. Une jolie femme ne suffit plus à déclencher une réaction, même si elle propose une stimulation adéquate ! Mais quel que soit l'âge, les solutions existent. On le verra en détail dans les chapitres suivants.

Sur le sperme

◇ Je n'ai plus de sperme (il paraît sec, il est jaune). Est-ce inquiétant ?

Le volume de sperme émis au cours du rapport sexuel, de la fellation ou de la masturbation diminue avec l'âge et se concentre, d'où la couleur blanche ou jaune parfois observée. Il n'y a pas de lien entre la puissance sexuelle et le volume émis et, contrairement à ce que craignent certains hommes, on ne devient pas impuissant si l'éjaculat devient minime. Quelques chiffres quand même : ce dernier représente une fourchette de 2 à 5 cm^3, soit l'équivalent d'une cuillère à café. Au-delà, on parle de polyspermie ; au-dessous, d'hypospermie. Les petits éjaculats sont favorisés par des rapports très rapprochés. Il faut trois jours pour que le stock de spermatozoïdes se reconstitue complètement. Habituellement, après 40 ans, et si le volume de sperme a sensiblement diminué par rapport aux années précédentes, le médecin peut demander un bilan hormonal pour savoir si une compensation médicamenteuse s'avère nécessaire.

◇ Quand j'éjacule, il n'y a plus de jet, c'est tout mou. Puis-je prendre des vitamines ou des dopants ?

Chez l'homme mûr, il est classique que la pression diminue et que le jet s'amenuise. Là encore, pas d'inquiétude, ce n'est pas le prélude à une perte de virilité ou à une impuissance, ni même à de l'asthénie (les dopants ou vitamines n'ont ici que peu d'intérêt). À noter tout de même qu'en cas d'intervention chirurgicale sur la prostate, il peut y avoir une éjaculation rétrograde vers la vessie et non vers l'extérieur. Il faut absolument en être averti avant pour ne pas dramatiser davantage la situation.

◇ Quand j'éjacule, il n'y a plus de jet, je n'ai plus de plaisir. Existe-t-il des solutions ?

L'orgasme (contractions au niveau de l'urètre) et l'éjaculation (évacuation du sperme) ne sont pas nécessairement associés. Ainsi, on peut avoir un orgasme sans sperme et une émission de sperme sans plaisir. Que faire ? Si cela pose problème, il faudra prendre le temps d'une vraie rééducation sexo-corporelle.

Sur les poils et les cheveux

◇ Pourquoi est-on très poilu ?

Pas à cause de l'excès d'hormones mâles, comme on l'imagine souvent. Les hommes un peu trop poilus ont les mêmes récepteurs hormonaux que les autres et reçoivent une qualité adéquate d'hormones. La différence s'explique soit par leur hérédité, soit par une sensibilité exacerbée aux hormones mâles circulantes (un peu comme les allergiques hyper réactifs aux facteurs extérieurs de l'environnement).

◇ J'ai l'impression de devenir de plus en plus velu avec le temps, c'est pareil pour les autres hommes ?

Oui, à 40 ans, les hommes ont plus de poils qu'à 20 ans. Quand l'excès pileux est localisé (dos, fesses, thorax), certains recourent à l'épilation au laser sur la zone concernée.

◇ Je deviens chauve, est-ce à cause de l'excès d'hormones mâles, comme on le dit souvent ?

L'idée reçue veut que plus on est chauve et couvert de poils, plus on fabrique d'androgènes et plus on est viril. Dommage, c'est faux ! La calvitie est une affaire de sensibilité personnelle, et des hommes pourront perdre leurs cheveux dès 30 ans sans avoir une testostérone très élevée. Les traitements anti-chute par voie orale ou locale sur le cuir chevelu sont utiles pour ralentir le mouvement, à condition d'être pris tôt et toute sa vie durant. Mais il faut savoir que ce sont des anti-hormones mâles, qui peuvent constituer un petit frein à l'érection surtout après 50 ans.

Sur les transformations de la silhouette

◇ En vieillissant, j'ai pris de la poitrine, comment effacer ça ?

Le surpoids provoque une augmentation de la graisse stockée, laquelle se transforme en œstrogènes (c'est-à-dire en hormones féminines) grâce à une série de réactions métaboliques. Ces œstrogènes agissent sur les récepteurs des glandes mammaires qui vont grossir à leur tour. La poitrine se développe à la place des pectoraux (gynécomastie), ce qui peut gêner les hommes à la plage ou dans l'intimité. La solution est d'abord la perte de poids, ensuite un rééquilibrage hormonal, voire une lipo-aspiration au niveau des seins si la graisse demeure très localisée. Il se peut aussi que la poitrine se développe chez les sportifs dopés aux hormones mâles. Simple à comprendre : en excès, ces hormones mâles se transforment en œstrogènes. Malheureusement, la poitrine peut persister malgré l'arrêt du dopage.

◇ Pourquoi les hommes ont-ils tendance à grossir du ventre après la quarantaine ?

Plus on possède de muscles, plus le métabolisme basal (celui qui permet de faire fonctionner la machinerie cellulaire) augmente. Avec l'âge, les muscles ont tendance à fondre, les « tablettes de chocolat » à disparaître et la ligne à s'arrondir.

Sur la transpiration

◇ Je transpire énormément quand je suis stressé ou pendant l'amour. Que puis-je faire ?

En cas de transpiration importante, on peut commencer par utiliser des antiperspirants (à base de sels d'aluminium et d'extraits de plantes à l'action astringente). Ils agissent directement au cœur du problème en limitant l'excès de sudation. Si cela ne suffit pas, l'injection de toxine botulique par un dermatologue ou un médecin esthétique est une voie intéressante pour diminuer de façon importante l'hypersudation (des aisselles en particulier). L'effet s'épuise au bout de sept à douze mois selon les cas, et on peut recommencer les injections. Enfin, si le problème persiste de manière handicapante, la chirurgie propose de retirer une partie des glandes sudoripares sous les aisselles.

Sur la peau

◇ J'ai les joues rouges et je commence à avoir un nez « d'alcoolique », existe-t-il un traitement?

Diagnostic probable : la rosacée, une maladie inflammatoire d'origine vasculaire (voir réponse plus haut Côté femme, Je pique des fards, p. 87).

◇ Malgré mon âge, j'ai des boutons d'acné, comment en sortir?

Plusieurs causes hormonales, mécaniques (arrachage intempestif de poils) ou infectieuses (problème dentaire, sinusite ou infection au niveau digestif) peuvent favoriser les éruptions occasionnelles de boutons. Les mécanismes impliqués étant différents, les traitements prescrits par le médecin le seront aussi. Avec le Roaccutane, très efficace en cas d'acné d'origine hormonale, mieux vaut être averti des effets indésirables : sécheresse de la peau, des yeux et de la bouche notamment. Les conducteurs de véhicule et les utilisateurs de machine doivent connaître le risque de baisse de la vision nocturne.

Les hormones : que font-elles, d'où viennent-elles ?

Les organes communiquent entre eux. Pour cela, ils utilisent des messagers chimiques, les hormones. Celles-ci empruntent la voie sanguine pour s'acheminer vers leurs organes cibles. Les hormones pénètrent alors au cœur des tissus et se fixent sur les récepteurs cellulaires, exactement comme des clés s'adaptent à une serrure.

Elles provoquent ainsi à l'intérieur de chaque cellule une réaction en chaîne. Une fois que l'action a été effectuée, les hormones sont libérées à nouveau dans la circulation sanguine où elles rejoignent le foie. Leurs constituants seront alors recyclés sur place sous d'autres formes utiles à l'organisme. Lorsque des troubles se manifestent dans ces réactions minutieuses et complexes, c'est l'endocrinologue qu'il faut consulter ou bien le gynécologue (plus particulièrement concerné par les hormones sexuelles).

Les hormones qui font la femme

Les deux hormones féminines par excellence sont les œstrogènes et la progestérone. Leurs récepteurs sont disséminés partout dans l'organisme, si bien qu'elles ont des effets très variés selon l'endroit où elles vont se fixer préférentiellement.

Les excès d'œstrogènes se manifestent par des symptômes qui rappellent les troubles prémenstruels : gonflements, rétention d'eau, tension douloureuse des seins, irritabilité, hypersensibilité...

Les déficiences en œstrogènes se traduisent par de la fatigue, une déprime, des bouffées de chaleur ou encore une sécheresse vaginale qui peut gêner les relations sexuelles.

La progestérone est surtout là pour tempérer les effets des œstrogènes. On considère qu'elle est plutôt relaxante.

Les ovaires produisent aussi des androgènes, c'est-à-dire des hormones mâles, en très faible quantité, juste ce qu'il faut pour fournir de l'énergie et stimuler la libido.

En cas de troubles de l'ovaire, trop d'hormones mâles peuvent être sécrétées, on parle d'hyperandrogénisme (pilosité excessive, acné). La glande surrénale, située juste au-dessus des reins, produit, elle aussi, d'infimes quantités d'androgènes.

Les hormones qui font l'homme

Les hormones mâles sont plusieurs, mais la plus connue et la plus significative est la testostérone sécrétée au niveau des testicules.

À la puberté, les androgènes sont responsables du développement des caractères sexuels masculins (croissance du pénis, érection, éjaculation, modification de la voix, pilosité, développement des muscles, etc.), donc de la virilisation, mais aussi du comportement psychologique et de la sexualité de l'homme (désir sexuel notamment).

À l'âge adulte, la sécrétion de testostérone permet le maintien et le bon fonctionnement de tous ces caractères sexuels. Au fil de l'âge, la diminution d'androgènes entraîne une diminution des caractères sexuels et un assoupissement de la libido.

Les androgènes sont aussi les précurseurs de tous les œstrogènes, ils peuvent se transformer en hormones féminines au niveau du foie et des tissus graisseux. Voilà pourquoi les hommes possèdent aussi de petites quantités d'hormones femelles. Ils sont également des anabolisants bien connus (utilisés pour augmenter la masse musculaire).

Sur les petites facéties du corps

◇ Je grince des dents, je n'ose passer toute une nuit avec ma nouvelle compagne. Comment me débarrasser de ce tracas ?

Le stress en est souvent la cause, donc tout ce qui peut contribuer à se détendre est bon à prendre : yoga, méditation, sport... Mais là ne s'arrête pas le conseil. Pour lutter contre l'usure dentaire inexorable et le gonflement des muscles de la mâchoire, disgracieux à force d'être hypertrophiés, le remède est l'injection de toxine botulique (autrement dit de botox) dans les muscles de la joue. Le succès est parfois assuré en une seule séance. Le médecin stomatologue ou le chirurgien maxillo-facial renouvellera l'injection à la demande, tous les ans ou tous les deux ans, pour maintenir les résultats, si nécessaire.

Les plus réticents peuvent adopter le port d'une gouttière dans la bouche pendant la nuit (elles sont faites sur mesure et de plus en plus discrètes). Depuis 2009, on dispose d'un dispositif moins encombrant que le dentiste adaptera en cabinet au bout d'une à deux séances. Le dispositif doit être porté pendant trois semaines afin d'obtenir un « déconditionnement » du serrage de la mâchoire. L'opération sera sans doute à renouveler à chaque période de stress. « Le dispositif NTI se présente comme une petite butée en polycarbonate couvrant uniquement les incisives du haut ou du bas avec une capacité de contraction des mâchoires réduite de 70 %, précise le Dr Laurent Allouche (chirurgien-dentiste à Montpellier). Le NTI permet de desserrer les dents la nuit et relaxer les muscles, ce que ne font pas les gouttières. » Coût du traitement : de 150 à 350 € (comme le botox). Aux États-Unis, ce système a été homologué par la FDA. Renseignements sur http://www.e-motion.eu.com.

◇ J'ai le pied qui remue pendant le sommeil, que faire ?

Le « syndrome des jambes sans repos » n'est pas une partie de plaisir, pour soi comme pour la personne à proximité. À peine couché, des impatiences avec picotements se manifestent au niveau des jambes (ou des bras), avec sensations de brûlure, contractures, agacements, énervements, décharges électriques, engourdissement, qui rendent la position immobile pénible.

Il faut se lever, se masser, bouger les jambes, essayer de se rendormir. Et lorsqu'on y parvient enfin, le plus souvent, les mouvements des pieds et des jambes entraînent des micro-éveils responsables d'une grande fatigue au réveil.

8,5 % de la population souffre de ce trouble. La composante génétique n'est pas seule en cause, on sait que la fréquence de ce syndrome augmente avec l'âge, avec certains troubles (comme l'anémie et des anomalies du métabolisme du fer), et dans certaines situations (comme la prise d'antidépresseurs). Alors, que faire ? Avant tout, consulter. Le médecin prescrira souvent du fer en première intention, éventuellement une toute nouvelle génération de médicaments efficaces mais très encadrée (Adartrel et Sifrol, réservés aux formes modérées à très sévères).

Un contact : Association française pour les personnes ayant le syndrome des jambes sans repos, http://www.afsjr.fr. Et un site pour tous les troubles du sommeil : http://www.reseau-morphee.org.

◇ Je ronfle la nuit, comment éviter de faire chambre à part ?

Il existe des petites et des grandes solutions, à choisir selon l'importance ou l'origine de la gêne. Plusieurs organes sont impliqués dans le ronflement : la langue, le voile du palais (situé au fond de la gorge) et le nez. L'air passe mal et des turbulences surviennent dans les zones de rétrécissement. L'astuce la plus simple : offrir à sa compagne des bouchons d'oreilles (il en existe des « anti-ronflement » comme Sleepsoft ou, mieux encore, mais plus chers, des « sur mesure », à commander en pharmacie). Le bon sens : modérer l'alcool qui relâche temporairement les tissus et transforme un doux zéphyr en tornade nocturne. Réduire la cigarette qui entraîne un relâchement durable des tissus du voile du palais (les fumeurs ronflent en moyenne une dizaine d'années avant les non-fumeurs). Perdre du poids : plus on est enveloppé, plus la base de la langue est épaisse et moins l'air circule facilement. Chaque kilo perdu représente un gramme de langue en moins avec un impact décisif pour certains. Les bandelettes nasales, souvent utilisées par les sportifs pour mieux s'oxygéner, écartent les ailes du nez et augmentent le flux d'air, elles ont un effet positif sur certains types de ronflement.

Les grands moyens : chirurgie classique, laser et traitement du ronflement par radiofréquence. Le choix de la technique dépend des indications de départ. Aucun de ces traitements n'est la panacée et les récidives sont nombreuses.

À noter la possibilité que sa partenaire se mette aussi à ronfler à la ménopause, à cause des tissus qui se relâchent... et à deux, ce n'est pas forcément mieux.

4

L'AMOUR, AVANT, PENDANT, APRÈS

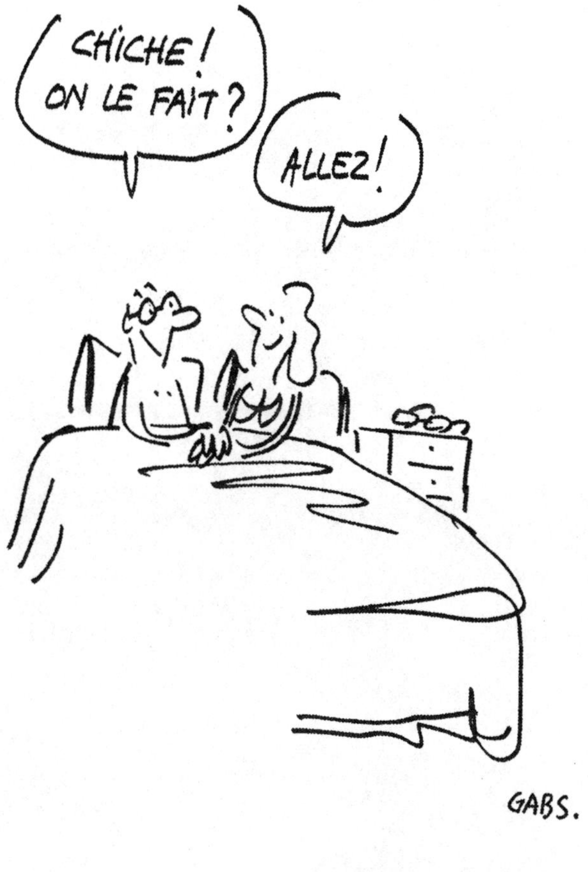

Bien des couples déclarent avoir découvert une sexualité plus satisfaisante après 40 ans. Étonnant ? Pas tant que ça.

La période précédente n'a pas forcément été celle des grands ébats amoureux et des acrobaties horizontales. Tout fonctionnait, mais avec le travail, les responsabilités, les enfants, la fatigue, la sexualité restait réservée aux week-ends (et encore pas tous) et aux vacances. Une fois les enfants grandis et partis, les difficultés professionnelles aplanies et l'horizon un peu dégagé, la sexualité et la complicité amoureuse ont pu amorcer leur grand retour. De quoi rassurer ceux qui pensaient déjà qu'avec leur activité minimaliste, ils étaient condamnés au déclin et au renoncement suprêmes avec l'âge.

C'est le contraire qui peut advenir, à condition d'avoir envie d'avoir envie !

Il y aura bien sûr une part irréductible d'abstinents. Plusieurs enquêtes révèlent que 20 % des couples n'ont pas fait l'amour dans l'année qui a précédé et ce, quel que soit leur âge.

Quelle fréquence après 40 ans ?

Selon l'enquête CSF 2006, les hommes et les femmes de tous âges déclarent avoir neuf rapports sexuels par mois, sachant qu'un nouveau couple, quel que soit l'âge des partenaires, fait plus souvent l'amour qu'un couple installé dans la durée. Après quinze ans de vie conjugale, les femmes sont deux fois plus nombreuses à déclarer moins de trois rapports sexuels par mois. Mais au fond, la fréquence des rapports sexuels a-t-elle vraiment de l'importance ?

Compter, c'est se poser la question de la normalité par rapport aux autres, c'est se placer sur le terrain de la revendication et peut-être éviter de s'interroger sur ce que signifie pour soi faire l'amour avec l'autre ? Est-ce pour lui faire plaisir qu'on continue ? Pour se faire plaisir ? Pour « acter » de la tendresse ? Pour rassurer son partenaire sur le fait qu'on le désire encore ? Ou bien se rassurer sur ses propres compétences malgré les années qui passent ? La fréquence n'empêche pas toujours l'éloignement, la rareté n'empêche pas la qualité de l'intimité à deux. Alors oui, il faut l'admettre, les chiffres ne disent rien de l'essentiel !

Pourquoi faudrait-il accorder plus d'importance au sexe qu'au reste ? Se demande-t-on combien de fois l'autre nous a pris dans ses bras au cours de la semaine, combien de fois on a dormi blottis ensemble, combien de fois on a ri, preuves tout aussi explicites du lien qui unit encore le couple et de la danse qui se poursuit à deux ?

Question sexe, quoi de neuf à l'horizon ?

Ce qui évolue avec le temps qui passe, c'est la question du confort. On fera plus souvent l'amour dans un lit et chez soi, plus facilement le matin et l'après-midi !

Pour les femmes, la ménopause ne constituera pas nécessairement un facteur aggravant et la sexualité se poursuivra souvent jusqu'au bout. Selon un récent sondage [27] effectué sur

3 000 femmes de 40 à 65 ans, plus de la moitié disait avoir eu des relations sexuelles régulières au cours des six derniers mois. Près de 60 % des femmes de plus de 50 ans trouvaient leur vie sexuelle tout à fait satisfaisante ou plutôt satisfaisante. Explication : les femmes se connaissent mieux physiquement, elles ont apprivoisé le mystère de leur intimité et de leur fonctionnement, elles ressentent et dégagent une plus grande harmonie émotionnelle.

Une avancée à mettre en parallèle avec l'évolution des hommes qui, eux, deviennent moins instinctifs et plus cérébraux, la qualité prévalant sur la performance.

Le contexte érotique s'avère primordial pour les hommes et c'est là aussi un changement important : leur partenaire doit se montrer réellement impliquée et participante. Les préliminaires durent habituellement plus longtemps.

Par ailleurs, quel que soit l'âge, les couples qui ont une durée de vie inférieure à deux ans retrouvent les prouesses sexuelles de leur jeunesse. La durée de la relation diminue l'intérêt sexuel, alors que le renouvellement des partenaires l'augmente [28].

Ce qui change « dans la tête » à partir de 45 ans

→ Pour les femmes

Il y a celles qui ont pleinement conscience d'avoir encore la moitié de leur vie ou presque à vivre, sans enfants à élever, avec parfois moins d'activité professionnelle accaparante. Elles ont enfin le temps de s'occuper d'elles et de (re)trouver un nouvel équilibre (voir chapitre 8, La ménopause).

Il y a celles qui ne se considèrent plus comme des amoureuses. Elles vivent mal leur altération corporelle, les kilos en trop, l'absence de désir renvoyée par leur partenaire. Elles ont honte de leur corps et de la fuite de la séduction. Se sentant moins désirables, elles s'interdisent le désir. Beaucoup espacent alors les rapports sexuels et jettent l'éponge. D'autant qu'à cette période, les femmes sont souvent dans le « tout ou rien ». Elles attendent d'avoir un grand désir pour faire l'amour, or, avec le temps qui passe, l'envie s'émousse, faute d'être suffisamment entretenue.

→ Pour les hommes

De nombreuses sources de blocage ont tendance à s'amplifier avec le temps : les pensées parasites à cause du stress, les soucis de santé, l'absence de phase avec sa partenaire, les conflits conjugaux. Tous ces petits grains de sable finissent par gripper la fonction sexuelle et avoir raison de la pulsion de départ.

Ce n'est plus la libido qui prend les devants, c'est la tête qui décide. Le désir sexuel est parfois menacé chez ceux qui ont des relations avec des femmes plus jeunes, ou belles et admirées, bref... extrêmement intimidantes. L'incapacité à se conformer à un idéal sexuel présumé, la frustration exprimée par la partenaire face à une érection incomplète provoquent une série de réactions négatives qui aboutit à une chute du désir, voire à des troubles de l'érection répétitifs. Le cercle vicieux s'installe : premier échec, angoisse d'un nouvel échec, donc échec, etc. Les troubles de l'érection vont des plus minimes aux plus gênants avec l'absence complète de rigidité. 5 % des hommes sont concernés au-dessous de 40 ans, 25 % au-dessus de 60 ans. La moitié des impuissances serait totalement psychologique, l'autre moitié, à la fois psy et organique (voir chapitre 6, Les troubles de l'amour, côté homme).

L'amour en France

Les tendances les plus surprenantes de l'enquête *Contexte de la sexualité en France* (CSF 2006) concernent notamment la sexualité jeunes / vieux. Toutes les générations se rapprochent et les clivages sont moins marqués. Les plus jeunes veulent à la fois le plaisir (même sans expérience) et la sécurité du couple (même sans la durée). Les plus âgés considèrent maintenant que rester dans le coup, c'est poursuivre leur vie sexuelle. On est passé du credo « il y a un temps pour tout » au credo « pourquoi j'arrêterais, moi aussi je peux ! ».

Et la routine ?

Elle a du bon aussi. Les rituels connus et rassurants, les rendez-vous habituels (siestes coquines du week-end, dîners en amoureux, cinéma le lundi...), le climat de complicité avec le partenaire connu sur le bout des doigts, il faut des années pour construire ce trésor. Sécurisé, chacun peut s'abandonner plus facilement, et on le sait bien, le lâcher-prise est la condition première du plaisir. La sexualité paraît aller de soi, on connaît l'autre dans son intimité, ses positions préférées, sa carte du tendre, il ne nous intimide pas, on peut se permettre de ne pas se mettre au défi sans cesse, de ne pas sortir le grand jeu, ça rassure beaucoup !

La routine peut aussi être associée à l'ennui, au manque de désir ou au manque de communication. Les échanges deviennent parfois si rares ou si pauvres qu'ils favorisent à leur tour de fausses interprétations. Lui rumine dans son coin : « Elle n'a pas envie de faire l'amour, donc elle ne m'aime plus », « Je ne l'excite plus », « J'ai des érections ridicules ». De son côté, elle pense : « Il manque de tendresse », « Il ne me dit jamais qu'il me désire », « Je ne suis là que pour le soulager », « J'ai bien trop à faire», «Je n'ai jamais été portée sur la chose, ce n'est pas maintenant que...». Dans ce dialogue de sourds, chacun est malheureux et voudrait que l'autre se comporte avec les habitudes de son propre sexe. Difficile pour l'un comme pour l'autre.

Plaider la cause des hommes

Il veut faire l'amour quand il rentre épuisé du travail pour décompresser et trouver un peu de tendresse alors que sa partenaire, tout aussi épuisée, rêve de décompresser sans «devoir conjugal» justement... Elle trouve que son homme exagère vraiment, qu'il ne comprend rien à rien, et lui en veut puisqu'elle réagit avec les habitudes de son sexe à elle. Mais lui, il est parfaitement légitime dans son attente d'homme. Il aimerait que sa femme admette sa «normalité», qu'elle ne le traite pas d'obsédé sexuel ou d'égoïste parce qu'il a envie d'elle ou parce qu'il a envie tout court. Il aimerait juste qu'elle le reconnaisse comme il est, dans les habitudes de son sexe d'homme, et qu'elle lui dise au moins: «Ce n'est pas de ta faute si je n'en ai pas envie, mais en ce moment, je ne suis vraiment pas là-dedans.» Encore une fois, un homme à qui une femme se refuse régulièrement a toujours peur d'être rejeté, il craint de ne pas assurer sexuellement ou il imagine qu'on ne l'aime plus. Il peut réellement se sentir meurtri, humilié, abandonné et, pire que tout, responsable de ne plus être à la hauteur avec les années qui passent. Voilà pourquoi il faut mettre des mots et donner du sens à cette situation, voilà pourquoi il faut continuer de parler sexualité dans le couple.

Quelle stratégie adopter pour profiter du meilleur et éviter le pire?

Sur le plan physiologique, même après 40 ans – surtout après 40 ans – le plaisir répétitif entraîne le désir et l'entretient. Les

« Je ne veux pas, c'est ton problème » (version femme) ou « J'en ai très envie, tu dois le faire » (version homme) sont l'un et l'autre aussi pernicieux pour le couple. À chacun de trouver son équilibre dans le respect de l'autre et de son désir, ce qui est délicat, on vous l'accorde.

Un homme peu loquace ne va pas du jour au lendemain exprimer son désir et sa tendresse. Mais il peut « l'agir » et montrer à sa compagne, avec des attentions et des caresses, qu'elle compte beaucoup pour lui et qu'elle n'est pas là que pour le satisfaire. De son côté, sa compagne peut accomplir un pas vers lui et ne pas se refuser systématiquement. Personne ne parle ici de « sacrifice », mais bien de retrouver pour soi d'abord le plaisir des rapports sexuels. Tout cela n'est envisageable que si on se concentre sur soi et non sur le plaisir de l'autre. Le partenaire pourrait d'ailleurs faire passer le message de manière explicite : « Fais-le pour toi, pas pour moi, essaie de prendre du plaisir, pas de me faire plaisir, ton bonheur compte autant que le mien, si tu n'es pas heureuse, je ne le serai pas non plus. » La passivité, l'acceptation, la frustration sont les pires ennemies du sexe.

Si la femme parvient à retrouver des sensations voluptueuses et agréables, elle sera non seulement stimulante pour son compagnon, mais aussi rassurante. Il se dira : « Je suis donc encore capable de lui faire du bien. » Ainsi, le cercle vertueux sera relancé, avec ses bonheurs et ses fragilités. Les orgasmes ne seront pas toujours au rendez-vous, ce sera normal et ne signalera en aucun cas un manque de désir.

En cas de blocage ou de réticence sérieuse à la reprise des rapports sexuels, l'un des deux partenaires doit accomplir le premier pas. Celui qui doit commencer est celui pour lequel c'est le moins difficile. Inutile de s'engager à la manière militaire et de programmer le rapport en annonçant qu'on est disposé à l'assaut de bon matin. Mieux vaut la connivence, les choses s'accompliront toutes seules si elles doivent s'accomplir, quitte à insister un petit peu ; ou elles se réaliseront un peu plus tard, à un moment plus opportun.

Si on est inquiet pour ses érections, prévoir le nécessaire (médicaments sexo-actifs éventuellement) et la simple réassurance d'avoir la solution à son problème permettra parfois de s'en passer par la suite.

Tabous sexuels dans le couple

Par définition, un tabou est une problématique ou une difficulté que l'on n'ose pas aborder avec l'autre. Selon l'étude « Les Français, le désir et les cinq sens[29] », la baisse du désir pour son partenaire est à la fois le plus grand tabou du couple (47 % des personnes interrogées le considèrent) et le problème rencontré le plus fréquemment dans la vie sexuelle (53 %). Cette baisse du désir est logiquement plus fréquente chez les personnes âgées de 65 ans et plus (62 %), mais aussi... les cadres (58 % contre 48 % chez les ouvriers) et les personnes ayant eu des problèmes d'érection dans leur couple (72 %).
Autres tabous, mais loin derrière : la simulation de l'un des partenaires, citée par 17 % des personnes interrogées, la difficulté à jouir (13 %), les problèmes d'érection (12 %), les problèmes d'éjaculation précoce (11 %). De tout ça, on n'ose pas non plus parler.

Ce qui change d'un point de vue physiologique après 45 ans

→ Pour les hommes

Le nombre des éjaculations précoces diminue avec l'âge, ce qui est une bonne nouvelle.

Toutes les phases de l'amour deviennent plus longues, mais aussi plus incertaines, ce qui est une moins bonne nouvelle : l'excitation est plus longue à déclencher, les orgasmes deviennent plus volatils, éphémères ou fugaces. Toutefois, après 50 ans, certains hommes, souvent avec une nouvelle partenaire, disent obtenir des orgasmes plus intenses.

Après l'orgasme, il devient plus difficile d'obtenir une nouvelle érection. La période réfractaire, très courte à l'adolescence (quelques minutes maximum), s'allonge nettement avec la maturité (jusqu'à 36 heures).

→ Pour les femmes

La phase d'excitation féminine (lubrification) est plus lente et peut atteindre dix à vingt minutes voire plus. Les contractions orgasmiques peuvent conserver leur rythme régulier, mais leur nombre diminuer. Ce qui n'empêche pas les femmes de trouver un réel plaisir à jouir, la qualité prévalant sur la quantité.

Si les femmes considèrent la fonction sexuelle comme nécessaire et importante, elles y trouveront tout ce qu'elles y cherchent ; en revanche, si elles la considèrent comme quelque chose de « dépassé » ou d'obligé, elles n'y trouveront que ce qu'elles en attendent, c'est-à-dire pas grand-chose d'intéressant.

Et pour celles qui reprennent la sexualité à cette période, après plusieurs années d'abstinence, il leur faudra se montrer patientes. Toutes les sensations reviendront, à condition d'accepter de ne pas fonctionner du premier coup comme à 20 ans et laisser la mémoire du corps revenir progressivement. Le souvenir du dernier rapport remonte à plusieurs années, il est donc nécessaire « de remettre les pendules à l'heure » et de laisser le corps retrouver son rythme.

Vers la ménopause, avec la disparition des œstrogènes, environ une femme sur trois souffre de sécheresse vaginale, la muqueuse du vagin apparaît plus fragile, moins « gonflée » et moins hydratée. On parle d'une moins bonne trophicité. Au cours du rapport sexuel, ce phénomène peut être largement compensé par une bonne lubrification naturelle. L'excitation provoque l'émission de gouttelettes appelées « rosée du désir » sur les parois vaginales. Ces gouttelettes tapissent le vagin, l'hydratent et le protègent. Tout cela est possible parce que, lors du rapport sexuel, les vaisseaux sanguins gonflent et irriguent davantage la muqueuse. La relation est alors tout à fait satisfaisante. Une fois le rapport terminé, le vagin redevient moins trophique (donc sec) et peut être irrité.

Heureusement, il existe toute une batterie de produits pour améliorer la trophicité ou la lubrification (voir plus bas, la partie consacrée aux traitements).

« *Émérancia, belle chef d'entreprise de 51 ans, aimait un homme avec lequel elle ne pouvait pas faire l'amour et faisait l'amour avec un homme qu'elle n'aimait pas.*

Avec son amant plus jeune, Émérancia avait le sentiment de découvrir pour la première fois la quintessence du plaisir. Une affaire de technique, peut-être. Elle osait le guider sur la carte du tendre. Il comprenait tout. Chacune de leurs relations sexuelles devenait un voyage extraordinaire, expliquait-elle. Il l'emmenait sur des chemins ignorés, comme s'il appuyait sur un bouton et que cela déchaînait des émois intenses, souvent, longtemps, encore et encore... Elle était envoûtée, possédée, comblée. Avec lui, pour la première fois de son existence, elle s'abandonnait totalement. Là résidait sans doute la clé de ses orgasmes, dans cet abandon total avec un amant dont le regard – ou le jugement – lui importait assez peu.

Faut-il tromper ou avoir des relations avec un partenaire plus jeune pour découvrir de tels émois ? Pas nécessairement.

69 chiffres sur l'amour

Les films pornos et les sites Internet

20,4 % des femmes et 52 % des hommes ont vu « souvent ou parfois » un film pornographique. 3,6 % des femmes et 30,3 % des hommes ont déjà visité un site classé X.

La masturbation

17,9 % des femmes et 40,3 % des hommes l'ont pratiquée « souvent ou parfois » au cours des douze derniers mois ; 60,1 % des femmes et 91,4 % des hommes l'ont essayée « au moins une fois dans leur vie ».

La fellation

52,8 % des femmes et 56,4 % des hommes l'ont pratiquée « souvent ou parfois » au cours des douze derniers mois ; 80,4 % des femmes et 83,3 % des hommes l'ont tentée « au moins une fois dans leur vie » (ce qui confirme la progression spectaculaire depuis ces vingt dernières années).

Le cunnilingus

57,6 % des femmes et 61,4 % des hommes l'ont pratiqué « souvent ou parfois » dans les douze derniers mois. 85,5 % des femmes et 85 % des hommes l'ont tenté « au moins une fois dans leur vie ».

La pénétration anale

9,2 % des femmes et 14,2 % des hommes l'ont essayée ou pratiquée « souvent ou parfois » au cours des douze derniers mois. 37,3 % des femmes et 45,1 % des hommes l'ont tentée « au moins une fois dans leur vie ».

L'amour avec objet

15 % des Français ont utilisé un sex-toy, 11 % des liens, menottes et autres, 32 % un préservatif spécial (anneau vibrant, texturé, etc.).

L'amour à plusieurs

1 % des femmes et 7 % des hommes ont déjà fait l'amour à plusieurs (ce qui ne veut pas dire que cette pratique soit régulière).

Les professions les plus sexy
Les pompiers avec 16 %, les médecins (16 %), les mannequins (14 %) et les masseurs (13 %).

L'amour avec un partenaire du même sexe
4 % des femmes et des hommes de 18 à 69 ans déclarent avoir déjà eu des pratiques sexuelles avec un partenaire du même sexe (ce qui ne signifie pas qu'ils sont homosexuels exclusifs ou bisexuels). 0,1 % des femmes et 0,5 % des hommes n'ont eu des rapports sexuels qu'avec une personne de même sexe.

L'amour infidèle
24 % des femmes et 34 % des hommes déclarent avoir vécu au moins une période de relation sexuelle en parallèle.

L'amour au bout de combien de temps ?
19 % des Français déclarent avoir eu un rapport lors de la première rencontre, 26 % la première semaine, 25 % le premier mois, 18 % le premier trimestre, 5 % dans les six mois, 2 % dans l'année, et encore 2 % au-delà d'un an.

L'amour « sans importance »
18,5 % des femmes déclarent avoir eu une relation sexuelle avec une personne « sans importance », comprenez sans l'aimer ; c'est le cas pour 41,2 % des hommes.

L'amour sans lendemain
44 % des Français ont eu une nuit de sexe sans lendemain.

Sources : Enquêtes CSF 2006 et Francoscopie 2005.

De manière idéale, un homme et une femme peuvent tout à fait avoir des moments tendres et des moments de pure attraction animale. Durant ces instants de pulsion physique, il est important et même recommandé de ne pas mettre l'autre sur un piédestal, sinon il deviendrait littéralement « intouchable ». C'est d'ailleurs l'un des problèmes récurrents dans certaines thérapies de couple : à partir du moment où l'amant devient le mari, il endosse la figure du père et devient de ce fait « non désirable » et « incestuel ». C'est typiquement un problème d'Œdipe qui peut exister aussi en sens inverse, la femme accaparant symboliquement le rôle de la mère.

Heureusement, chez de nombreux couples, il est possible d'aimer une même personne charnellement, affectivement, spirituellement, à condition d'alterner le sexe et le sentiment, de scinder son cœur et de ne pas imaginer inconsciemment son partenaire comme son premier objet d'amour, le parent de sexe opposé.

Sur la sexualité en général

◇ Combien de temps dure habituellement un rapport sexuel ?
Selon Francoscopie, 27 % des couples interrogés disent 30 minutes, 14 % 20 à 25 minutes, 14 % 15 minutes, 11 % moins de 10 minutes, 9 % une heure, 8 % 30 minutes à une heure, 3 % plus d'une heure. Les données deviennent plus réalistes si l'on parle de la relation en entier, des premières étreintes au dernier soupir de plaisir. Cependant, si l'on s'en tient à la durée de la seule pénétration, mieux vaut faire profil bas : 5 à 10 minutes tout au plus, montre en main. Une consolation peut-être, le climat émotionnel compte bien davantage que le *timing*. Le rapport sexuel peut être intense, excitant, généreux et très court, ou alors intense, excitant, généreux et très long, ou alors égoïste et interminable. Qu'importe la durée, pourvu qu'on ait l'ivresse !

◇ Se mettre nu, refaire l'amour après des années, comment oser?

Les hommes autant que les femmes peuvent appréhender la reprise des rapports sexuels après une longue abstinence. Comment se déshabiller ? Comment dévoiler ce corps qui n'a plus vingt ans ? Tout cela est si intime, si intimidant...

La connivence et la complicité, l'humour, la tendresse ou la légèreté installeront un climat propice, l'alcool (à petite dose) pourra désinhiber un peu, l'amour à la lumière des bougies créera une ambiance glamour, on pourra s'habiller de parfum, s'effeuiller au fur et à mesure pour finir sous les draps si on préfère...

Peut-être faudra-t-il se lancer avec quelqu'un pour lequel on n'a pas de sentiment donc moins de risque pour soi, ce qui peut libérer de la crainte immense de lâcher prise en terrain inconnu.

Sur les habitudes amoureuses

◇ Est-il normal de n'arriver à faire l'amour que dans une seule position?

Au fil du temps, certains couples parfaitement accordés l'un à l'autre finissent par reproduire les mêmes positions, pour les sensations procurées et peut-être aussi pour des raisons symboliques. La position choisie met en jeu la pudeur, l'imaginaire, le domaine affectif. Certains préféreront adopter des attitudes plus ou moins dominantes, plus ou moins actives ou passives, plus ou moins dénudées... Les femmes sont très sensibles aux situations qui les mettent en valeur et peuvent refuser certaines figures libres, simplement parce qu'elles sont désavantageuses pour leur corps. Attention cependant de ne pas tomber dans la « monomanie » systématique. La répétition étouffe la surprise et prive de l'excitation de la nouveauté.

◇ Pourquoi ma femme préfère-t-elle maintenant l'amour dans le noir?

Un tiers des femmes[30] préférerait l'obscurité qui protège, voile les corps et adoucit les imperfections. Une femme de 50 ans, même si elle demeure magnifique, peut être persuadée qu'elle ne l'est plus... ou tellement moins qu'avant. Le regard de son amant ne la rassure pas forcément. Il faut lui laisser le temps d'apprivoiser son corps qui change.

◇ Est-il dangereux de voir des films pornos régulièrement?

A priori non, cette habitude n'a pas de répercussions particulières sur la sexualité tant que l'on sait qu'il ne s'agit là que d'une toute petite partie des jeux érotiques, tant que le film ne devient pas indispensable pour les rapports en couple et que ces images ne sont qu'un moyen parmi d'autres d'augmenter ou d'accélérer l'excitation, tant que tout le monde est branché sur la même longueur d'onde (si on est dégoûtée, inutile de poursuivre, l'effet obtenu pour soi sera l'inverse de celui désiré).

◇ Est-il normal pour une femme de ne pas apprécier le cunnilingus?

Selon les dernières statistiques de l'enquête sur la sexualité en France (CSF 2006), 85 % des femmes déclarent avoir expérimenté le cunnilingus, avec une diffusion spectaculaire de cette pratique depuis les années 90. 70 % des hommes et des femmes entre 25 ans et 49 ans s'y sont adonnés souvent ou parfois au cours des douze derniers mois. Les auteurs de l'étude en concluent donc que « fellation et cunnilingus sont devenus une composante très ordinaire du répertoire sexuel des individus et des couples ». Est-ce que toutes les femmes apprécient que leur partenaire les lèche entre les jambes ? L'enquête ne le dit pas. Mais on sait que, de nos jours, les femmes se forcent de moins en moins à faire l'amour pour faire plaisir à l'autre. Elles ne subissent plus le devoir conjugal et encore moins les cajoleries censées leur faire plaisir à elles. Celles qui ne pratiquent pas (ou plus) le cunnilingus ont leurs raisons. Certaines femmes ont un problème avec la propreté ou l'image du corps vieillissant. Le cunnilingus est une caresse très intime de la vulve. À tort ou à raison, elles ont peur de leur odeur, même si elles viennent de se laver. D'un point de vue plus psychologique, pour la femme, le cunnilingus nécessite un réel lâcher-prise car elle doit accepter de livrer toute sa féminité à la vue et même au goût de son partenaire. Par ailleurs, les interdits liés à l'éducation, notamment religieuse, subsistent ou ressurgissent et peuvent faire considérer le cunnilingus comme tabou et sale surtout avec le temps qui passe. Consciemment ou pas, ces femmes ne parviennent pas à se débarrasser de l'interdit parental trop bien intégré et culpabilisent à l'idée d'un tel vagabondage sexuel.

Hommes, femmes, ce qu'ils préfèrent vraiment

En tête des pratiques préférées vient la pénétration vaginale (pour les hommes comme pour les femmes). Les hommes apprécient aussi les caresses mutuelles et c'est même l'une des surprises de l'enquête CSF 2006. Les femmes inclinent pour le cunnilingus, les hommes pour la fellation, chacun préférant recevoir ces caresses que les donner. Les messieurs sembleraient être un peu plus altruistes, puisque beaucoup affirment prendre plus de plaisir à caresser le sexe de leur partenaire avec la bouche.

Sur le fonctionnement sexuel

◇ Le plaisir et le désir vont-ils forcément ensemble?

Ils peuvent être indépendants l'un de l'autre pour la femme comme pour l'homme. Il y a seulement une génération, on avait coutume de dire que les femmes prenaient surtout du plaisir en en donnant à leur mari; depuis, les choses ont changé. D'après l'enquête CSF 2006, quatre femmes sur cinq refusent les relations sexuelles quand elles n'en ont pas le désir. Traduisez qu'elles ne se forcent plus. Elles ne se donnent même plus la peine de trouver une excuse (migraine, fatigue ou soucis), seule la génération des 60 ans et plus use de cette stratégie (et encore dans 10 % des cas seulement). Cette indubitable avancée féministe peut toutefois poser problème au bout du compte, car « l'appétit sexuel vient en mangeant ». Or si les amoureuses picorent, elles auront de moins en moins faim.

◇ Faut-il attendre d'en avoir réellement envie pour faire l'amour?

Voir réponse précédente, plus cette remarque: il faut bien faire la différence entre le « rapport parfait » et « le rapport vite fait ». Le premier est un idéal vers lequel on essaie de tendre. C'est le cas lorsqu'on est très amoureux ou complices ou, tout simplement, qu'on n'a pas eu de relations sexuelles depuis longtemps. Ce rapport s'anticipe, il dure, on y repense. Il est loin de se produire tous les quatre matins. Le rapport « vite fait » n'est pas moins respectable et utile pour le couple dans la vie quotidienne. En deux temps, trois mouvements, il permet de diluer les tensions, d'assouvir les envies, de se retrouver sur l'oreiller, de reprendre le contact des corps... Surprise! Parfois, on se prend au jeu du « je-le-faispour-te-faire-plaisir» et on découvre le «j'ai-du-plaisir». Ce qui donne envie de recommencer spontanément.

◇ Est-il normal de se masturber encore malgré une longue vie de couple?

C'est classique lorsque la demande est déséquilibrée: celui qui en a le plus envie se satisfait tout seul pour ne pas mettre la pression sur l'autre en l'obligeant à avoir des rapports. Cela n'empêche pas d'obtenir du plaisir lorsqu'on se retrouve à deux. D'ailleurs, des études ont montré que l'orgasme obtenu en couple est plus intense que celui obtenu tout seul. Il arrive toutefois que la masturbation se substitue totalement à la vie sexuelle du couple. Rien à y redire puisque «la fonction crée l'organe»: lorsque le contexte s'y prêtera de nouveau, il sera plus facile de retrouver du plaisir et du désir.

◇ Les femmes risquent-elles davantage des petites «fuites» pendant l'amour?

Avec le temps, si les femmes souffrent de petites fuites lors des efforts, elles risquent en effet des petits accidents lors du rapport sexuel, voilà pourquoi la rééducation du périnée peut les aider à réparer ces fuites et renforcer simultanément le plaisir. Pas d'affolement, cette rééducation peut se limiter à de simples exercices d'entraînement, debout en se lavant les dents, avec la contraction des muscles en question (voir «Contracter et entraîner son périnée?», p. 300, chapitre 10, Les maladies, côté femme).

◇ Est-il normal d'avoir la peau de la vulve à vif après un simple rapport sexuel?

Cela arrive après la quarantaine, les frottements répétés sont à l'origine de vulvites. En ce cas, quelques précautions: suspendre un peu le rythme des ébats après ce rapport amoureux, n'utiliser que du savon sans savon pour la toilette, appliquer une crème adoucissante et cicatrisante (Cicalfate, Homéoplasmine, Dermocuivre ou une huile comme le Véa Olio...), porter des sous-vêtements en coton, éviter les collants et les pantalons serrés. La fois suivante, penser à varier les positions de l'amour.

◇ La sécheresse vaginale entraîne-t-elle des douleurs pendant les rapports ?

Oui, les douleurs sont décrites en termes d'irritations, picotements, brûlures, échauffements qui peuvent survenir également en dehors des rapports (port de vêtements trop serrés, etc.). La solution passe par un traitement hormonal général s'il n'y a pas de contre-indication, éventuellement complété d'un traitement hormonal local (crèmes, ovules) et d'hydratants locaux.

◇ Quel gel intime choisir pour améliorer le confort sexuel ?

Il existe deux types de gels, les lubrifiants à base d'eau, qui s'appliquent lors du rapport pour faciliter le glissement, et les hydratants « longue durée » (Monasens notamment), à base d'acide hyaluronique, qui hydratent et lubrifient aussi. Ces derniers s'utilisent pendant les rapports et entre les rapports, permettant ainsi une hydratation longue durée de la muqueuse vaginale.

◇ Maintenant j'ai mal (ou des difficultés) dans certaines positions, que faire ?

Pour les femmes, en période de périménopause ou de ménopause, certaines positions habituellement voluptueuses provoqueront des frottements gênants, voire douloureux, dus à la moins bonne hydratation de la muqueuse vaginale. En plus des lubrifiants ou hydratants intimes, il va falloir changer ses habitudes et préférer des positions plus adaptées. Celle d'Andromaque (la femme assise cuisses écartées au-dessus de l'homme ou à califourchon sur lui) permet des glissades plus directes et plus aisées que les positions latérales par exemple. La femme peut y régler la profondeur de la pénétration et le rythme du mouvement en fonction de son propre plaisir. Andromaque est également très utile pour celles qui ont du mal à atteindre l'orgasme car elle permet de se caresser le clitoris.

Cette position est tout aussi intéressante pour les hommes qui ont des érections peu fermes, car il suffit d'introduire son sexe (même s'il n'est pas complètement rigide) jusqu'à 5 cm seulement de l'entrée du vagin.

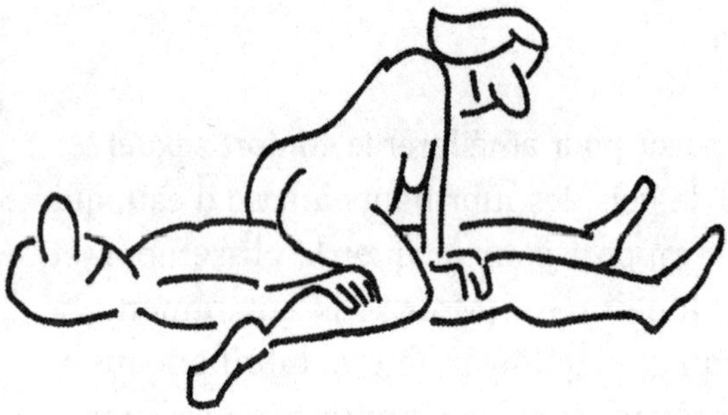

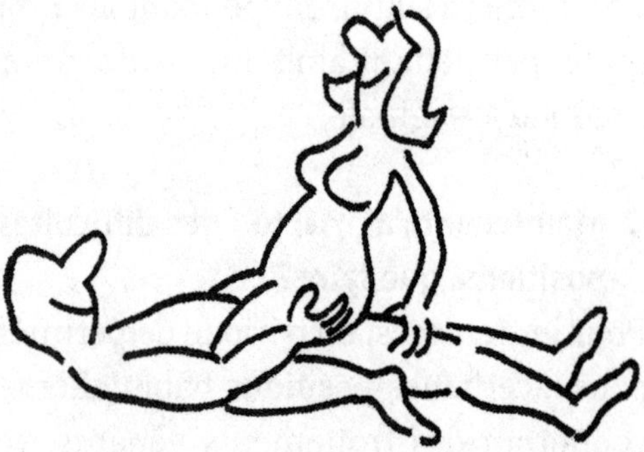

◇ Y a-t-il un âge limite pour avoir du plaisir?

Quel que soit l'âge, plus on le fait, plus on a envie de le faire, et meilleur c'est. À 50 ans comme à 70 ans, si les rapports sont réguliers, les perceptions amoureuses resteront globalement semblables. Chez la femme, la muqueuse vaginale restera fonctionnelle et efficace malgré une moins bonne trophicité.

◇ Maintenant, on préfère l'amour sans pénétration, est-ce fréquent?

C'est loin d'être rare et l'enquête CSF 2006 le démontre. 30,4 % des femmes déclarent avoir « souvent » ou « parfois » des rapports sexuels sans pénétration. Ce chiffre atteint 33,4 % pour les hommes!

Cela ne signifie pas pour autant l'absence de plaisir ni de vie sexuelle. Le couple peut fonctionner harmonieusement, préférer les caresses et la complicité. Pour certaines femmes, cette sexualité semble paraître moins agressive, plus *soft* et plus à l'écoute de l'autre. L'homme, quant à lui, peut choisir provisoirement cette manière d'être pour faire plaisir à sa partenaire, ou agir ainsi pour son propre compte. Il se montre alors plus à l'écoute de ses sensations, il cesse enfin d'être dans le défi et la virilité triomphante, notamment s'il souffre de problèmes d'érection.

◇ Jusqu'à quel âge peut-on faire l'amour?

À tout âge en théorie, il suffit d'être en bonne santé et d'en avoir envie. Une patiente consultait encore à 88 ans. Elle faisait l'amour au moins une fois par semaine et semblait toute chagrinée que son mari de 91 ans commence à fatiguer. Elle a eu ce mot délicieux : « Vous savez comment sont les hommes, Docteur : il n'ose pas vous en parler. »

Deux Français de 96 ans et 94 ans sont entrés dans le livre des records. Ils venaient de se marier et avaient visiblement beaucoup de complicité amoureuse. Elle était « célibataire » depuis quarante ans !

Une enquête récente montre que 83 % des personnes interrogées considèrent qu'il n'y a pas d'âge pour faire l'amour, et les 17 % qui considèrent qu'il y a un âge auquel on cesse définitivement de faire l'amour situent celui-ci autour de 73 ans[31].

Enfin, une étude chez les plus de 70 ans[32] montre la valeur sexualité comme « facteur important de la vie » en nette recrudescence. En 1977, 5 % des femmes et 26 % des hommes de cette tranche d'âge la considéraient comme telle. En 2000, ce sont 78 % des femmes et 95 % des hommes. Quant aux relations sexuelles chez les septuagénaires ou plus, en 1977, 18 % des femmes et 26 % des hommes disaient en avoir une fois par semaine ; en 2000, le chiffre grimpe à 26 % pour les femmes et 41 % pour les hommes.

L'âge canonique de la bonne du curé

Autrefois, l'âge de la bonne du curé était fixé à 40 ans par le Canon romain. Pourquoi 40 ? Parce qu'à l'époque on considérait qu'au moins, si le prêtre succombait à la tentation, il n'y aurait pas d'enfants de ces unions embarrassantes.

◇ Pourquoi mon mari a-t-il toujours envie de dormir après l'amour ?

La plupart des hommes ont un irrésistible besoin de s'assoupir après l'orgasme. Non qu'ils aient obtenu « ce qu'ils voulaient » et se désintéressent de leur compagne. C'est physiologique, il n'y a qu'à observer la courbe de l'orgasme masculin par rapport à celle de l'orgasme féminin.

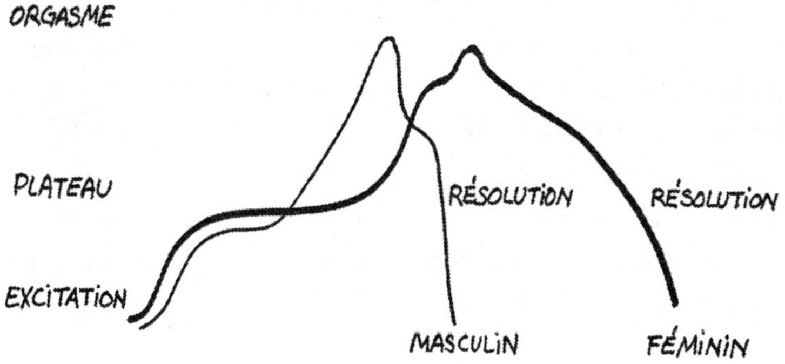

Chez l'homme, la chute brutale de la tension entraîne un besoin de repos imminent. Cet état traduit, au sens propre comme au figuré, le sentiment d'« avoir été vidé », d'avoir « les jambes coupées ».

◇ Voir des films X, est-ce pervers comme ma femme le pense ?

Certaines femmes n'apprécient pas les images qu'elles trouvent dégradantes et bestiales. Il faut pourtant dissiper un malentendu. Qu'est-ce qui excite vraiment leur partenaire dans ces films : de les voir humiliées, dégradées et dominées ? Ou au contraire désirantes, excitées, heureuses et satisfaites ? C'est bien sûr le second cas. Le principal aphrodisiaque des hommes, c'est la jouissance féminine ! Ces images les rassurent sur leurs propres compétences, même si c'est par écran interposé. Et cela change tout, on n'est plus dans une guerre des sexes où il s'agit de dominer l'autre, on n'est pas non plus dans le manque de désir pour sa compagne, mais dans une réassurance de soi et une quête de sensualité et de plaisir partagés. Quelle partenaire dans la « vraie vie » oserait exprimer son désir d'une manière si convaincante !

Ce qui compte au fond pour soi, c'est le respect témoigné par son compagnon à chaque instant du quotidien. S'il y en a, c'est bien la preuve que les vidéos ne sont qu'un dopant sexuel et non une perversion machiste. S'il n'y a pas de respect, sans doute les films classés X ne sont-ils qu'un élément secondaire dans la mésentente et ne font-ils que confirmer l'homme dans son « penchant » naturel. Il ne faut pas confondre les deux notions.

◇ Mon mari a besoin de voir des films érotiques, est-ce parce que je ne l'excite plus assez ?

Pas nécessairement. Avec le temps qui passe, la routine conjugale et la peur obsédante de la panne, les films érotiques sont un excellent moyen d'amplifier l'excitation. D'ailleurs, aujourd'hui, de plus en plus d'hommes – et même de femmes – utilisent ces films comme dopant sexuel. Les hommes sont particulièrement sensibles aux stimulations visuelles, et si leur partenaire est dans la connivence avec eux, l'excitation réciproque sera plus intense. Les femmes rejoignent désormais les hommes sur ce terrain. Pour elles, c'est la transgression qui majore leur plaisir.

◇ Pourquoi les hommes ont-ils toujours envie d'aller plus loin en amour ?

Dès que la routine s'installe, les hommes – surtout s'ils ont peur de la panne – ont besoin de plus de stimuli. Pour ressentir les mêmes émois, il leur faut s'étonner, tenter des expériences nouvelles, prouver, aller plus loin, toujours plus loin. « Au début, il me disait ses fantasmes, ensuite il a voulu que nous voyions des films X, maintenant il veut acheter des gadgets dans un sex-shop », confie Emma. Exactement ce qui se passe dans la jubilatoire comédie *Sept ans de mariage*[33]. De quoi finir par croire qu'en rentrant de sa journée de travail, on devrait organiser une « partie fine » pour le repos du guerrier ou une friandise de ce genre. Que l'on se rassure, pas besoin d'en arriver là pour lui faire plaisir. Au fond, les hommes, dans leur grande majorité, se contentent de surprises toutes simples, à condition qu'elles les surprennent vraiment : dessous sexy rien que pour eux, absence de sous-vêtements, mots crus chuchotés à l'oreille après un repas en amoureux ; et, surtout, rien ne les excite davantage que de voir leur femme folle de désir pour eux. Écrit comme ça, cela peut sembler encore très fade et peu convaincant, mais imaginez sa tête si vous lui proposez un massage aux huiles essentielles ou si vous pénétrez sous la douche avec lui : il peut la perdre... la tête !

Sur les différentes zones érogènes

◇ Les zones érogènes évoluent-elles avec le temps et l'expérience ?

Oui, le système nerveux associé au plaisir s'éduque tout au long de l'existence. Une zone peut devenir source d'excitation grâce à l'apprentissage. Un exemple : si l'on se fait caresser le clitoris et l'oreille en même temps, le creux de l'oreille peut déclencher un plaisir intense par association de sensations et même par un véritable conditionnement pavlovien. Même chose pour les hommes. Au début de leur vie sexuelle, ils réagissent essentiellement à l'excitation des zones génitales ; ensuite, une caresse, loin, très loin des parties intimes peut les faire chavirer.

Arithmétique du sexe

Combien de partenaires ?

À la date de l'enquête CSF 2006, les femmes déclarent avoir eu 4,4 partenaires au cours de leur vie alors que c'était 4 en 1992 et 1,9 en 1970. Les hommes, eux, en déclarent 11,6, chiffre stable depuis les années 1970. Tous âges confondus, 34 % des femmes et 16 % des hommes n'ont eu qu'un seul partenaire au cours de leur vie et à l'autre extrémité, 5 % des femmes et 21 % des hommes affichent plus de 15 partenaires. À titre indicatif, Rocco Siffredi, la star du porno, se vante d'avoir allongé dans son lit plusieurs milliers de conquêtes ! Et le romancier Georges Simenon 10 000 !

L'orgasme au rendez-vous ?

34,6 % des femmes déclarent obtenir systématiquement un orgasme. Pour les autres, c'est non systématique ou pas du tout (enquête CSF 2006).

Et les simulateurs ?

Dans 20 % des couples, un des partenaires simule l'orgasme au cours de l'acte sexuel (étude Ifop/Lilly, « Les Français, le désir et les cinq sens », août 2009).

Et le sentiment dans tout ça ?

À l'affirmation « on peut avoir des rapports sexuels avec quelqu'un sans l'aimer », 36 % des femmes et près de 64 % des hommes répondent « d'accord ». Ce qui signifie, a contrario, que deux tiers des femmes n'imaginent pas avoir de relations intimes sans un sérieux penchant pour l'autre et qu'un tiers des hommes ont a priori du sentiment pendant l'amour.

Sur l'orgasme

◇ Pourquoi l'orgasme se dérobe-t-il chez des femmes pourtant expérimentées ?

Nous ne sommes pas des robots et le plaisir n'est pas au rendez-vous à tous les coups. Les raisons féminines habituellement invoquées sont la fatigue, le stress, la brièveté du rapport ou des préliminaires, le blocage physique ou psychologique, le moment ou l'endroit qui ne conviennent pas, le partenaire qui s'y prend mal, la position inadaptée, la répétition immuable du même scénario toujours bâclé. « Avec lui, c'est labourage et pâturage », plaisantait amèrement une patiente souffrant de troubles du plaisir.

◇ Toutes les femmes sont-elles égales devant la jouissance ?

Non, de la même manière que nous ne naissons pas avec les mêmes dispositions génétiques, la même mémoire ou le même compte en banque, nous ne possédons pas les mêmes capacités physiologiques au plaisir. Toutefois, l'orgasme s'éduque et se travaille. Les récepteurs sensoriels les plus souvent sollicités sont aussi les plus renforcés.

◇ À quoi reconnaît-on un orgasme ?

À 40 ans, voire 50, un certain nombre de femmes se demandent toujours ce qu'est un orgasme. Est-ce une simple contraction ? Un immense sentiment de jouissance ? Un soulagement ? Tout cela à la fois ?

Par définition, l'orgasme est une détente après une tension sexuelle, généralement accompagné de plaisir. Le déclenchement a lieu dans la zone sexuelle, mais il s'étend à l'ensemble du corps, par vagues chez les vaginales et certaines clitoridiennes (on parle d'orgasme diffus) ; un bien-être se répand dans tout le corps. D'autres femmes développent un orgasme plus localisé (parfois très intense, parfois limité à une sensation de «décharge», «petite crampe» ou «chatouillis»). Ainsi, on peut avoir expérimenté ce bienfait sans le savoir... Une même femme peut connaître alternativement les deux types d'orgasme.

◇ L'orgasme vaginal est-il meilleur que le clitoridien ?

Comme son nom l'indique, le plaisir clitoridien est provoqué par des caresses au niveau du clitoris, avant, pendant ou après la pénétration ; il concerne 80 % des femmes. Alors que le plaisir vaginal est le résultat d'une stimulation du vagin (à l'entrée ou au fond) lors d'une pénétration ; il concerne 20 % des femmes. Parfois, il s'avère difficile, même pour les principales intéressées, de savoir si elles sont vaginales ou clitoridiennes et, au fond, cela importe peu, car, contrairement à ce qui se dit, le plaisir vaginal n'est pas plus complet, étendu ou profond que le clitoridien, qui lui serait fugitif, superficiel et limité. Tout dépend du moment, des femmes et de leur partenaire. Que les choses soient bien claires : orgasme vaginal n'est pas synonyme d'orgasme diffus puisque celui-ci peut être déclenché au niveau du vagin et rester localisé. En fait, la méprise vient de la sémantique : «vaginal» signifie «déclenché par le vagin», «clitoridien» signifie «déclenché par le clitoris» de manière directe ou indirecte (frottement pubis contre pubis). Et la diffusion de l'onde de plaisir dépend, elle, de très nombreuses variables neurosensorielles et psychologiques. À cela s'ajoute le fait qu'un orgasme vaginal nécessite la pénétration, donc la fusion des deux corps, alors que cela n'a rien d'indispensable pour le clitoridien, d'où le mépris habituel vis-à-vis de ce dernier. On peut aller plus loin en constatant que la reproduction n'étant assurée qu'avec le vaginal, celui-ci serait donc forcément le meilleur...

◇ Peut-on encore avoir plusieurs orgasmes de suite au cours du rapport après la ménopause ?

Physiologiquement, rien ne s'y oppose. 5 à 10 % des femmes (même après la ménopause) obtiennent plusieurs orgasmes d'affilée sans faire de pause. Vrai aussi par la masturbation.

◇ La taille du pénis intervient-elle dans le plaisir féminin ?

La taille intervient peu dans le plaisir féminin pour la bonne raison que, dans la grande majorité des cas, les zones sensibles de la femme sont situées en surface (sur le clitoris) ou à 3-4 cm de l'entrée du vagin (point G), voire sur les parois attenantes. Ce qui importe, en revanche, c'est la dureté de la verge et la durée du jeu sexuel. La preuve : lorsqu'on améliore d'une façon ou d'une autre la qualité de l'érection masculine ou le temps du rapport (grâce, par exemple, aux médicaments sexo-actifs), la partenaire est le plus souvent satisfaite, ce qui prouve bien que la taille du sexe n'était pas en cause. Cependant, lors d'un récent congrès[34], cette question a été largement débattue par les spécialistes. Il en ressort que la longueur de la verge fait beaucoup fantasmer les hommes et certaines femmes, mais qu'en définitive, ce qui renforce le plaisir féminin, c'est surtout le diamètre du sexe masculin. À la ménopause, les choses évoluent cependant : avec la vulve plus rétractée et moins hydratée, donc plus facilement irritée, les femmes peuvent préférer les sexes moins volumineux. Pour les hommes complexés, une astuce : pendant la phase d'excitation, le sexe féminin gonfle et le pénis est littéralement enveloppé par la muqueuse. À ce stade, les mots peuvent venir renforcer les sensations dans l'imaginaire. Il suffit parfois de lâcher : « Prends mon gros sexe » ou « Tu sens comme je vais profond » pour que la partenaire ait davantage de plaisir en faisant l'amour. Voilà toute la force du fantasme.

Encore faut-il être capable de formuler avec assurance les mots adaptés dans le feu de l'action et que la partenaire les apprécie.

◇ Peut-on améliorer son orgasme, même à 60 ans ?

Oui, grâce à un entraînement du périnée (voir p. 300) qui peut supprimer les contractions inadaptées et renforcer les sensations voluptueuses. Ainsi, une patiente passionnée d'équitation n'avait jamais obtenu d'orgasme car elle contractait les adducteurs au niveau des cuisses et les abdominaux au lieu de contracter le périnée. Il a suffi d'une séance pour qu'elle comprenne l'erreur.

Il existe un autre petit moyen, il n'a rien d'une recette magique instantanée et doit parfois être tenté plusieurs dizaines de fois avant de s'avérer réellement efficace. Lorsque l'on sent venir les premières contractions orgasmiques au niveau du bas-ventre, mobiliser la tête (à gauche à droite, ou en avant puis en arrière, tout est possible du moment que la tête est en mouvement). Ainsi, il y a perte de l'environnement spatial, on ne sait plus où est le haut, le bas, cela crée un influx nerveux qui chemine le long de la colonne vertébrale. Du coup, l'orgasme (la chaleur, la sensation) irradie dans tout le corps et semble démultiplié. Une série de frissons agréables s'empare de soi.

Les femmes peuvent associer la stimulation du clitoris à la pénétration du vagin, si elles pensent ne pas obtenir un orgasme suffisamment complet par la seule pénétration. Avec l'habitude, les sensations finiront par prendre de l'ampleur grâce à un « conditionnement » du vagin au plaisir.

◇ Les hommes ont-ils un point G ?

Le point G, ou point P, comme prostate, est une zone fibreuse, compacte, bourrée de récepteurs sensoriels, proche de la prostate et bien connue des homosexuels. L'introduction d'un doigt (d'un sexe, d'un objet) dans l'anus engendre des sensations voluptueuses à condition d'être douces et progressives. La caresse doit avoir lieu vers l'avant pour bien stimuler la prostate. Beaucoup d'hommes ignorent cette zone érogène puisqu'ils ne connaissent pas cette caresse.

S'appuyant sur cette réalité physiologique, plusieurs sextoys masseurs de prostate ont été développés tout récemment. Ils s'introduisent dans l'anus et vibrent en provoquant des sensations agréables. Toutefois, de nombreux hommes restent réticents à cette pratique assimilée à un penchant homosexuel.

◇ Un homme âgé peut-il avoir des orgasmes sans éjaculation?

Oui, on appelle cela des orgasmes secs, on les rencontre plus fréquemment après une intervention chirurgicale ou une radiothérapie pour un cancer de la prostate ou du rectum par exemple.

◇ Est-il possible d'éjaculer avec un pénis mou?

Oui, car l'érection et l'éjaculation ne sont pas obligatoirement liées. Certains impuissants ne connaissent pas d'érection, mais des éjaculations à l'entrée du vagin, ce qui leur permet d'avoir quand même des enfants.

Sur les rêves et les fantasmes

◇ La fréquence des rêves érotiques est-elle liée à l'insatisfaction sexuelle?

Les rêves reflètent simplement l'imaginaire pendant le sommeil, qui puise lui-même dans le vécu de chacun (passé, présent). Ils indiquent aussi bien une sexualité épanouie et débordante qu'une vie sexuelle emplie de doutes et de frustrations. Dans tous les cas, les rêves érotiques sont structurants et positifs, ils permettent d'avouer certaines attentes ou de libérer des tensions.

◇ À quoi servent les fantasmes ?

Les fantasmes sont un peu les caresses de l'esprit. Ils permettent d'apprivoiser des situations et des comportements que l'on pense difficiles à maîtriser. On s'autorise tout ce qui, dans la réalité, paraît impensable, impossible à tenter. Leur autre utilité, un peu comme les rêves, est de libérer les tensions sexuelles inassouvies.

Pas de honte à fantasmer, ni de culpabilité à avoir, quelles que soient ses pensées. Certaines sont néanmoins perturbantes, elles mettent en scène des images parfois violentes, des scènes d'amour à plusieurs ou avec un autre homme, et l'on redoute une sauvagerie enfouie en soi ou un éventuel passage à l'acte. Les fantasmes ne sont pas faits pour être réalisés, mais pour fabriquer de l'excitation ou encore pour revivre ses émotions et ses désirs. Certains couples au long cours y puisent un moyen simple de renouveler le plaisir sexuel, sans recours à des solutions plus radicales (nouveaux partenaires, échangisme, etc.).

◇ Hommes et femmes ont-ils les mêmes fantasmes ?

En partie seulement. Les femmes ont un sexe interne et caché, leurs fantasmes sont plus souvent tournés vers l'accueil et le recevoir (caresses, baisers, soumission, viol, etc.). Elles sont aussi plus cérébrales, donc sensibles aux parfums, à la musique, à la notion d'interdit, à l'amant imaginaire...

Les hommes, eux, ont un sexe externe, les fantasmes sont davantage tournés vers la possession et la puissance (la femme qui n'en peut plus de désir et de plaisir, la domination, la multiplication des partenaires, etc.). Ils sont aussi plus visuels et génitaux, donc particulièrement stimulés par la vision du sexe ou des scènes érotiques (magazines, films X). Ceci n'est qu'une généralité, puisqu'on sait bien qu'il existe aussi des femmes dominatrices et des hommes soumis.

◇ Pourquoi existe-t-il certains fantasmes plutôt que d'autres?

Le choix du fantasme peut être lié à un souvenir d'enfance à l'origine d'une intense émotion sexuelle. On a fixé cette image ou cette sensation dans sa mémoire, on l'a oubliée et, avec l'érotisation du cerveau, l'image est revenue, parfois obsédante. On cherche alors à reproduire ce même environnement (en rêve ou en vrai) pour retrouver la même émotion. Le choix du fantasme peut évoluer avec l'âge, les différentes expériences sexuelles rencontrées et le souvenir du plaisir intense que celles-ci ont laissé.

◇ Avouer ses fantasmes, c'est risqué ou pas?

Avec le temps, certains couples parviennent à mieux jouer ensemble avec une partie de leurs fantasmes. Mais toute vérité n'est pas bonne à dire, même si l'autre peut tout comprendre. Les fantasmes font partie de son jardin secret. Certains sont à garder pour soi.

◇ Est-il habituel de ne pas avoir de fantasmes du tout?

Certaines femmes ignorent qu'elles pourraient fantasmer, que d'autres femmes le font avec plaisir et qu'elles y puisent le piment de leur sexualité. Leur imaginaire est bridé du côté sexuel. Elles sont dans la réalité et cette réalité leur paraît suffisante. Rien à y redire si leur relation est épanouissante et si leur compagnon y trouve son compte. En revanche, si elles ont du mal à jouir (ceci entraînant cela), elles gagneront sûrement à découvrir leurs fantasmes en lisant de la littérature érotique *soft* pour commencer, ou en visionnant des films sensuels. Elles découvriront sans doute les scènes qui les stimulent et font écho à leurs fantasmes enfouis ou refoulés.

Cybersexe et dépendance

7 à 10 % des internautes français seraient dépendants aux sites à caractère sexuel au point d'y passer plusieurs heures tous les jours. Les femmes se plaignent désormais que leur compagnon les « trompe » avec l'ordinateur. Une enquête [36] a cherché à mettre au jour le profil de l'utilisateur : il consacre au minimum onze heures par semaine au sexe virtuel. Il estime que le cybersexe est sa pratique la plus satisfaisante. 50 % des cyberdépendants vivent seuls, 70 % n'ont pas d'enfants, plus de la moitié ont une formation supérieure, la majorité se disent hétérosexuels, 90 % utilisent Internet depuis plus de deux ans, 50 % se connectent la nuit, 61 % se masturbent, 50 % expérimentent des fantasmes irréalisables, 10 % ont fait une rencontre au cours des douze derniers mois.

Sur les préférences sexuelles

◇ L'homosexualité est-elle fréquente ?

Selon l'étude CSF 2006, 4 % des femmes et des hommes de 18 à 69 ans déclarent avoir déjà eu des pratiques sexuelles avec un partenaire du même sexe ; 0,1 % des femmes et 0,5 % des hommes n'ont eu des rapports sexuels qu'avec une personne de même sexe. L'étude ACSF [35], nettement plus ancienne, confirme peu ou prou ces chiffres et y apporte des nuances intéressantes : 7 % des femmes et 5 % des hommes sont attirés par le même sexe. 2 % des femmes sont passées à l'acte (3 % des hommes) avec une pratique hétérosexuelle dans la majorité des cas.

Seulement 5 % de ces 2 % (ou 3 %) déclarent être exclusivement homosexuels, ce qui représente un chiffre de 0,1 % d'homos « purs et durs », sans doute sous-évalué. La réalité est probablement plus importante.

◇ Le rôle passif ou actif peut-il évoluer au cours d'une relation ?

Oui. Même si certains homosexuels restent toujours « passifs » et pénétrés ou « actifs » et pénétrants, ce rôle peut évoluer au cours de la vie, d'une relation, ou... en un quart d'heure. Les positions, ici encore, sont choisies en fonction de sa symbolique personnelle, de sa culture sexuelle et de sa faculté à lâcher prise. Tous les homos n'apprécient pas la sodomie ; certains ne la pratiquent jamais, ils s'adonnent exclusivement aux caresses et aux fellations. Inversement, les femmes lesbiennes peuvent ne pas se limiter aux caresses et apprécier la pénétration entre elles, éventuellement à tour de rôle ; avec les sex-toys, les pratiques ont beaucoup évolué.

Sur les dopants sexuels

◇ Les sex-toys permettent-ils d'améliorer les sensations de la femme ?

Le principe est d'obtenir du plaisir par la vibration dans les endroits habituellement sensibles chez la femme, autour du clitoris. Même celles qui n'osent pas la masturbation peuvent apprécier l'objet, qui fait tout pour elles. Mais attention à ce que l'amusement et la fantaisie de la découverte ne deviennent systématiques, car l'orgasme s'éduque et se conditionne : à force, on pourrait ne plus pouvoir prendre de plaisir que comme cela. Il faut le savoir...

◇ Existe-t-il des substances qui augmentent le plaisir ou le désir chez les femmes ?

Oui, la plupart sont des médicaments destinés à traiter les troubles du désir ou du plaisir chez la femme (voir chapitre 5, Les troubles de l'amour, côté femme). Maintenant, si la question est « existe-t-il des dopants pour augmenter son plaisir ou son désir lorsque tout va bien ? », la réponse est plus délicate.

En fait, le premier organe sexuel est le cerveau. Tous les aphrodisiaques vendus comme tels s'appuient sur la fantasmagorie du moment, et dans ce domaine aussi, il existe des modes : le gingembre, le candula, etc. Dans un autre registre, le gel « Play O » de Durex, vendu en grande surface, se targue de faciliter l'orgasme chez la femme. Il suffit de l'appliquer sur les parties intimes externes. Afflux sanguin, sensation de chaleur, voilà la promesse. Une belle idée à confirmer... Deux compléments alimentaires hydratants (Ménophytéa hydratation intime, Donalis) sont destinés aux femmes souffrant de sécheresse vaginale qui ne peuvent ou ne veulent utiliser le THM. Si l'efficacité constatée par ces mêmes hydratants sur la sécheresse oculaire se retrouve dans cette indication, alors beaucoup de femmes se laisseront convaincre.

◇ Le Viagra ou les autres médicaments sexo-actifs augmentent-ils les sensations chez les hommes ?

Non, ce ne sont ni des aphrodisiaques ni des dopants, ils servent simplement à restaurer les fonctions perdues (inconstance ou absence des érections). Si la partenaire n'est pas désirée ou ne stimule pas suffisamment son amant, les médicaments auront sûrement moins d'effet ! Cependant, certaines fois, l'érection étant de meilleure qualité grâce au produit, l'homme plus motivé obtiendra un rapport sexuel plus agréable pour lui et souvent pour sa partenaire.

◇ Les aphrodisiaques sont-ils efficaces?

Tous les aphrodisiaques (corne de rhinocéros, ginseng, gingembre, bois bandé, noix de kola, noix vomique, piment, etc.) sont des substances qui évoquent la force, la vitalité, la puissance, le feu du désir. Ces produits habités d'une valeur symbolique et quasi magique participent au scénario amoureux. Si l'on se persuade que la poudre va marcher, on se sent plus confiant et, souvent, cela marche, même si la chimie n'est pas en cause. Attention tout de même à ne pas utiliser n'importe quoi! Les rhinocéros sont en voie d'extinction à cause de leur corne. La fameuse cantharide (mouche séchée réduite en poudre) provoque une érection prolongée, mais elle est tellement toxique qu'elle est à ranger au rayon des poisons.

◇ Que penser des «drogues de l'amour»?

Les poppers ou nitrite d'amyle (Push, Jungle Juice, Amsterdam, Booster...) sont considérés comme aphrodisiaques et vendus dans les sex-shops, love-shops, magasins gays, saunas gays, clubs échangistes. Ils circulent dans les milieux homos depuis les années 1970, et s'étendent maintenant aux hétérosexuels. Ces produits liquides inhalés ou vaporisés dans les narines sont des vasodilatateurs puissants. Ils provoquent un effet immédiat: sensation de chaleur interne, sensibilité exacerbée, euphorie, augmentation de la durée de l'érection, amplification de l'orgasme et retard à l'éjaculation. Certains consommateurs sont dithyrambiques. Hélas, ces produits ont une fausse réputation d'innocuité et peuvent se révéler dangereux. Leur usage répété provoque, selon la vulnérabilité de chacun: rougeurs du visage, maux de tête, vertiges, malaises, nausées, vomissements, toux et même dépression respiratoire ou arrêt cardiaque. Les sniffs finissent par endommager les cloisons nasales. À long terme, fatigue et anémie graves sont possibles, de même que des troubles transitoires de l'érection, ainsi que des croûtes jaunâtres autour du nez et des lèvres. L'association avec du Viagra, du Cialis ou du Lévitra peut entraîner une baisse brutale et intense de la tension artérielle (collapsus), mortelle dès la première prise.

◇ Les poppers sont-ils interdits en France ?

Les poppers contenant des nitrites de butyle ou de pentyle sont interdits à la vente en France depuis 1990. Par décret en Conseil d'État, publié au *Journal officiel* le 22 novembre 2007, ont été interdites la fabrication, l'importation et la vente des produits de type poppers ne bénéficiant pas d'une autorisation de mise sur le marché (comme les médicaments). Toutefois, ce décret a été annulé par le Conseil d'État (15 mai 2009) au motif que « le Premier ministre, en l'état des éléments versés au dossier, a adopté une mesure excessive et disproportionnée au regard des risques que représente la commercialisation de ce produit pour la santé et la sécurité des consommateurs ». Affaire à suivre...

◇ Le cannabis dope-t-il les performances sexuelles ?

Le cannabis levant les inhibitions, on pourrait penser qu'il est un bon dopant sexuel pour les anxieux, les stressés et les amants désireux d'aller au bout de leurs sensations. Le problème est que, si on est gai, on deviendra euphorique ; si on est triste, on se mettra à pleurer ; si on contient en soi de la colère, on deviendra agressif ; si on est fatigué, on s'effondrera, et, là, plus question de performances au lit. Par ailleurs, le cannabis met un sérieux frein à la motivation et au désir. Tout seul sur son nuage de volupté, pourquoi s'embêter à d'épuisantes figures acrobatiques ? Au plan physiologique, l'autre particularité du cannabis est qu'il retarde l'éjaculation (parfois trop).

◇ Le tabac ou l'alcool sont-ils des stimulants sexuels chez l'homme?

La nicotine est un stimulant intellectuel, pas sexuel. À la longue, cette substance durcit les vaisseaux sanguins, alors moins souples, moins efficaces et moins nourriciers. Les corps caverneux de la verge étant des éponges qui se gorgent de sang pour l'érection, on comprend que, si la circulation est perturbée, la fonction sexuelle le soit aussi. Vers l'âge de 45 ans ou 50 ans apparaissent les premières insuffisances érectiles liées au tabac. Quant à l'alcool, à petites doses, il stimule le désir puisqu'il lève les inhibitions (baisse de l'anxiété et de la gêne) ; mais, à fortes doses, il entraîne l'effet inverse : constriction des vaisseaux sanguins avec limitation des performances sexuelles. Pour que la verge se gonfle, les tissus doivent être parfaitement détendus et dilatés. L'examen par doppler permet d'évaluer l'état général des vaisseaux au niveau de la verge.

◇ Où s'informer sur la dangerosité des drogues qui circulent?

Pour connaître les effets de ces drogues et leurs dangers et poser des questions, consulter http://www.drogues.gouv.fr.

Drogues info service renseigne sur toutes les substances psychoactives, alcool, tabac et médicaments compris : 0 800 23 13 13, 7 jours sur 7, de 8 h à 2 h du matin. Appel anonyme et gratuit. Appel d'un portable au 01 70 23 13 13 au coût d'une communication locale.

À consulter aussi, Écoute cannabis : 0 811 91 20 20 de 8 h à 20 h, 7 jours sur 7. Appel anonyme, coût d'une communication locale depuis un poste fixe.

Écoute alcool : 0 811 91 30 30 de 8 h à 2 h du matin. Appel anonyme au coût d'une communication locale depuis un poste fixe.

Tabac info service, de 9 h à 20 h, du lundi au samedi, au n° 39 89 (0,15 € / min) – http://www.tabac-info-service.fr.

Sur les pratiques différentes

◇ Comment savoir si on a une sexualité déviante ou seulement « pimentée » ?

Avec le temps, pour aiguiser le désir, on peut aimer jouer certaines comédies intimes excitantes sans que cela ne prête à conséquence. Ponctuellement, on va se montrer voyeur, exhibitionniste, masochiste ou sadique. Ce qui fait la différence entre un(e) déviant(e) d'un jour et un(e) vrai(e) déviant(e), c'est la répétition de ce comportement, et surtout l'impossibilité de trouver du plaisir autrement. C'est aussi le fait de vivre ses fantasmes. La déviation a besoin d'un passage à l'acte et d'une mise en scène, sinon l'excitation sexuelle demeurera insuffisante. Certaines déviations sont peu glorieuses, voire franchement criminelles : la pédophilie (l'adulte qui impose des relations sexuelles à des enfants ou des adolescents à peine pubères), la zoophilie (relation avec un animal), l'urophilie (jeux d'urine), etc.

◇ Les comportements déviants sont-ils des maladies ?

Tant qu'on n'impose pas ses lubies à une personne qui les réprouve et que l'on peut vivre aussi sa sexualité comme tout le monde, la réponse est non, il ne s'agit nullement de pathologie ; en revanche, s'il est impossible de modifier son scénario sexuel, s'il faut vraiment voir ou se montrer, faire mal ou avoir mal, il y a problème et une psychothérapie devient nécessaire. Le thérapeute aidera à découvrir pourquoi on fonctionne ainsi et, dans le meilleur des cas, à sortir de ce cercle vicieux.

5
LES TROUBLES DE L'AMOUR, CÔTÉ FEMME

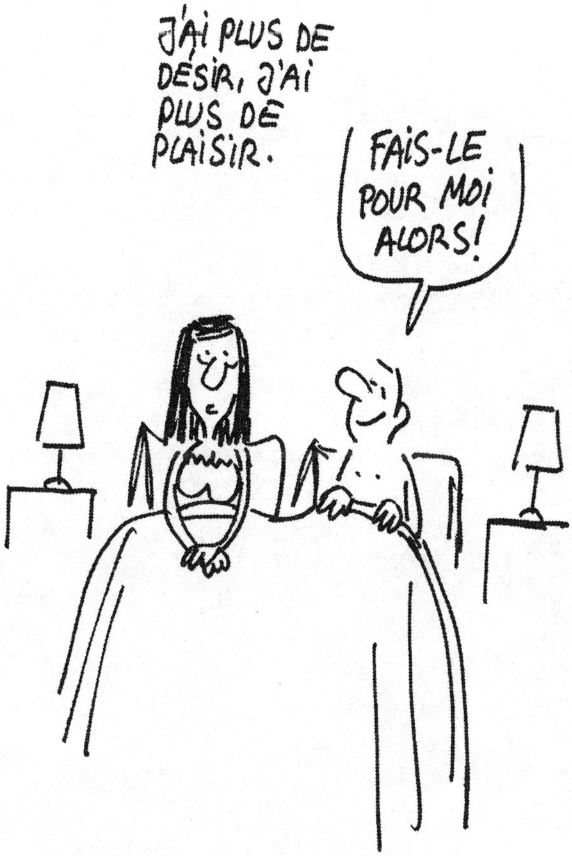

Les pannes sexuelles existent aussi côté féminin et se manifestent par une absence de désir ou de plaisir, des rapports douloureux, une phobie de la pénétration... La plupart de ces pathologies se traitent plutôt bien, encore faut-il accepter de se prendre en charge.

Après la quarantaine, les femmes se plaignent plus fréquemment de gêne et d'inconfort vulvaire, souvent liés à des modifications de la flore locale et à des variations hormonales entraînant mycoses, cystites, etc. La fuite du désir commence alors à se profiler. Après la cinquantaine, la ménopause bouscule tout le paysage sexuel. Certaines femmes parlent d'un « avant/après ». L'amour rimait avec plaisir, voilà que son intensité s'amenuise ou que le rapport devient douloureux (dyspareunie). Un autre profil de patientes consulte : les femmes qui se « réveillent » au milieu de la tempête. Jamais elles n'ont connu l'orgasme ou le plaisir de la relation sexuelle ; elles souhaitent soudain « réagir » et rattraper le temps perdu. Pour elles, la ménopause se révèle être un facteur de crise existentielle. Le traitement hormonal substitutif ne sera pas suffisant, il faudra un traitement global qui les amène à se penser autrement pour jouir réellement.

Les troubles du désir et du plaisir

Ces troubles regroupent aussi bien l'absence durable d'envie de faire l'amour (au moins six mois), que la difficulté à jouir (orgasme trop long à venir ou totalement absent).

Les femmes se demandent si ces problèmes, nouveaux ou constants, sont la conséquence d'un « ennui mécanique », d'une maladie d'organes ou bien d'une déprime des sens. Les hormones sont-elles délivrées en quantités inadaptées, est-ce la ménopause qui (re)fait parler d'elle ? La vulve entière ou une partie du sexe est-elle détraquée ? En réalité, dans la majorité des cas, ces troubles sont d'origine psychique (dépression, mauvaise image du corps, fixation obsessionnelle, deuil impossible à faire, conflits conjugaux, etc.) avec, à cette période, en plus, les modifications hormonales à l'œuvre.

→ Routine, bobos et inconscient

Les petites bagarres du quotidien usent le couple et ont un impact évident sur la sphère intime. Même si l'esprit passe l'éponge, le corps, lui, n'oublie pas !

Parfois, des ressorts psychologiques anciens entrent en ligne de compte et sabotent la relation à bas bruit, de manière plus inconsciente encore. Certaines femmes ont totalement investi la maternité et l'éducation de leur(s) enfant(s) pour réparer leur propre enfance et, du coup, elles ont négligé leur compagnon. Sur le tard, ces mêmes femmes vivront parfois une passion symbolique avec leur fils devenu adolescent. Après la quarantaine, elles abandonneront toute sexualité avec leur mari, si elles ne l'ont pas déjà fait auparavant.

D'autres femmes, en référence au couple parental, feront inconsciemment comme si « une mère honnête n'avait pas de plaisir ». Elles accompliront le minimum syndical tout au long de la relation conjugale, jusqu'à la ménopause où elles se sentiront enfin délivrées et arrêteront. Pour d'autres encore, le compagnon devenu le père de leurs enfants se sera transformé en père tout court et, dans ce contexte, il sera devenu impossible d'aimer faire l'amour avec lui ou de le désirer (toujours l'Œdipe). Et pendant des décennies, elles traîneront ce boulet invisible à leur conscience !

→ Les substances tue-l'amour

Certains produits ou médicaments précis ont des effets indésirables sur la sexualité, le plus souvent de manière réversible si le médecin peut adapter la prescription : hypotenseurs, neuroleptiques ou antidépresseurs (qui, de plus, retardent l'orgasme). Les anti-hormones qui provoquent une ménopause artificielle ont un impact sur le désir et la lubrification (mais avec des hydratants on compensera l'inconfort au niveau de la vulve et du vagin). L'alcool pris à dose excessive et régulière entraîne à la longue des modifications hormonales responsables d'une moindre sensibilité du clitoris et d'une baisse de lubrification avec une chute du désir. Gare aussi au tabac...

Sauver sa sexualité et se donner une seconde chance

Si l'idée d'une reprise de la relation sexuelle paraît tolérable, il faut la tenter. Non pour faire plaisir à son conjoint, mais pour y trouver du plaisir soi-même. Petit à petit, le désir peut revenir (voir chapitre 4, L'amour, avant, pendant, après).

Certaines surmontent très bien cette difficulté toutes seules, sans l'aide d'un thérapeute. Leur secret est simple : elles ont envie d'avoir envie. Un beau jour, elles prennent conscience de leur situation et ne s'y résignent plus. Elles ne rejettent pas la faute sur l'autre seulement, c'est peut-être un peu la leur aussi.

Alors elles décident de s'étonner, et d'étonner leur homme. Pas forcément en lui déballant tout le *Kamasutra*, mais en investissant l'art de la communication. Voyager, dormir, manger, se promener, tout devient l'occasion de recréer une nouvelle complicité et de la sensualité. Elles imaginent de simples rendez-vous au café du coin, volés sur le quotidien, ou des dîners en tête à tête pour recréer la complicité perdue. Parfois, elles expulsent la télévision de la chambre, énergiquement, car elle hypnotise et endort le couple. À ce propos, une étude italienne leur a donné raison. La sexologue Serenella Salomoni a percé les secrets d'alcôve de 523 couples qui avaient installé le petit écran dans leur chambre à coucher. Résultats : les couples font deux fois moins l'amour, passant de huit rapports mensuels à quatre. Chez les seniors, l'influence du téléviseur s'avère encore plus néfaste : les rapports chutent de sept à un et demi par mois[37] !

À chacune sa solution, mais l'escapade amoureuse à deux a fait ses preuves. Seuls, comme si la terre s'arrêtait de tourner, sans enfants, sans montre, sans portable, sans vêtements… il arrive de retrouver les émois d'antan.

Selon le sexologue Willy Pasini, les champions de l'érotisme en couple ont une tactique qui oscille comme un mouvement de balancier entre la répétition et la transgression : la répétition des caresses, positions, lieux ou horaires crée un fil rouge érotique et rassure ; la transgression des positions, fantasmes, fréquence, lieux… étonne, excite et stimule.

Si la tentative de rapprochement n'est pas concluante et que l'amour devient une souffrance, une psychothérapie s'avère utile. Les solutions existent, au cas par cas, suivant la situation de chacune. La thérapie consiste à faire le point et à voir précisément là où le bât blesse. Avec cet homme précisément, ou tous les hommes en général ? Après un événement particulier (les enfants partis du nid, la ménopause…) ?

Parfois, une simple information ou une thérapie brève suffisent à dénouer le problème, à parler de ce qui n'a jamais été dit, à réfléchir sur soi-même tout en regardant son couple avec plus de distance. D'autres fois, le travail sera plus long, une psychothérapie de soutien ou une psychanalyse pourront être suggérées.

La pharmacie des voluptés

Il existe d'ores et déjà de nombreux traitements sur prescription, non remboursés et vendus sans ordonnance pour favoriser la lubrification et l'excitation, malheureusement mal connus et sous-utilisés. Le polycarbophile (Replens) permet de retapisser la muqueuse de cellules nouvelles et de rétablir une bonne lubrification. Il s'administre en dehors des rapports sexuels, sous forme de poire à vider dans le vagin deux à trois fois par semaine. Monasens et maintenant Oxens, nouveau sur le marché, sont des gels hyper hydratants qui peuvent s'utiliser deux à trois fois par semaine et lors des rapports sexuels, à appliquer sur la vulve et l'entrée du vagin. Même fonction pour la Cicatridine, à base d'acide hyaluronique, qui se présente sous forme d'ovule.

Les compléments alimentaires, qui s'appuient sur les vertus de la micronutrition (Donalis, Ménophytéa hydratation intime...), semblent intéressants pour les femmes atteintes de sécheresse vaginale ou vulvaire qui ne peuvent ou ne veulent utiliser le THM. Donalis revendique une action sécrétoire sur le système glandulaire grâce à l'huile d'onagre, une action anti-inflammatoire sur l'épithélium vaginal grâce à l'équilibre en acide gras oméga 3-oméga 6, et une action lubrifiante par amélioration de la qualité des sécrétions. La posologie est de 2 comprimés matin et soir avec un effet attendu au bout de deux à trois mois.

Le gonflement du clitoris qui signale l'excitation est favorisé par certains vasodilatateurs (Sermion ou génériques).

Enfin, le médecin peut prescrire certains antidépresseurs à petites doses qui lèvent le frein au désir. Ou adapter un traitement qui, lui, plombe le désir (voir p. 151, « Les substances tue-l'amour »).

À côté de cela, des molécules plus ou moins expérimentales ont pour ambition de traiter les troubles du désir ou du plaisir. Le premier produit testé en 2003 pour les femmes a été le Viagra du laboratoire Pfizer avec de bons résultats sur la lubrification et l'orgasme facilité (mieux qu'avec le placebo en tout cas). Pour autant, Pfizer n'a pas jugé utile une mise sur le marché. Peut-être parce que l'alchimie féminine du désir et de l'amour ne se résume pas à une simple vasodilatation des vaisseaux sanguins. Et de loin !

Des stimulants du désir sont également sur la paillasse des chercheurs. Pas moins de 5 000 femmes, des deux côtés de l'Atlantique, ont testé l'efficacité de la Flibanserine du laboratoire Boehringer Ingelheim dans le traitement de la baisse du désir sexuel. Cette fois, la molécule n'agit plus sur le débit sanguin, mais sur la sérotonine, un neuromédiateur surnommé l'hormone du désir et qui interviendrait dans « l'allumage » des circuits cérébraux. Le lancement pourrait avoir lieu en 2011.

Un autre produit sous forme de spray nasal, développé par la firme américaine Palatin Technologies, devait également enrichir l'arsenal des aphrodisiaques version rose. Il a été abandonné, mais d'autres recherches plus fines sont déjà lancées. Le PT-141 agissait sur une hormone cérébrale, la mélanocortine. Les rongeurs femelles qui recevaient cette substance sollicitaient les mâles cinq fois plus que les autres femelles. De quoi donner envie d'aller de l'avant.

Enfin, il existe un patch (Intrinsa) vendu sur prescription médicale pour augmenter le désir chez la femme. Uniquement destiné aux femmes ménopausées ou ayant subi une ménopause chirurgicale (retrait des ovaires), il pourrait obtenir son extension d'indication pour les ménopauses naturelles dès 2011, on l'espère. Celles qui souhaitent en savoir plus peuvent consulter le site http://www.libidomenopause.fr.

Le laboratoire BioSante Pharmaceuticals promet également un gel à base de testostérone (Libigel), actuellement en phase d'expérimentation. Ce médicament s'obtiendra sur prescription médicale et sera destiné aux femmes qui souffrent de troubles du désir.

Et la fameuse DHEA ? On en a beaucoup parlé chez la femme ménopausée. À raison de 300 mg, elle améliorerait la libido une heure après la prise. En son temps, l'étude DHEAGE du Pr Étienne-Émile Baulieu avait montré un léger effet de cette substance sur le désir chez les femmes âgées de 60 à 79 ans, à raison de 50 mg / jour. La DHEA s'achète sous forme de préparation magistrale en pharmacie, sur prescription. Certains médecins recommandent de l'utiliser en cure de quelques semaines, ou un jour sur deux, afin de ne pas bloquer la production naturelle d'hormone. Le dosage sanguin de la DHEA permet de préciser à la fois si on en a besoin et les doses optimales à absorber.

Cela dit, nous le répétons, tous ces produits peuvent s'avérer utiles, mais sûrement pas suffisants. En cas de blocage dans le couple, nul ne pourra faire l'économie de questionnements intimes (pour donner du sens au blocage), voire d'une thérapie psychologique ou conjugale.

Les douleurs pendant l'amour

Les femmes se plaignent parfois d'avoir mal pendant les rapports (dyspareunies), ce qui gâche leur plaisir et leur orgasme et, à la longue, peut les conduire à des relations plus brèves et plus espacées.

La chose est certaine, cela ne se passe pas que « dans la tête » : au départ, toutes les dyspareunies s'appuient sur une souffrance physique, superficielle ou profonde, décrite en termes de plaie, de brûlure ou de déchirure, à soigner absolument. Un examen minutieux du médecin est nécessaire afin de trouver le traitement approprié. Lorsque la douleur devient chronique (au-delà de six mois), une prise en charge psychosomatique devient souhaitable.

No sex attitude

L'un des enseignements de la grande enquête CSF 2006 a aussi été celui-là ! Alors que les pratiques sexuelles semblent plus libres, que les femmes rattrapent les hommes sur le terrain de la revendication du plaisir, que les jeunes se rapprochent des plus expérimentés (ou l'inverse), un certain nombre de vaillants « célibataires » ne manifestent pas d'intérêt pour la sexualité (ni le couple). 35 % des femmes et 71 % des hommes souhaitent pourtant sortir de leur désert sexuel. Mais peu s'en donnent vraiment les moyens, puisqu'une personne sur quatre à peine déclare être actuellement à la recherche d'un partenaire.

→ Toutes les raisons d'avoir mal

Certains médicaments, certaines maladies, certaines situations peuvent être à l'origine de douleurs plus ou moins intenses pendant le rapport sexuel. La pilule favorise chez les femmes prédisposées une hyperacidité vaginale avec la prolifération de champignons à l'origine d'irritations vulvaires. Un herpès génital externe ou la présence d'une mycose peuvent expliquer des frictions et une pénétration extrêmement pénibles (voir chapitre 12, IST, sida : comment s'en protéger ?).

Les douleurs plus profondes sont provoquées par un fibrome, une inflammation des trompes, une endométriose ou un kyste de l'ovaire (voir chapitre 10, Les maladies, côté femme). On rencontre aussi des cas de « pseudo-vaginisme » avec des contractions réflexes a minima des muscles du vagin qui rendent le rapport inconfortable ou douloureux pour les deux partenaires, sans empêcher la pénétration.

Enfin, la cause de douleur la plus fréquente à cette période de la vie est la sécheresse vaginale chez la femme ménopausée non traitée (ou insuffisamment traitée), responsable de rapports difficiles ; on peut l'améliorer grâce au traitement hormonal de la ménopause, aux traitements locaux hormonaux ou non hormonaux et aux lubrifiants (voir plus bas).

Sur le désir

◇ Peut-on vivre sans faire l'amour ?

On peut être parfaitement équilibrée et imposer le silence à son corps pour faire le point avec soi-même. On peut aussi être malheureuse à cause d'un deuil ou d'une rupture et refuser de s'engager ou de souffrir à nouveau. La douleur morale l'emporte encore sur la perspective du plaisir physique. Ce choix monastique peut durer des semaines, des mois ou des années. La particularité du désir et de l'amour, c'est que cela se pense à deux.

Si on n'a pas de compagnon, l'abstinence est plus ou moins bien supportée. Si on en a un, qu'il est en phase avec cette abstinence et qu'il n'en souffre pas, c'est que le couple a investi d'autres centres d'intérêt et de complicité.

Les choses se compliquent s'il y a demande du compagnon et que l'on s'y refuse absolument et systématiquement.

Une consultation chez le sexologue ou une thérapie conjugale sera nécessaire si l'on veut préserver une certaine harmonie dans son couple.

◇ L'absence de désir peut-elle être hormonale ?

Oui, en partie. En périménopause et surtout à la ménopause, la testostérone, hormone mâle du désir, commence à être moins sécrétée par les ovaires ; un bilan hormonal n'est pas nécessaire pour autant, d'autant que la vente d'androgènes n'a pas été encore autorisée pour cette indication chez la femme. Le médecin prescrira plutôt des œstrogènes (en gel) qui rendent la muqueuse vaginale plus réceptive, complétés de lubrifiants ou hydratants très efficaces (voir toutes les questions concernant la sécheresse vaginale). À savoir aussi : une concentration anormalement élevée de prolactine entraîne non seulement une chute de la libido, mais une sécheresse vaginale à l'origine d'une perte de plaisir. Le taux augmente en cas d'allaitement mais aussi à cause du stress. Si le dosage confirme un excès hormonal, on prescrira des médicaments qui feront baisser la prolactine.

◇ Depuis ma ménopause, je n'ai plus de désir. Comment sortir de là ?

Au moindre coup de blues – et il y en a forcément à cette période de crise existentielle –, on peut se dire : « Ça y est, c'est le commencement de la fin, la chute abyssale du désir et du plaisir. » À chaque rapport, on devient la spectatrice de son plaisir. Au moindre fléchissement de ce dernier, on s'inquiète et c'est ce qui finit par créer le problème, plus sûrement que la ménopause elle-même. La parade incontournable : plus on fait l'amour, plus on a envie de le faire, c'est physiologique. Le corps va mémoriser les sensations agréables et tenter de les reproduire à chaque nouvelle occasion.

◇ Depuis que mon mari prend du Viagra, ça me bloque...

À la sortie de ce médicament, les femmes ont eu plusieurs types de réactions à l'origine de blocages : « Il va prendre ce produit et, du coup, il va aller voir ailleurs... », « S'il n'y avait pas ce truc, il ne me désirerait pas... », « Il va falloir que je sois à sa disposition permanente... », etc. Il est amusant de penser qu'il y a quarante ans, lorsque la pilule contraceptive est sortie, les hommes ont pensé de même : « Elle va me tromper puisqu'elle n'a plus peur de tomber enceinte » ; « Elle va s'en donner à cœur joie », etc. Pour la pilule comme pour les médicaments de l'érection, la menace doit être relativisée. Avec ou sans béquille, un homme qui a envie de butiner butinera. Pour que le produit fonctionne, il faut du désir, donc une certaine stimulation. Si l'homme réagit avec sa partenaire, c'est qu'elle ne lui est pas indifférente, bien au contraire. À côté de cela, un certain nombre de femmes ne sont pas inhibées mais au contraire stimulées par la panoplie des médicaments sexo-actifs. Ce sont ces femmes, maintenant, qui disent à leur mari : « J'ai bien pris la pilule pendant des années, tu pourrais prendre tes pilules toi aussi. »

◇ Depuis que mon mari prend du Viagra, j'ai davantage de plaisir, est-ce lié ?

Oui, c'est possible, et l'étude « Couple » menée par Marie Chevret-Measson[38] confirme ce que certaines ont pu constater dans l'alcôve. C'est un peu l'illustration de la transitivité mathématique appliquée au sexe. Leur compagnon prend le losange bleu pour ses troubles de l'érection et elles en sont sexuellement satisfaites, trouvant le rapport plus agréable. Un peu comme si Viagra agissait par procuration.

Autre surprise de l'étude, la fatigue féminine chute radicalement entre le début et la fin du traitement (à cause de la composante dépressive qui diminue ?) et l'estime de soi double quasiment. Enfin, quand la femme est intégrée à la démarche thérapeutique, son mari prend mieux sa pilule.

◇ Je n'ai jamais de fantasmes ni d'envies particulières au lit : suis-je supposée m'en alarmer ?

Si la relation est agréable et que chacun est content, où est le problème ? Le fantasme n'est pas obligatoire ! En revanche, si cette attitude traduit une inhibition ou un désintérêt de la chose sexuelle, il existe mille façons de réveiller son imaginaire : les livres et les films notamment, en commençant par des incitations sensuelles et érotiques très progressives (sous peine d'obtenir l'effet inverse à celui recherché). Une femme qui connaît ses fantasmes et les utilise est plus facilement excitée, son partenaire aussi, il a parfois besoin d'entendre ses rêveries pour nourrir ses propres pensées.

◇ L'infidélité peut-elle être un remède à la perte du désir ?

L'infidélité n'est ni un moyen ni un remède et elle ne se prescrit pas. La vraie question à se poser pour soi-même est : comment vivrais-je cette expérience ? Si c'est avec culpabilité et pour s'assurer que l'on plaît toujours, ou que le corps « fonctionne » encore, autant ne pas essayer, le *testing* est souvent décevant sur le plan sexuel et ne résout rien dans son couple. Si c'est avec du désir pour un autre, alors on sort du contexte du « remède », à chacune d'avoir des petits arrangements avec sa conscience.

Sur le plaisir

◇ Je n'ai jamais eu de plaisir, que dois-je faire ?

Il faudrait voir ou revoir le film de Bertrand Blier *Les Valseuses* ! Certes, Miou-Miou est jeune et frigide dans ce film, mais qu'importe l'âge, les mécanismes restent les mêmes : elle ne manifeste aucune réaction de plaisir pendant l'amour, elle ne fait que prêter son corps, comme absente à elle-même, malgré les efforts héroïques et variés de Patrick Dewaere et Gérard Depardieu. Tout d'un coup, avec un nouveau partenaire maladroit et inexpérimenté, elle explose de plaisir et découvre enfin la jouissance. Que s'est-il passé ? Elle n'a sûrement pas succombé à l'habileté du nouveau venu. Non... voyant que celui-ci tremblait, Miou-Miou l'a rassuré, elle est devenue moins passive, elle a pris en compte son partenaire et elle-même. Enfin actrice de son propre plaisir, ce dernier a fini par s'imposer tout naturellement. Puis, le blocage a disparu.

◇ J'ai du plaisir par la masturbation, pas la pénétration. Comment oser cette pratique devant mon mari ?

Beaucoup de femmes n'osent pas se caresser devant leur compagnon, de peur qu'il s'imagine ne servir à rien ou qu'il les considère comme des dépravées, alors qu'elles ne peuvent effectivement obtenir l'orgasme que par la stimulation du clitoris. Deux remarques : primo, bon nombre d'hommes se disent excités de voir leur partenaire se masturber devant eux ; secundo, c'est sans doute le moyen le plus efficace et le plus rapide pour jouir à deux.

Une autre possibilité s'offre évidemment : demander à son partenaire d'associer la pénétration à la caresse du clitoris, cela suppose bien sûr des positions amoureuses adaptées, par exemple, Andromaque (voir p. 126) ou la levrette, ci-dessous. Avec un peu de générosité et de doigté, certains amants y arrivent très bien.

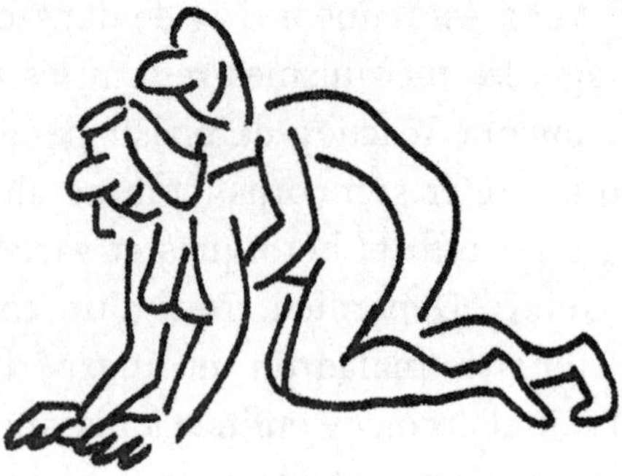

Ne pas espérer décrocher la lune tout de suite : entre le moment où chacune pratique seule l'orgasme avec plaisir et la relation sexuelle à deux, il y a un monde à franchir à petits pas comptés. L'orgasme est un réflexe conditionné qui se reprogramme par étapes progressives.

◇ L'insuffisance de lubrification est-elle hormonale ?

Non, un bon équilibre hormonal aide, naturellement, mais la gêne est surtout liée au stress, voire à la peur de ne pas mouiller suffisamment pour se rassurer et rassurer son partenaire. En réalité, la lubrification chez la femme est l'équivalent de l'érection chez l'homme. Pour que l'excitation et la lubrification viennent, il faut être totalement détendue ou alors prendre les devants et utiliser un lubrifiant local.

◇ On m'a ôté un fibrome et depuis le plaisir a disparu, est-ce irréversible ?

Vers la quarantaine, il est très fréquent d'avoir un fibrome. Pourtant, c'est davantage ce qui se passe dans son esprit et les fantasmes autour du fibrome qui vont parasiter le plaisir que le fibrome lui-même. Il faut donc s'interroger sur ses représentations. Certaines femmes se disent qu'elles vieillissent, d'autres pensent à leur mère qui, elle aussi, a eu un fibrome, et cela réveille toutes les difficultés relationnelles entre elles et la peur de lui ressembler en cela aussi. On voit bien que cette intervention technique, en apparence si simple, cache en fait un parasitage psychologique à élucider pour dénouer l'angoisse et retrouver le plaisir.

Sur la douleur

◇ Je suis très bien traitée pour mes problèmes gynéco, mais les rapports sont toujours aussi douloureux...

Les petites maladies (mycoses, herpès, cystites, infections), tout ce qui crée une irritation est un obstacle au désir et au plaisir. Il suffit de se traiter de manière adaptée pour que les rapports redeviennent satisfaisants. Si, malgré le traitement complet, la situation s'installe durablement avec des troubles cycliques, il devient indispensable de s'interroger sur le pourquoi de cette opposition masquée. Un élément psychologique déterminant peut émerger (voir aussi chapitre 10, Les maladies, côté femme, et chapitre 12, IST, sida : comment s'en protéger ?).

◇ Si ça frotte trop pendant les rapports, puis-je utiliser des lubrifiants à titre préventif ?

Oui, ils sont faits pour ça aussi, faciliter la glisse (avec ou sans préservatif), éviter les frottements douloureux, compenser les problèmes de sécheresse vaginale, le tout sans provoquer d'irritations. En cas de rapports prolongés, ils revendiquent même des vertus apaisantes, adoucissantes et cicatrisantes.

Sur les difficultés de pénétration

◇ Alors que j'ai eu des enfants et des rapports agréables auparavant, mon vagin se contracte trop pendant l'amour. C'est l'âge ?

Il est probable que la contraction ressentie soit une gêne locale au niveau du vagin, plus réactif parce que plus sec. La raréfaction ou l'absence de rapports sexuels amplifie le phénomène et la gêne. De ce fait, les muscles qui entourent le vagin, par réaction réflexe, se mobilisent, on parle alors de vaginisme secondaire. Le traitement est presque le même que pour un vaginisme primaire : il va falloir réapprivoiser progressivement la zone vaginale pour avoir moins peur, lâcher prise et retrouver le plaisir en partant de ce qui auparavant déclenchait des sensations agréables. Une sexothérapie avec des exercices sera utile, associée à des produits hydratants (Monasens, Oxens, Replens, Cicatridine, Ménophytéa hydratation intime...).

Sur son partenaire

◇ Mon compagnon souffre de troubles de l'érection, il me désire moins ou je m'y prends mal ?

L'homme peut désirer sa partenaire, celle-ci peut être parfaitement experte, et le pénis ne pas réagir de manière adéquate. Le diagnostic revient au médecin, il interrogera le couple sur ses habitudes sexuelles et il procédera à un examen clinique de l'homme seul, si ce dernier préfère.

Cependant, certains sexologues considèrent effectivement que les femmes sont plus fortement impliquées qu'on ne l'imagine dans les troubles sexuels masculins[39]. Dans 25 à 60 % des cas, la femme d'un homme impuissant présente des troubles sexuels elle aussi (chute de la libido, douleurs pendant l'amour, absence d'orgasme, impossibilité à être pénétrée). Ce qui expliquerait en partie la démotivation de l'homme ou les blocages qui s'ensuivent, surtout si lui-même est fragilisé pour des raisons professionnelles ou affectives. Dans ce cas, c'est le couple qu'il faut « traiter » et pas seulement le trouble érectile.

Sur les sexologues

◇ À quoi sert un sexologue ?

Ce thérapeute de la sexualité aide à surmonter les difficultés ou blocages jugés préoccupants pour soi ou pour son couple : problèmes de désir, de plaisir, douleurs, troubles sexuels ou amoureux.

◇ Comment les sexologues sont-ils formés ?

On dénombre environ un millier de sexologues en France, dont près des deux tiers sont des médecins (généralistes pour la plupart ou psychiatres, gynécologues, endocrinologues, urologues). Le tiers restant se compose de psychologues, thérapeutes, kinésithérapeutes, conseillers conjugaux, hypnothérapeutes. Des formations universitaires de trois ans sont ouvertes aux médecins comme aux non-médecins pour éviter les dérives nombreuses et les fantaisies thérapeutiques observées dans cette profession mal définie. Le diplôme interuniversitaire (DIU) de sexologie est le seul diplôme consensuel, reconnu par l'Ordre des médecins. L'enseignement est dispensé dans une vingtaine d'universités en France (Bordeaux, Lyon, Montpellier, Marseille, Nantes, Paris, Toulouse...). Selon une enquête réalisée par l'Association pour le développement de l'information et de la recherche sur la sexualité, un sexologue sur six consacre cent pour cent de son activité à la sexologie, et un sur six ne l'exerce qu'occasionnellement. Selon la formation de départ du thérapeute, l'entretien sera très médical, « mécaniciste » ou plutôt psy. Mais pour tous, l'objectif devra être le même, traquer la cause du mal (lésion organique, traumatisme psychologique, problème relationnel) et la traiter, seul ou avec l'aide d'un médecin.

◇ Y a-t-il des exercices pratiques ?

Oui, ils sont même inévitables. Ces exercices ne sont évidemment pas des travaux pratiques en cabinet avec le sexologue, mais des conseils et des missions à accomplir d'une fois sur l'autre chez soi, sur soi, avec son partenaire ou dans sa vie (caresses, dialogue autour de la sexualité, adoption de certaines positions amoureuses, contractions du périnée, changements de comportement du couple, éviction du chien du lit conjugal, etc.). Une thérapie dure quelques séances pour un problème simple (méconnaissance de son propre fonctionnement et celui de son partenaire...), voire quelques mois pour un trouble plus sérieux (anorgasmie ou douleurs chroniques...). Mais, bien sûr, tout dépend du problème et du couple.

◇ Faut-il consulter seule en cas de trouble sexuel féminin?

Au début, il vaut mieux tenter ce qui paraît le plus facile pour soi. Certaines femmes se sentent gênées, voire culpabilisées ou humiliées, par la présence de leur partenaire. D'autres se sentent soutenues par cette même présence. Cependant, il faut reconnaître que l'homme est quelquefois essentiel pour préciser le diagnostic de trouble sexuel, aider le médecin à faire le bon choix thérapeutique et améliorer l'observance du traitement. Lorsqu'on interroge le mari en consultation, celui-ci fournit une mine de renseignements auxquels on n'aurait pas forcément pensé ou auxquels on n'aurait peut-être pas accordé la même importance: « Tous les soirs, elle passe des heures avec les enfants (ou sa mère) au téléphone » ; « Elle ne supporte plus que je la touche (ou que je l'embrasse ou que je la caresse) » ; « Elle n'arrive à jouir que dans une seule position (ou dans le noir) », etc. Le diagnostic est souvent modifié après l'intervention du partenaire, car la femme s'attache surtout au climat général de la relation sans préciser ce qui cloche dans son intimité comme le ferait un homme précisément, avec des mots plus concrets parfois.

◇ Mon mari refuse de m'accompagner chez le sexologue, comment le convaincre?

Certains hommes se défendent énergiquement de consulter pour raison sexuelle, comme si c'était l'humiliation suprême. Raison avancée: « C'est ton problème, tu te débrouilles... Moi, je vais bien. » C'est à la fois vrai et faux. Jusqu'à preuve du contraire, l'amour se pratique à deux. Et si chacun tentait un pas vers l'autre, le chemin à parcourir serait moins long et moins difficile. Une femme rassurée par l'attitude de son compagnon fonctionne mieux et plus rapidement (c'est d'ailleurs exactement la même chose pour un homme qui souffre de difficultés sexuelles). Le but du jeu n'est pas de savoir qui est responsable, mais d'améliorer la relation sexuelle. Voilà, entre autres, ce qu'on peut lui suggérer.

Où trouver un spécialiste ?

Pour un sexologue

Association inter-hospitalo-universitaire de sexologie : http://www.aihus.fr.
Société française de sexologie clinique : 32 avenue Carnot, 75017 Paris – 01 45 72 67 62 – http://www.sfscsexo.com.
Syndicat national des médecins sexologues : http://www.snms.org.

Pour un psychosomaticien

Société française de gynécologie obstétrique psychosomatique : sfgops@gmail.com.

Pour un thérapeute de couple

Association française des centres de consultation conjugale : 44 rue Danton, 94270 Le Kremlin-Bicêtre – 01 46 70 88 44 – http://www.afccc.fr.

Pour un hypnothérapeute

Institut de médecine psychosomatique, d'hypnose clinique et de thérapie brève : http://www.hypnose.org.
Association française pour l'étude de l'hypnose médicale : http://www.hypnose-medicale.com.

Pour un urologue

Association française d'urologie – 61 rue de Vaugirard, 75006 Paris – 01 45 48 06 09 – http://www.urofrance.org.

6

LES TROUBLES DE L'AMOUR, CÔTÉ HOMME

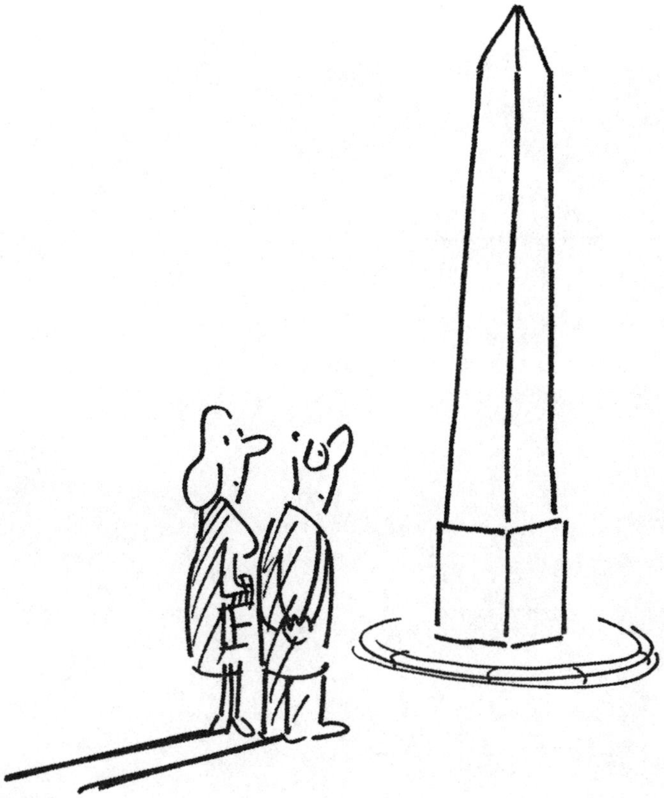

On a cru longtemps que les troubles de l'amour résultaient du vieillissement et d'une espèce de fatalité biologique. On constate cependant que ces troubles surviennent à tous les âges, chez les bien-portants comme chez les malades, chez les vétérans comme chez les hommes supposés en pleine possession de leurs moyens. Les troubles amoureux sont aussi mal vécus par les uns que par les autres, maigre consolation !

Excellente nouvelle, il existe des solutions efficaces dans la plupart des troubles de l'impuissance ou de l'éjaculation, quel que soit l'âge. Voilà qui est suffisamment rare en médecine pour le signaler. Il y a douze ans, ce n'était pas vrai. Depuis, il y a eu toute la vague des médicaments « sexo-actifs ». Grâce à ces traitements, l'homme se sent libéré en grande partie de son obsession de mal fonctionner.

Après la cinquantaine, un homme sur trois – voire un sur deux – se dit concerné par un problème d'impuissance. L'envie demeure intacte, mais « ça ne fonctionne plus ». La psychologie revêt alors une importance capitale : à 30 ans, même si l'homme se sentait bloqué, la pulsion sexuelle écrasait l'inquiétude. À la maturité, c'est l'inverse, l'inquiétude écrase la pulsion. L'homme fragilisé se pose mille questions : sa partenaire a-t-elle envie de lui ? Sera-t-il capable de la satisfaire ? Combien de temps encore et avec quels résultats ?

Un autre symptôme apparaît au fil du temps : l'éjaculation retardée. Alors qu'à 20 ans, l'homme réagissait au quart de tour, à présent, il lui faut davantage de stimulations pour se sentir excité et pour peu que sa partenaire ait un vagin plus fragile et qu'elle préfère abréger le rapport, il se retrouve totalement inhibé...

Enfin, il arrive – mais plus rarement à cette période – que la difficulté d'érection soit associée à une éjaculation précoce. Même si l'homme réagit plus lentement que lors de ses premières expériences amoureuses, et même si, avec l'âge, il gagne quelques secondes de répit, il n'en reste pas moins qu'il éjacule trop tôt par rapport à sa compagne qui, elle aussi, réagit plus lentement avec les années. D'où un déphasage à l'origine d'impasses et de frustrations réciproques.

Les maladies et la quantité de médicaments avalés pour les traiter (hypertension, insomnie, rhumatismes, etc.) n'arrangent rien aux affaires intimes. On le sait, bon nombre de ces produits réduisent l'érection et retardent l'éjaculation.

Les troubles de l'éjaculation

→ L'éjaculation retardée

Avec l'âge, l'homme devient un peu « plus long à la détente » et c'est tout à fait normal : quelques minutes en plus au total, avec maintenant la nécessité de se concentrer sur ses sensations pour que l'éjaculation vienne. Chez les anciens éjaculateurs prématurés, l'effet s'avère positif, parfois spectaculaire. Un peu comme chez les myopes qui, avec l'âge, deviennent presbytes et qui voient enfin normalement. Mais les autres hommes à l'éjaculation trop retardée peuvent trouver le temps long et leur partenaire aussi.

Lorsque l'émission de sperme est si longue qu'elle ne vient pas du tout (anéjaculation) ou lorsqu'elle est trop longue par rapport au tempo de sa partenaire, une prise en charge globale devient nécessaire, éventuellement avec l'aide de médicaments. Il s'agit d'abord de rééduquer les comportements éjaculatoires en s'appuyant sur la masturbation, puis d'adapter les habitudes masturbatoires aux perceptions lors du coït. Il faudra parfois diminuer la pression sur la verge, ralentir le mouvement, etc.

L'hypnose éricksonienne permet d'obtenir un meilleur lâcher-prise tout en renforçant la sensation d'excitation interne.

En cas de chute de l'hormone mâle physiologique avec l'âge, le désir est freiné, la pulsion amoindrie et l'éjaculation laborieuse. Un traitement à base de testostérone permet de booster l'excitation et du coup l'éjaculation. Bien entendu, un bilan médical s'avère indispensable pour éviter d'éventuelles contre-indications, dont un problème de prostate. Un autre produit, la midodrine (Gutron), habituellement prescrit dans les cas d'hypotension orthostatique, élève la tension et aide à l'éjaculation. Il est à prendre ponctuellement avant chaque rapport.

L'essentiel : le traitement doit s'accompagner d'une attitude psychologique favorable. Si l'homme reste fixé sur son éjaculation comme récompense suprême, elle viendra avec difficulté et peut-être même pas du tout ou alors sans plaisir. Courir après son orgasme, c'est un peu comme courir après son ombre, plus on avance, plus elle nous devance. Mieux vaut donc se focaliser sur les sensations agréables et cueillir le bonheur de l'instant. Petit à petit, à force de s'accrocher à de petits plaisirs plutôt qu'à un hypothétique orgasme explosif, le seuil éjaculatoire se rapprochera. Dans ce contexte, les jeux érotiques à deux restent essentiels (massages, caresses, fantasmes, films, etc.). Ils mettent en route le train du désir et aident à retrouver des perceptions voluptueuses.

→ L'éjaculation rapide

Bien que plus rare après la quarantaine, l'éjaculation rapide reste un problème pour un nombre conséquent d'hommes (environ un sur trois, quel que soit l'âge). Le rapport ne dure pas assez longtemps et cela devient d'autant plus embarrassant qu'avec une partenaire de 50 ans, le temps de réaction sera un peu plus long. Selon la définition de l'International Society of Sexual Medicine, une éjaculation est considérée comme prématurée lorsqu'elle est inférieure à une minute.

Habituellement, l'éjaculation rapide résulte de l'anxiété ou du stress. Mais la répétition entraîne un réflexe et une fois l'automatisme installé, l'éjaculation viendra vite même en l'absence d'anxiété. Si, en plus, on a des préoccupations (professionnelles, familiales, existentielles, etc.) ou si sa partenaire est insatisfaite (à cause de la douleur ressentie, par exemple), on angoissera encore plus, la pression augmentera, on se sentira débordé, ce sera le cercle vicieux.

La plupart du temps, le comportement d'éjaculation rapide ne surgit pas soudainement après 40 ans. L'homme concerné connaît déjà le problème. Alors, qu'est-ce qui le pousse à consulter maintenant plutôt qu'il y a dix ans ou vingt ans ?

Option 1 : la fréquence de ses rapports sexuels a diminué et, du coup, l'éjaculation vient encore plus vite. Certains hommes ont trouvé comme parade la masturbation avant le rapport sexuel pour ne pas éjaculer trop vite au second rapport. Solution tout à fait risquée ! À 50 ans, le temps de latence entre deux érections s'allonge parfois tellement qu'il faut attendre 24 heures pour fonctionner à nouveau, c'est-à-dire obtenir une érection plus une éjaculation.

Option 2 : la partenaire de l'homme s'ouvre à nouveau à la sexualité (les enfants sont partis, elle a des loisirs ou une grande disponibilité psychique), elle se plaint davantage de son insatisfaction, considérant qu'il est temps enfin d'être bien ensemble.

Option 3 : une autre partenaire ouvre de nouvelles perspectives sexuelles, mais cette partenaire peut être plus demandeuse, plus « vaginale », il lui faudra une pénétration avec une durée suffisante, d'où le problème.

Comment traiter l'éjaculation rapide ? Plusieurs approches sont possibles : la sexothérapie[40], la kinésithérapie (avec rééducation du périnée), l'hypnose, la relaxation... Les médicaments « retardants » permettent de ne plus être débordé par la sensation d'éjaculation. Un nouveau réflexe moins rapide se met en place. Dans un second temps, ne se sentant plus dépassé par la sensation, l'homme peut alors apprendre l'une des méthodes corporelles citées plus haut, ce qui lui évite d'être soumis au traitement pendant des années. L'avantage de cette thérapie en deux temps est de permettre de réussir le rapport, donc de retrouver confiance, puis d'améliorer progressivement la relation dans le couple.

Actuellement, aucun médicament n'a d'autorisation de mise sur le marché pour l'éjaculation rapide. On utilise donc des traitements dont l'effet secondaire est de retarder l'éjaculation (antidépresseurs, antidouleurs, anesthésiants...). En 2011, deux produits plus spécifiques devraient être mis sur le marché, ils seront pris à la demande, avec une action et une élimination rapides.

La chute de l'Empire romain

Dans *Au-delà de cette limite votre ticket n'est plus valable*, l'écrivain Romain Gary raconte avec humour ce qui se passe dans la tête d'un homme qui voit mourir ses premières érections. Extraits de dialogue entre son héros, qui n'a pas encore de problème de virilité, et Jim Dooley, un riche financier, terrassé par la chose et qui lui explique ce qui l'attend :

« Naturellement, je ne me considère pas encore comme foutu. Mais vous savez ce que c'est, quand vous êtes au lit avec une fille et que vous n'osez pas vous y risquer parce que vous savez que vous allez ployer, c'est pas assez dur, vous n'allez pas réussir à vous frayer le chemin, et vous débandez complètement à cause de l'anxiété et du désespoir, et vous vous trouvez alors, ou bien avec une maman qui vous console et vous caresse le front et vous dit : "Ça ne fait rien, tu es fatigué", ou "Mon pauvre chéri", ou bien avec une salope qui essaie de ne pas se marrer parce que le grand Jim Dooley, il ne peut plus bander, il ne vaut plus rien, il n'y a personne. La chute de l'Empire romain, quoi [...].

Vous êtes à leur merci. Ça dépend sur qui vous tombez. Si c'est une salope, vous êtes foutu. Elle raconte ça partout [...]. Heureusement, il y a toujours celles qui croient que c'est de leur faute, qu'elles ne sont pas assez bandantes. [...] Et vous connaissez ça, plus on se demande si on va réussir à bander et moins on bande... encore un triomphe de la psychologie. Et plus on est angoissé, plus on baise pour se rassurer, ou, en tout cas, on essaie. Finalement, ce n'est même plus du tout parce qu'on en a envie. C'est pour se rassurer, se prouver qu'on est encore là. Quand vous y arrivez, vous vous dites, ouf ! Ce n'est pas encore la fin, je suis encore un homme[41]. »

Les troubles de l'érection

Tout homme a connu, connaît ou connaîtra des troubles de l'érection au cours de sa vie sexuelle. La pénétration s'avère impossible à cause d'une absence durable de rigidité de la verge. Autrement dit, cela reste « mou ». Si les épisodes se répètent, un cercle vicieux peut rapidement s'installer : « Ça ne marche pas, donc je crains l'échec, et quand j'ai peur de ne pas y arriver, ça ne marche plus ! » Mieux vaut réagir sans attendre, mais sans dramatiser non plus.

→ Pourquoi cette hantise de l'échec ?

Les pannes surviennent plus facilement dans les périodes de doute et de remise en question. Comme le sexe de l'homme symbolise la force masculine, sa difficulté s'exprimera là de manière plus visible.

L'anxiété peut également s'inviter de manière sélective avec chaque nouvelle partenaire. L'homme ayant besoin d'être rassuré d'abord, stimulé ensuite, en situation de « première », donc de défi, il se demande inévitablement s'il sera à la hauteur, ce qui lui fait perdre tous ses moyens.

Les hommes divorcés « sur le marché » sont exposés à la fameuse angoisse de performance avec toutes les célibataires perçues comme aux aguets. Dans cette situation, la déroute peut s'avérer encore plus féroce avec les plus expertes en la matière. Ils se sentiront attendus au tournant. La compétition fantasmatique ou le bras de fer se passera en réalité avec tous les amants que ces femmes auront eus auparavant.

En cas de doute, voici les trois premières questions à se poser :

– Le matin, au réveil, ai-je une érection ? Si oui, l'impuissance est de nature psychologique. Si la réponse est toujours non, le médecin recherchera aussi un trouble physiologique (vaisseaux sanguins, nerfs, etc.).

– La panne est-elle survenue brutalement du jour au lendemain (en dehors d'un traumatisme) ? Si oui, il s'agit vraisemblablement d'un trouble psychologique.

– Quel est mon âge ? Au-delà de la soixantaine (et surtout pour les fumeurs ou les diabétiques), il y a de plus grands risques d'avoir un problème organique.

→ Comment traiter l'impuissance ?

L'objectif est d'engager des relations sexuelles sans pénétration au début afin de ne pas se focaliser sur l'absence d'érection et sur le climat de « tout ou rien » trop stressant. Idéalement, il faudrait se concentrer sur le plaisir d'être ensemble, la connivence, la confiance ; cela aide beaucoup à dédramatiser la situation et à réduire l'inhibition qui bloque l'érection. Ce faisant, les caresses stimulantes et les jeux sexuels deviennent plus envoûtants. Le plaisir de la partenaire est le meilleur des dopants si on ne se sent plus bloqué. Commencer par l'autre, c'est une bonne façon de s'occuper de soi. Ce n'est pas que de l'altruisme, au contraire, c'est gagnant-gagnant. La pénétration est une chose, les préliminaires, les caresses, les mots tendres ou les mots crus, l'expression de son désir intense, tout cela va aussi rassurer la partenaire sur ses propres compétences. Le plaisir de l'autre agit comme un stimulant de son propre plaisir. N'oublions pas qu'il est impossible de commander son sexe, mais sa bouche ou ses mains, oui ! À ce propos, ne pas négliger que bon nombre de femmes parviennent à l'orgasme grâce au cunnilingus.

Si, malgré ces efforts et la complicité sexuelle, l'érection ne vient pas pour soi, il existe des solutions. Les hommes qui ne reçoivent pas de traitements contre le cholestérol ou l'hypertension, par exemple, finissent par dépasser leur problème, dans la majorité des cas, avec ou sans médicaments, à condition « d'avoir envie d'avoir envie » et de ne pas avoir peur des femmes. Les laboratoires ont également bien travaillé et proposent désormais toute une panoplie de produits sexo-actifs efficaces pour stimuler le sexe défaillant.

Quand les pilules de l'amour n'existaient pas

Il y a une douzaine d'années, les médecins disposaient seulement de traitements locaux, il s'agissait d'injecter dans la verge de la papavérine ou de la prostaglandine E_1 (injection intra-caverneuse), de proposer une pompe à vide (vacuum avec un anneau servant de garrot) ou enfin d'implanter une prothèse (chirurgie de la prothèse). Pour tous les urologues, andrologues et sexologues, l'arrivée de Viagra a donc été une véritable révolution. C'était le premier médicament oral, un simple comprimé à utiliser ponctuellement avant le rapport, sans impact apparent au niveau de la verge, avec une efficacité incontestable, nettement supérieure à celle de tous les produits testés auparavant (alpha-bloquants, antidépresseurs, anxiolytiques...).

→ Les remèdes anti-impuissance qui marchent

Les médicaments sexo-actifs améliorent l'érection et la dureté de la verge dans plus de 80 % des cas. Mais le font-ils suffisamment pour permettre une pénétration et un rapport sexuel accompli ? Oui, à condition de nuancer la réponse : si la cause du blocage est psychologique (angoisse de performance notamment), la pénétration redevient effectivement possible dans plus de 80 % des cas, mais si le trouble de l'érection résulte d'une maladie, comme le diabète, qui peut altérer sévèrement les vaisseaux de la verge, la pénétration n'est alors effective que dans 60 à 70 % des cas environ et parfois moins si le trouble est encore plus sévère. Il faudra alors se tourner vers d'autres méthodes, comme les injections de produits vasodilatateurs dans la verge ou la pompe à vide qui stimule le sexe de façon mécanique.

Viagra, la première révolution

Pfizer sort en 1998 son fameux petit losange bleu. Le sildenafil (dénomination commune internationale) est le premier médicament oral réellement efficace contre l'impuissance. Il agit localement en inhibant une enzyme massivement présente dans la verge, la phosphodiestérase de type 5 ; celle-ci permet de maintenir la quantité de sang nécessaire sur place, du coup, les érections surviennent et se maintiennent (plus dures et plus durables).

Ses indications : tous les patients qui souffrent de troubles de l'érection, aussi bien les psychogènes (sans cause physique) que ceux qui ont des pathologies (maladies cardiovasculaires équilibrées, maladies neurologiques, diabète, antécédents de chirurgie comme les cancers de la prostate localisés avec préservation du nerf érecteur, etc.). Pour que le Viagra fonctionne chez l'homme sain, il faut du désir et un début de stimulation. Chez l'homme atteint de pathologies, il faut que les nerfs responsables de l'érection ne soient pas trop lésés. En cas d'insuffisance cardiaque modérée, le produit est parfaitement toléré. Les hypertendus sous traitement l'emploient aussi, ils forment d'ailleurs le gros du bataillon des utilisateurs de ces produits.

Délai et durée d'action : certains patients répondent au bout de 25 minutes, d'autres une heure seulement, c'est ce qui est indiqué dans la mention légale. L'effet dure au minimum de 5 à 6 heures, parfois 12 et plus. La dose la plus habituellement efficace est 100 mg ; cependant, 50 mg voire 25 peuvent suffire.

Les effets indésirables : des maux de têtes bénins dans 12 % des cas (les abandons pour douleurs violentes sont exceptionnels), rougeur du visage, troubles digestifs, vision d'un halo bleu dans 2 à 3 % des cas.

Les contre-indications : il est formellement interdit d'associer le sildenafil à la prise de dérivés nitrés, actifs contre l'angine de poitrine ou prescrits après un infarctus du myocarde.

Les deux produits réunis provoquent une chute massive de la tension artérielle parfois à l'origine de chutes brutales de tension (collapsus).

Quand l'activité sexuelle elle-même est contre-indiquée (patient qui peut à peine monter un étage et qui s'essouffle très rapidement), il vaut mieux éviter de faire l'amour et, dans ce cas, il vaut mieux aussi éviter d'utiliser du Viagra.

Cialis, la pilule du week-end

Le tadalafil, lancé le 14 février 2003 par Lilly Icos, agit au niveau de la verge avec une efficacité évidente ; il a un mécanisme d'action similaire au Viagra, des indications et contre-indications identiques. C'est aussi un inhibiteur de la phosphodiestérase 5, mais sa formule chimique, légèrement différente de celle du sildenafil, lui confère quelques petites particularités cinétiques intéressantes avec une action sur 36 heures en moyenne. Depuis peu, il existe une pilule pour tous les jours moins dosée (Cialis 5 mg et même 2,5 mg). La France, le Portugal et la Finlande ont été les premiers à commercialiser le traitement continu, ces trois pays étant réputés les meilleurs prescripteurs du Cialis (avant même le losange bleu). Le bénéfice attendu en prise continue est non seulement physiologique mais psychologique. Les érections matinales qui reviennent, c'est un sentiment de liberté et un excellent anxiolytique pour certains hommes.

Délai et durée d'action : l'avantage du comprimé classique (10 et 20 mg) réside dans sa durée d'action : 24 heures selon la mention légale française. Des patients comme des experts affirment qu'il est efficace 48 heures.

Les effets indésirables : maux de dos (6 %) et douleurs musculaires (6 %) modérées dans les deux cas.

Levitra, la troisième voie efficace

Le Vardénafil, des laboratoires Bayer-Schering-Pharma, agit comme les deux autres produits localement, en inhibant la phosphodiestérase de type 5. Donc, mêmes indications et contre-indications. À l'occasion d'une étude récente[42], pour la première fois, chronomètre en main, on a pu prouver l'efficacité d'un médicament de ce type au cours du rapport sexuel. Les hommes atteints de troubles de l'érection et prenant du Levitra ont pu obtenir une moyenne d'érection de 10 à 13 minutes, ce qui correspond à la durée moyenne d'érection chez les hommes sans difficultés sexuelles.

Délai et durée d'action : la réponse est habituellement obtenue au bout de 30 minutes. Une nouvelle forme lyoc fondant dans la bouche (pouvant être prise sans eau) est commercialisée depuis peu. Sa durée d'action est de 6 à 12 heures, donc légèrement plus longue que celle du Viagra et plus courte que celle du Cialis.

Les effets indésirables : ce sont pratiquement les mêmes que pour le Viagra, sauf que le petit halo bleu s'observe dans moins de 1 % des cas.

« La bande des trois » : lequel choisir ?

C'est une grande chance d'avoir le choix entre trois produits actifs et bien tolérés. Chacun a ses particularités, avec ses avantages et ses petits inconvénients. L'avantage du Viagra ? On le connaît déjà, des dizaines de millions d'utilisateurs dans le monde l'ont essayé, il existe des études extrêmement bien faites – notamment sur des patients à risques – et le résultat est rassurant. Il n'y a pas plus d'infarctus ni d'accidents chez eux. Les patients inquiets pour leur cœur le choisiront sans doute, du fait de ces résultats. Avec le Cialis, c'est évidemment la durée d'action qui est mise en avant. Le rapport peut survenir n'importe quand, bien après que la pilule a été avalée. La partenaire n'est pas à disposition séance tenante et personne ne se sent « obligé ». Avec Levitra, c'est une certaine rapidité d'action qui est attendue, par ailleurs, on peut avaler le comprimé durant le repas (même avec un peu de vin) sans que cela ne retarde son action.

Les trois produits s'obtiennent sur ordonnance, ils ont pratiquement le même prix et ne sont pas remboursés. Ce ne sont pas des aphrodisiaques, ils n'augmentent ni les sensations ni l'envie de faire l'amour. Seulement les érections, mais c'est essentiel !

Les injections intra-caverneuses

Elles sont intéressantes en cas de lésion organique majeure, lorsque les comprimés se révèlent sans effet. L'injection d'un produit vasodilatateur au niveau du pénis (prostaglandines) entraîne un appel de sang quasi mécanique qui provoque l'érection (voir schéma p. 343). Les deux produits les plus utilisés sont Edex et Caverject Dual. Les stylos auto-injecteurs simplifient la tâche, la piqûre se révèle quasi indolore. Le gel intra-urétral (Muse) dispense de piqûres puisque le vasodilatateur pénètre directement au niveau du méat urinaire au moyen d'une toute petite poire à introduire dans l'urètre. Toutefois, ce produit, moins efficace que les injections, reste marginal.

La pompe à vide ou vacuum

Son principe consiste à introduire le pénis dans un tube relié à une pompe qui permet de faire le vide dans le tube et, donc, par le système d'aspiration, d'entraîner un afflux de sang dans les corps caverneux. L'érection devient alors ferme et rigide. Il suffit de glisser un anneau de latex de la base du tube à la base du pénis. Résultat, une rigidité pendant environ trente minutes. Ce procédé médical a l'avantage de rééduquer la fonction érectile par la relance répétitive de l'afflux de sang dans la verge. Il est surtout utilisé quand les autres méthodes ont été essayées sans succès ; très peu de contre-indications.

Attention à ne pas confondre ce dispositif, obtenu directement auprès du laboratoire et sur prescription médicale, avec les dispositifs trouvés dans les sex-shops. Même s'ils se fondent sur un principe semblable, leur pompe est parfois si petite que l'appel d'air en devient ridicule. Moins cher, mais nettement moins efficace.

Les troubles du désir

Jusqu'à présent, les consultations pour troubles du désir concernaient essentiellement les femmes. Maintenant, un nombre non négligeable d'hommes se plaint de sa libido, un peu comme si ce problème était sociologiquement admis. Reste qu'il n'est pas toujours facile de distinguer un trouble du désir d'un trouble de l'érection. Mais, direz-vous, un homme sait bien s'il a envie de faire l'amour ou s'il a du mal à avoir des érections fermes ! Eh bien, ce n'est pas si simple. Chez le médecin, le patient explique : « Je n'ai pas d'érection, car je n'ai pas de désir », sous-entendant : « Si j'en avais envie, je serais capable d'en avoir une. » Et ce que l'on découvre au fil des séances, la plupart du temps, c'est que celui-ci n'a pas d'envie, car il n'a plus d'érection. Les échecs répétés ou la crainte de faillir, voilà ce qui bloque le désir.

Les vrais troubles du désir surviennent essentiellement lors d'une chute hormonale ou d'un problème psychologique. Un dosage de la testostérone biodisponible (hormone mâle active) permet de faire le point. Si le taux est habituel, deux situations peuvent se présenter : soit on traite le trouble de l'érection et l'homme guéri retrouve son envie ; soit la guérison ne change rien, et c'est la confirmation d'une absence de désir, souvent associée à une absence de fantasme. Rien n'excite cet homme, personne ne l'émeut, les femmes dans la rue le laissent de marbre. La solution ne peut venir alors que d'une psychothérapie, éventuellement associée aux autres moyens (sexothérapie, médicaments, etc.).

Si le taux de testostérone biodisponible est effondré et que la prostate n'est pas inflammatoire, l'apport d'hormones mâles aura un effet très positif sur la libido. Des traitements existent sous forme d'injections intramusculaires, de gel et maintenant de patch.

Sur les troubles de l'éjaculation

◇ Quand parle-t-on vraiment d'éjaculation tardive ?

Le terme même d'éjaculation tardive est relatif. Tardif par rapport à quoi, à qui ? À soi-même d'abord et à ses habitudes d'avant. Tardif ensuite par rapport à sa partenaire. Si celle-ci obtient un orgasme après de longs préliminaires, pas de souci. Mais si elle jouit vite, le « plus » de son partenaire peut devenir le « trop ». Après son plaisir à lui, elle aimerait bien un peu de complicité et de détente, d'autant qu'au plan physiologique, après 45 ans, elle peut se montrer moins lubrifiée. Le mouvement répétitif se transforme alors en frottement gênant, voire douloureux. Cinq minutes de « bonus », passe encore, mais trois quarts d'heure, ça tourne au pensum, il faut trouver une solution.

◇ Les préservatifs retardants sont-ils efficaces en cas d'éjaculation rapide ?

On trouve en pharmacie et en grande surface deux types de préservatifs pour usage prolongé ou retardant. Les premiers agissent par leur forme resserrée au niveau du gland et sont censés freiner l'éjaculation. Ces modèles s'adressent aux éjaculateurs rapides et à tous ceux qui veulent prolonger les rapports sexuels pour faire durer le plaisir, et de fait, les utilisateurs disent se sentir moins vite débordés. Les autres préservatifs fonctionnent chimiquement. Un gel anesthésiant (eau + benzocaïne) est logé dans le réservoir. Avec la chaleur, le produit fond sur la zone érogène et l'insensibilise un peu. Rien n'empêche d'essayer pour se faire son idée.

◇ Que penser des plantes vendues sur Internet contre l'éjaculation rapide ?

Ces produits n'ont aucune efficacité prouvée, qu'ils proviennent d'Asie ou des États-Unis (là-bas, ils n'ont pas l'agrément de la FDA, Food and Drug Administration). La vigilance reste de mise : au mieux, ces produits seront inactifs ou sans grand intérêt, voire franchement toxiques.

◇ On parle d'un nouveau spray anesthésiant pour retarder l'éjaculation...

Effectivement, lors du dernier congrès de l'American Urological Association (AUA), a été évoquée la mise au point d'un nouveau spray anesthésiant qui serait un traitement sûr et efficace. Selon l'AUA, ce produit appliqué au niveau du frein prépucial permettrait d'améliorer le temps de latence d'éjaculation dans le vagin. Les 300 hommes testés éjaculaient au bout de 40 secondes en moyenne. Avec le produit testé, ils ont pu passer à 4 minutes. On attend la commercialisation du spray anesthésiant[43].

◇ Depuis que je prends des antidépresseurs, j'ai du mal à éjaculer, que dois-je faire ?

Les antidépresseurs peuvent freiner l'éjaculation, voire la supprimer, et c'est beaucoup plus vrai à 50 ans qu'à 30 ans, car les pulsions sont moins puissantes avec le temps. La solution est d'aller vers d'autres antidépresseurs qui ont moins cet effet indésirable, voire d'entreprendre une psychothérapie pour se sentir mieux en réduisant les antidépresseurs, si c'est possible.

Sur les troubles de l'érection

◇ J'ai parfois la verge un peu moins dure pendant les rapports, est-ce le début d'une impuissance?

Il importe de savoir s'il s'agit d'un trouble répétitif et permanent ou alors d'un problème ponctuel, comme c'est le cas pour l'immense majorité des quadras ou même des quinquas s'ils ne sont pas malades. Les questions à se poser sont simples : est-on capable d'avoir des érections qui tiennent en dehors de ces rapports sexuels impossibles ? Se réveille-t-on le matin avec le sexe dur ? Est-il possible de bander au cours de la masturbation ou bien en regardant des images excitantes ? Si tel est le cas, tout va bien, le système physiologique fonctionne. Le reste est donc question de blocage et de temps. Si ça ne va pas, il faudra rechercher les causes de l'insuffisance érectile.

Au-delà de 50 ans, celle-ci résulte souvent d'une série d'anomalies physiologiques associées à des petites maladies amplifiées par la prise de certains médicaments (antihypertenseurs, par exemple), de tabac ou d'alcool.

◇ Mon traitement contre le cholestérol (l'hypertension) affecte mes érections. Faut-il arrêter de le suivre?

Il n'est pas question d'interrompre de soi-même ses médicaments. Le remède serait pire que le mal. À quoi servirait-il d'avoir d'éventuelles érections avec un risque de cholestérol ou de tension nettement plus élevé ! En revanche, on peut en parler à son médecin, réviser les dosages ou modifier éventuellement le traitement, adopter une meilleure hygiène de vie et s'occuper de soi, de ce que l'on mange, de ce que l'on boit, avoir une activité physique. S'il faut poursuivre le traitement en l'état, on pourra alors recourir à des « antidotes », les médicaments sexo-actifs, qui compenseront les effets indésirables du traitement médical.

◇ Est-on abonné aux produits sexo-actifs toute sa vie, une fois qu'on les a essayés ?

Oui et non. D'une manière générale, lorsqu'on ne suit aucun traitement inhibiteur de l'érection, les pilules sexo-actives peuvent être utilisées ponctuellement, comme starter, pour se donner confiance. Au bout d'un moment, elles deviendront inutiles, on s'en passera sans problème. Mais si l'on souffre de problèmes organiques ou que l'on suit un traitement, là, les pilules de l'amour seront indispensables au long cours, et pourquoi pas, puisque cela autorise une sexualité épanouie.

◇ Peut-on associer différents médicaments stimulants pour avoir de meilleures érections ?

Non, en aucun cas. En revanche, on peut les utiliser en relais. Si un homme ne répond pas au Viagra, par exemple, il aura tout intérêt à utiliser les autres traitements sexo-actifs (Cialis ou Levitra) ou les injections intracaverneuses.

◇ Ma femme n'aime pas faire l'amour. Je la crois responsable de mes troubles de l'érection. Qu'en penser ?

Pour qu'un homme fonctionne bien sexuellement, il a besoin d'être rassuré d'abord, stimulé ensuite. Si sa partenaire n'apprécie pas les rapports sexuels, elle sera forcément moins stimulante pour lui. En même temps, le fait de ne pas avoir d'érection ne la stimule pas non plus. Plutôt que de chercher un responsable, il vaut mieux trouver la solution et l'érection reviendra. Certaines études apportent la preuve que lorsque l'homme a des érections qui viennent et qui tiennent, la partenaire se trouve plus satisfaite du rapport et devient plus coopérante. Si chacun fait un pas, c'est le couple qui y gagne.

◇ Ma femme minimise mes problèmes d'impuissance et accepte très bien cette situation qui me fait souffrir. Toutes les femmes réagissent-elles comme ça ?

Cette attitude trop indulgente n'est pas la meilleure, elle n'est pas non plus la pire. Dans ce type de situation, les femmes adoptent généralement trois types de comportement :

1. Les plus nombreuses sont conciliantes et disent : « Ce n'est pas grave, ça ira mieux demain. » C'est gentil en effet, mais peu motivant pour les hommes. Eux, ce qu'ils veulent, c'est une solution qui les rassure. La trop grande complaisance de leur femme peut même être interprétée – souvent à tort – comme un rejet (« elle n'aime plus faire ça ») ou de l'indifférence (« ça ne l'intéresse plus à cause de moi »). Ou encore de l'infantilisation, comme lorsque maman les rassurait : « ne t'inquiète pas mon bébé »).

2. Certaines femmes se montrent parfois franchement négatives et hostiles devant l'impuissance des hommes. Sur le moment, et sous le coup de la frustration, elles peuvent proférer des paroles blessantes qui resteront à jamais gravées dans la tête de leur malheureux partenaire, parfois vingt ans ou trente ans après. Leurs jugements sont vécus comme des sanctions impitoyables : « C'est pas très brillant comme résultat ! » « J'ai connu mieux... » « Oh ! non, tu es franchement nul ! » « Ça ne va plus, il vaut mieux que tu rentres chez toi... » Le pire, c'est que ces femmes ne se vivent pas comme castratrices, beaucoup s'excusent après coup de leur mouvement

d'humeur, mais le mal est fait. D'autres interrompent la relation, elles veulent du sexe et ce n'est pas négociable.

3. Les dernières, sans doute celles qui réagissent le mieux, pensent à elles et cherchent leur plaisir pendant le rapport... ce qui soulage leur compagnon. Il n'est plus sous le projecteur. Ne se demande plus s'il va arriver ou pas à avoir une érection. Il est heureux de voir que, malgré ses difficultés, sa partenaire peut prendre du plaisir à ses caresses et cela finit par le sortir de l'impasse.

La solution : suggérer à sa femme de penser à son propre plaisir, c'est l'option gagnant-gagnant. Et imaginer des stratégies alternatives au cas où (voir question plus bas et contacts utiles p. 196).

◇ Le sexe oral est-il un remède à l'impuissance ?

Oui, on a parfois tendance à l'oublier, mais une femme peut jouir uniquement grâce au cunnilingus (léchage du sexe féminin avec la langue) et un homme peut jouir même le sexe mou. Une stimulation manuelle ou par la bouche (fellation) lui donnera du plaisir même en cas de troubles de l'érection. En plus, il n'est pas rare que lorsque la femme obtient son orgasme par le cunnilingus, l'homme se sente rassuré de la voir satisfaite ; du coup, la pression contre lui-même baisse et renforce son excitation comme son érection.

◇ L'infidélité est-elle un remède à l'impuissance ?

Tout dépend pour qui. Certains hommes découvriront qu'avec une autre femme, ils peuvent fonctionner mieux, ce qui leur rendra la confiance perdue ; d'autres hommes verront au contraire qu'avec une nouvelle partenaire, l'angoisse de performance sera si forte que le rapport sera encore plus mal vécu. L'infidélité n'est ni un moyen ni un remède, et elle n'est inscrite nulle part sur les tablettes de la Faculté. Elle ne se prescrit pas.

La vraie question à se poser pour soi-même est : comment vivrait-on cette expérience ? Si c'est avec culpabilité et dans un but de vérification (« Suis-je mieux avec une autre femme qu'avec la mienne ? »), autant ne pas essayer, le *testing* est toujours désastreux sur le plan sexuel. Si c'est avec désir pour une autre, le contexte apparaît plus favorable. À chacun d'avoir des petits arrangements avec sa conscience. Et si c'est thérapeutique, alors...

Sur le désir

◇ Est-il normal d'avoir très peu de rapports – et encore, en se forçant – avec la femme qu'on aime ?

Freud soulignait que beaucoup d'hommes ne peuvent désirer la femme qu'ils aiment, ni aimer la femme qu'ils désirent. Ce qui est investi ici, c'est l'image inviolable de la mère dans toute sa splendeur, elle est respectée, donc interdite. Le désir avec une autre femme et l'excitation sont possibles, au moins tant que l'on ne vit pas avec elle ou qu'on ne lui fait pas d'enfant. Voilà sans doute l'origine de certaines infidélités. (Voir aussi le chapitre 2, Le couple après 40 ans, ça se réinvente ?)

◇ Après une longue abstinence, peut-on retrouver facilement une vie sexuelle normale ?

Le sexe, c'est un peu comme le vélo, ça ne s'oublie pas. Cependant, après des mois ou des années de pause, surtout au-delà de la cinquantaine, mieux vaut avoir des attentes réalistes. On ne retrouvera pas forcément ses sensations dès la première fois. Les tissus génitaux seront moins réactifs et on redoutera forcément l'échec. L'erreur serait de rester fixé au souvenir du dernier rapport sexuel. Ce serait un peu comme si un sportif arrêté depuis des années décidait de courir un 100 mètres avec les mêmes résultats et sans échauffement.

Sur le sexe et la santé

◇ Pendant l'orgasme, je souffre de maux de tête, que dois-je faire ?

Il arrive effectivement qu'au cours de l'éjaculation, les hommes ressentent des céphalées douloureuses. Plusieurs causes peuvent intervenir.

Primo, lors de l'orgasme, le rythme cardiaque passe de 80 battements par minute à 180 en moyenne avec une élévation de la tension artérielle. Si, habituellement, la tension est normale, cette augmentation au cours de l'effort sexuel n'entraînera pas de problème, mais si celle-ci est déjà un peu élevée, alors des maux de tête pourront survenir au paroxysme du plaisir. En ce cas, on peut remercier l'orgasme en tant que « symptôme sentinelle », il révèle une affection cachée et montre la nécessité d'un traitement hypotenseur. Il va de soi que les hypertendus non équilibrés par leur traitement peuvent aussi souffrir de maux de tête pendant l'amour.

Secundo, lorsque la tension sexuelle monte, la dilatation des vaisseaux s'accentue, provoquant une douleur signalant parfois un anévrisme (dilatation locale des vaisseaux cérébraux). Une IRM ou un scanner du cerveau permettra d'établir le diagnostic et de traiter chirurgicalement, le cas échéant. Là encore, merci au symptôme sentinelle qui permet d'échapper à un accident souvent sérieux.

Tercio, la tension psychologique intervient aussi. Si les douleurs ne surviennent qu'épisodiquement, lors des périodes de grand stress (ou avec une partenaire donnée), c'est la relaxation et la prise en charge psychosomatique qui donneront les meilleurs résultats.

◇ Il m'arrive d'avoir une crise d'asthme pendant le rapport, est-ce lié ?

Oui, c'est en tout cas ce qu'a révélé une étude belge récente : 38 % des patients asthmatiques interrogés ont affirmé avoir une crise lors d'un rapport. 15 % ont dû interrompre la relation sexuelle pour cette raison, 20 % signalent avoir moins de plaisir et moins souvent d'orgasme. Ces chiffres prouvent à quel point il est important de consulter un spécialiste pneumologue pour équilibrer son traitement et éviter ainsi d'entrer dans la spirale de la crainte de la crise qui entraînera l'échec sexuel et une nouvelle crise.

◇ Peut-on vraiment prendre du Viagra (ou les médicaments du même type) en cas de problème cardiaque ?

Des études ont précisément cherché à répondre à cette question essentielle dans les années 2002 à 2004. Viagra a été testé non pas dans la population tout venant, mais dans une population à risque cardiovasculaire (patient hypertendu, diabétique, coronarien stable ou prenant des médicaments divers). Les résultats ont été plus que rassurants. Non seulement l'efficacité du sildénafil a été confirmée, mais la sécurité renforcée. Ces études sont parues dans des journaux aussi sérieux que l'*American Journal of Cardiology*. Viagra a également été testé chez les patients atteints de troubles neurologiques (paraplégiques notamment). Là encore, même avec une lésion médullaire, le médicament apportait la preuve d'une efficacité comparable à celle retrouvée en population générale. Lorsqu'enfin on a testé Viagra sur les patients sévèrement atteints au plan vasculaire ou tissulaire au niveau de la verge (par exemple des patients diabétiques sévères avec neuropathie ou des patients ayant subi une ablation totale de la prostate avec conservation des nerfs de l'érection), l'efficacité était toujours présente, mais elle baissait (elle était de 40 à 60 % selon le cas). Par efficacité, on entend rapport sexuel réussi, avec satisfaction du patient. Celui-ci dit : « Je fonctionne beaucoup mieux, je suis content. » Pour Cialis et Levitra, les résultats sont vraisemblablement transposables.

◇ L'absence prolongée de rapports peut-elle avoir des conséquences sur la santé ?

A priori non, puisque la sexualité n'est pas un besoin vital comme le fait de respirer, manger ou dormir. C'est une pulsion raisonnée (en amour, nous ne sommes pas des bêtes) et une nécessité physiologique si l'on veut se reproduire. Toutefois, l'abstinence prolongée et mal vécue peut entraîner des réactions psychologiques : nervosité, irritabilité, impatience, agressivité, voire maladies psychosomatiques localisées au niveau de la zone génitale (démangeaisons de la verge, douleurs pelviennes de l'urètre, etc.).

Sur les sexologues

◇ Faut-il consulter seul ou à deux ?

Même conseil que pour les femmes : au début, il vaut mieux faire ce qui paraît le plus facile pour soi. Cependant, il faut savoir que sa compagne demeure essentielle pour préciser le diagnostic de trouble sexuel, aider le médecin à faire le bon choix thérapeutique et améliorer l'observance du traitement. Lorsqu'on l'interroge en consultation, elle donne une mine de renseignements auxquels on n'aurait pas forcément pensé ou auxquels on n'aurait peut-être pas donné la même importance : « Tous les soirs, il se plonge dans ses dossiers et ça l'angoisse ! » « Il préfère se masturber et après il n'a plus envie. » « Il n'accepte de pratiquer que la sodomie ! »... Dans 70 % des cas, le diagnostic est modifié après l'intervention de la partenaire, car l'homme fait parfois des erreurs ou des omissions.

◇ Quel bilan de santé en cas de troubles sexuels ?

Une première consultation chez son médecin traitant permet d'explorer son état physique (stress, fatigue, maladie, prise de médicaments) et de savoir s'il s'agit plutôt d'un trouble physique ou psychologique. Selon le cas, le médecin orientera vers le spécialiste approprié : l'andrologue pour les hommes, l'urologue (spécialiste des problèmes uro-génitaux), l'endocrinologue (spécialiste des hormones), le cardiologue, le psychiatre ou le sexologue.

Vers 55-60 ans, il convient au minimum de faire vérifier sa prostate régulièrement par son médecin traitant : il fera un toucher rectal, une prise de sang et une échographie.

Pour un check-up plus général, il faudrait un électrocardiogramme et un bilan cardiovasculaire tous les deux ans environ. Indépendamment de ces bilans, c'est le moment où jamais de s'occuper de soi et de reprendre une activité physique, après avoir passé une épreuve d'effort prescrite par son cardiologue.

Un check-up sexuel est-il nécessaire ? Non, un simple examen clinique est conseillé pour vérifier la pilosité, la grosseur des testicules, le taux hormonal (androgènes, œstrogènes, éventuellement DHEA).

Contacts utiles

Pour trouver un spécialiste, mieux vaut s'adresser à son médecin traitant qui propose généralement des correspondants en qui il a confiance, sinon on peut consulter l'annuaire de l'Ordre national des médecins avec un fichier de 200 000 médecins : www.conseil-national.medecin.fr.

Sur www.vivresoncouple.com, des témoignages et de la documentation permettent d'aborder plus facilement un problème sexuel, avec son médecin notamment.

Pour trouver un sexologue ou des informations : Association inter-hospitalo-universitaire de sexologie : 22 cours Pierre-Puget, 13 006 Marseille – http://www.aihus.fr.
Société française de sexologie clinique : 32 avenue Carnot, 75017 Paris – 01 45 72 67 62 – http://www.sfscsexo.com.
Syndicat national des médecins sexologues : www.snms.org.

Pour trouver un urologue ou des informations : Association française d'urologie, Maison de l'urologie – 61 rue de Vaugirard, 75006 Paris – 01 45 48 06 09 – www.urofrance.org.

Pour trouver un andrologue ou des informations : Société d'andrologie de langue française qui publie la liste de ses membres partout en France : www.salf.fr.

Pour trouver un cardiologue ou des informations : Fédération française de cardiologie – 5, rue des Colonnes du Trône, 75012 Paris – www.fedecardio.com.

Pour trouver un endocrinologue ou des informations : le site de la Société française d'endocrinologie et du Syndicat national des médecins spécialistes en endocrinologie : www.endocrino.net (rubrique annuaire).

7

CONTRACEPTIONS ET GROSSESSES TARDIVES

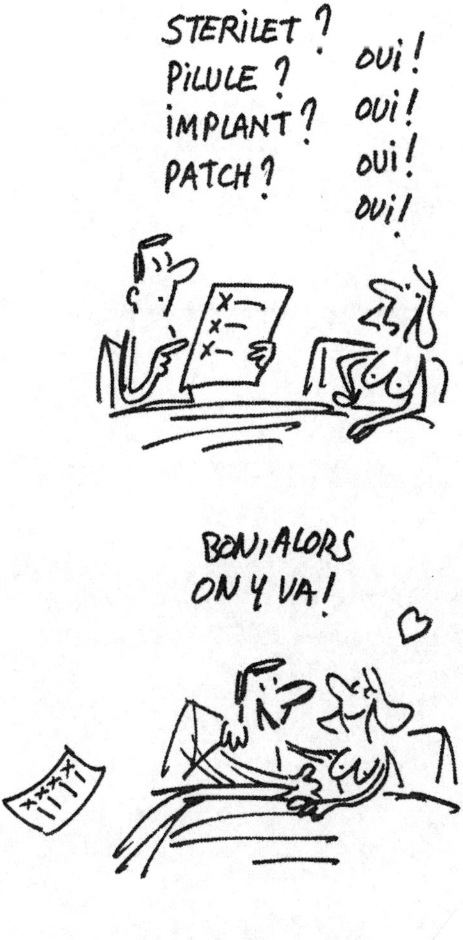

90 % des femmes seront ménopausées entre 45 et 55 ans, 5 % avant 45 ans, 5 % après 55 ans. La contraception demeure donc une nécessité après 40 ans même si la fertilité baisse notablement à cette période. On comptabilise 9 000 interruptions volontaires de grossesse par an chez les plus de 40 ans.

La contraception pourra évoluer et s'adapter au mode de vie amoureux des femmes ou des couples (mariage au long cours, famille recomposée, aventures d'un soir...).

Pour les quadras aux relations stables

→ Le stérilet (ou dispositif intra-utérin)

C'est la méthode la plus utilisée après 40 ans. Une solution facile et fiable. Son taux d'échec est estimé à environ 1,5 %, ce qui reste très satisfaisant. Le médecin introduit à l'intérieur de l'utérus un petit dispositif en plastique dont la tige est entourée d'un fil de cuivre, ce qui provoque une réaction permanente à sa surface et empêche la nidation de l'œuf. Cette méthode est peu contraignante et dure environ cinq ans. Toutefois, chez certaines femmes ayant passé la quarantaine qui ont des fibromes (sans forcément le savoir), le stérilet classique peut provoquer des règles très abondantes alors qu'auparavant elles avaient un flux menstruel normal. Le stérilet hormonal Miréna ne présente pas un tel risque. Il est justement destiné à celles qui se plaignent de règles douloureuses ou abondantes. La progestérone qu'il diffuse entraîne une raréfaction des écoulements, voire leur absence totale. Il évite parfois des traitements compliqués liés à l'abondance des règles et peut même empêcher une intervention chirurgicale. C'est l'un des stérilets les plus utilisés aujourd'hui. Une fois posé, il se fait oublier. Comme les règles deviennent dérisoires, l'activité sexuelle est facile tout au long du cycle.

Les tout premiers mois, un petit nombre de femmes se plaignent de boutons, de poils ou d'œdèmes, surtout au niveau des jambes et du ventre, et cette gonflette les pousse parfois à un retrait prématuré. Dommage, avec un peu de temps, elles auraient sans doute constaté un retour à la normale. Pour d'autres, la perte de repères dans le cycle paraît tout aussi inconfortable : elles n'ont plus leurs règles mais en ressentent les signes précurseurs, douleurs, irritabilité, anxiété... Elles vivent mal cette séparation entre le corps et l'esprit. Or, on le répète, au bout de quelques mois, tout rentre dans l'ordre.

→ La pilule

27 % des quadras y restent fidèles. Les autres l'abandonnent par lassitude, par peur du cancer. Ce serait oublier que la pilule augmente à peine le cancer du sein (d'où l'importance d'une surveillance médicale et d'une palpation régulière), mais réduit de 60 % le risque du cancer du côlon, de 50 % le risque du cancer de l'endomètre (au niveau de l'utérus) et de 40 % celui du redoutable cancer de l'ovaire très difficile à diagnostiquer.

Après 40 ans, bon nombre de gynécologues et de cancérologues estiment qu'on peut continuer de la prendre si l'on s'en trouve bien, avec, par précaution, des mammographies régulières (tous les 18 mois entre 40 et 50 ans).

→ L'implant

L'implant contraceptif Implanon fait partie de la contraception hormonale. Pas plus gros qu'une allumette, il est placé par le gynécologue pour trois ans dans le bras. Le geste se fait en un rien de temps si le médecin en a l'habitude. Son efficacité est excellente d'emblée. Il diffuse un progestatif en continu. On constate des règles moins longues et moins abondantes (voire absentes) chez une femme sur deux, mais également des saignements plus fréquents chez 10 % d'entre elles, pouvant entraîner un retrait. Mêmes problèmes de gonflements et de perte de repères qu'avec Miréna. Chez un faible pourcentage de femmes, on note une prise de poids supérieure à 3 kg, de l'acné, des maux de tête et des seins douloureux. Enfin, si l'implant a migré, le retrait pourra s'avérer délicat par la suite.

→ Le patch hebdomadaire et l'anneau mensuel

Le patch Evra est simple à utiliser. Il suffit de se le coller sur la peau des fesses ou du bas-ventre et de le garder pendant sept jours, il diffuse alors les hormones régulièrement et avec une efficacité constante même si on le garde deux jours de plus que prévu. L'opération est à renouveler trois semaines de suite ; après, pause, comme pour la pilule classique. Cette méthode s'avère aussi efficace que la pilule (puisqu'il s'agit des mêmes hormones utilisées) avec moins d'oublis (88 % d'observance pour le patch contre 78 % pour la pilule). Le bémol : le patch peut exceptionnellement irriter la peau (2,5 % des cas), provoquer des douleurs des seins et des règles douloureuses.

L'anneau vaginal Nuva Ring mesure 5 cm de diamètre. L'utilisatrice le place directement dans son vagin. Il libère pendant trois semaines des hormones œstro-progestatives, ensuite on doit retirer l'anneau, ce qui déclenche les règles. On attend une semaine et on en remet un nouveau.

L'anneau est simple, souple, pratique à poser et à retirer, largement aussi sûr que la pilule et beaucoup moins dosé. Le partenaire ne le sent pas pendant les rapports sexuels et les rares qui le détectent n'en sont pas gênés. Un inconvénient : des irritations ou des pertes vaginales directement imputables à sa présence, dans 5 % des cas.

→ La stérilisation à visée contraceptive

C'est la méthode définitive la plus utilisée dans le monde. Autorisée en France depuis la loi du 4 juillet 2001, cette pratique mérite mûre réflexion et le médecin doit respecter un délai de quatre mois. Car la stérilisation implique de renoncer à toute maternité future et demande un engagement écrit de confirmation. Au plan technique, la ligature des trompes sous cœlioscopie nécessite une anesthésie générale et une hospitalisation de 24 à 48 heures, suivie en général d'un arrêt de travail d'une semaine. Cette intervention est devenue nettement moins fréquente avec l'arrivée, en 2002, d'une nouvelle méthode de contraception définitive non chirurgicale (Essure). Cette dernière consiste à poser un micro-implant dans chacune des deux trompes de Fallope en passant par les voies naturelles, à l'aide d'un appareil de visualisation et d'intervention de quelques millimètres de diamètre. L'intervention se pratique en dix minutes, sans anesthésie générale dans la majorité des cas. La patiente peut théoriquement reprendre ses activités le jour même. La stérilisation est effective au bout de trois mois après l'intervention, période de transition pendant laquelle il faut utiliser une contraception. À la fin de ce trimestre, un contrôle s'impose pour vérifier que tout est bien en place.

Depuis 2002, 50 000 Françaises âgées de 40 ans en moyenne ont adopté cette méthode, avec une croissance de 30 % entre 2008 et 2009. Depuis octobre 2007, la Haute Autorité de santé a reconnu cette technique de contraception et précise qu'elle peut être utilisée en première intention chez la femme autour de ses 40 ans.

Pour celles qui flirtent avec la ménopause

En période de moindre fertilité, les femmes préfèrent souvent les méthodes de contraception moins « verrouillantes ». On observe alors un pic dans l'utilisation des contraceptions locales. Placés dans le vagin avant le rapport sexuel, crèmes, ovules et éponges spermicides détruisent les spermatozoïdes. Mais attention, ces produits affichent un taux d'échec supérieur ou égal à 5 %. Des erreurs d'utilisation sont souvent incriminées : toilette intime au savon avant ou après le rapport qui diminue l'efficacité du produit, bain pris trop tôt (avec élimination du produit), etc.

Quant au préservatif, c'est un bouclier anti-IST indispensable, mais sa fiabilité contraceptive dépend énormément des conditions d'utilisation. Certaines erreurs peuvent facilement être évitées : le latex vieillit mal, il faut donc respecter les dates de péremption ; les corps gras (type vaseline, beurre, huile ou crème), censés faciliter le rapport, rendent le préservatif poreux, donc inefficace ; il est indispensable d'utiliser les lubrifiants à l'eau exclusivement indiqués pour cet usage (pharmacie ou grande surface). Et le préservatif féminin ? Mêmes remarques que pour son homologue masculin : respecter les dates de péremption, utiliser des lubrifiants à l'eau. Surtout, veiller à bien le retirer en lisant attentivement la notice. Ce préservatif est à usage unique ; ne jamais l'associer avec un préservatif masculin pour doubler son efficacité, on risquerait la rupture de l'un des contraceptifs, voire des deux.

Pour celles qui ont pris un risque

→ La contraception d'urgence

Chaque année, plus d'un million de boîtes de contraception d'urgence (Norlevo et générique) sont vendues en France. Ce qui demeure peu en regard des 25 millions de situations à risque de grossesse estimées chaque année. Et encore trop peu en regard des 200 000 avortements annuels dont 9 000 chez les quadras.

Trois solutions de rattrapage existent aujourd'hui : la « pilule du lendemain » Norlevo, « la pilule du surlendemain » EllaOne et le stérilet à poser dans les 5 jours si l'on souhaite conserver ensuite ce mode contraceptif. Contrairement à ce que beaucoup imaginent, ces moyens ne sont pas réservés aux adolescentes, mais aux femmes plus mûres aussi, à toutes les étapes de leur vie sexuelle.

La pilule du lendemain Norlevo commercialisée par HRA Pharma est une méthode préventive à utiliser dans les 12 à 24 heures qui suivent le rapport à risque pour une efficacité maximale (jusqu'à 95 % dans les 24 heures, 58 % dans les 48 à 72 heures). Le comprimé de progestérone s'avale en une seule fois. Cet afflux hormonal empêche la nidation de l'ovule fécondé qui ne peut se développer.

La pilule du lendemain est en vente libre au prix de 7,50 euros environ et sans remboursement s'il n'y a pas eu de prescription médicale ; elle est remboursée quel que soit l'âge avec prescription médicale. Elle se trouve sous forme générique. Pour poser des questions sur la contraception d'urgence : http://www.norlevo.com.

La pilule du surlendemain EllaOne est disponible en pharmacie depuis 2009 [44]. Cette pilule peut être utilisée dans les cinq jours suivant un rapport sexuel à risque, et non plus seulement le lendemain, ce qui autorise une certaine souplesse.

Commercialisée par HRA Pharma comme sa grande sœur, la molécule se présente sous forme de comprimé à avaler en une seule fois. Son efficacité avoisine les 95 %, elle est constante pendant cinq jours, soit la durée de vie des spermatozoïdes. EllaOne éviterait environ trois-cinquièmes des grossesses attendues. Ses effets secondaires se limitent essentiellement à des douleurs abdominales ou des troubles des règles. Son prix : 24,15 €. Le traitement est remboursé à 65 % depuis septembre 2010. Sur prescription médicale uniquement. Les différences d'efficacité dans le temps entre la pilule du lendemain et celle du surlendemain s'expliquent par leur principe actif différent et leur mode d'action.

Quand utiliser la contraception d'urgence ?

Comme toutes les pilules d'urgence, EllaOne s'utilise en cas de rapport non protégé (oubli de pilule ou absence de contraception), mais aussi en cas de doutes : pilule vomie, préservatif baladeur ou rompu, nuit d'ivresse sans souvenirs...
Attention : la pillule du lendemain ne protège pas des IST !

→ L'interruption volontaire de grossesse

On compte encore 9 000 IVG pour la tranche d'âge des 40-44 ans. Les femmes, se croyant moins fertiles, cessent de se protéger efficacement, parfois même pour se prouver qu'elles ont encore la possibilité de porter un enfant. Or une grossesse reste théoriquement possible jusqu'à la ménopause. De fait, 28 % des femmes recourant à l'IVG ne prenaient pas de contraception du tout et 23 % étaient sous pilule contraceptive (oubliée, vomie, prise avec le mauvais *timing*, décalage horaire...).

Deux techniques d'IVG existent : l'aspiration utérine de l'œuf sous anesthésie locale ou générale et le traitement médical. Ce dernier reste réservé aux femmes dont la grossesse est inférieure à cinq semaines (sept semaines après les dernières règles). La pilule RU 486 provoque une expulsion de l'œuf ressemblant à une fausse couche.

La demande d'IVG comporte des démarches obligatoires à accomplir quelle que soit la méthode, le dispositif légal comprend deux visites médicales.

Les grossesses tardives

En France, on compte 130 000 grossesses pour les plus de 35 ans et les grossesses chez les plus de 40 ans ont triplé en vingt ans. Tout cela a été rendu possible grâce au développement de la contraception (avec un recul de la date de la première grossesse) et au recours à la procréation médicalement assistée (avec l'optimisation des chances de grossesse chez les patientes plus âgées). Progressivement, les femmes en sont donc arrivées à penser qu'être mère à 40 ans, ce n'était pas si extraordinaire et même assez pratique lorsqu'elles étaient tenaillées par les projets professionnels, le choix délicat du prince charmant, le divorce ou la deuxième union, consacrée par un nouveau bébé.

Les données de l'INED révèlent qu'une femme qui souhaite un enfant à 30 ans y parvient dans 93 % des cas ; à 35 ans, dans 85 % des cas ; à 40 ans, dans 65 % des cas. Ce qui signifie qu'à cet âge 35 % des femmes n'auront jamais de bébé, avec ou sans fécondation in vitro.

Le principal risque d'une grossesse tardive est donc de ne pas avoir d'enfant du tout, il faut le savoir. Les spécialistes le répètent avec insistance : à la quarantaine, si la grossesse ne vient pas au bout de six mois, il faut absolument consulter dans un centre spécialisé et ne pas laisser faire le temps.

→ Quel risque pour l'enfant ?

Contrairement à une idée reçue, les malformations n'augmentent pas avec l'âge, sauf la trisomie 21. Et paradoxalement, s'il y a eu dépistage par l'amniocentèse, les femmes de 40 ans et plus risquent bien moins d'avoir un enfant trisomique que celles de 25 ans chez lesquelles il n'y aura eu aucun contrôle, puisque le risque était négligeable. Reste que 1 % des amniocentèses aboutissent à des fausses couches (34 % au lieu des 15 % habituels).

Le nombre de prématurés augmente un peu lui aussi, tout comme le nombre des grossesses gémellaires, un peu plus risquées pour l'enfant, on le sait.

→ Quel risque pour la mère ?

À 35 ans, une grossesse ne pose généralement pas de problème majeur. Mais après 40 ans, on dénombre plus de diabète, d'hypertension, de phlébites, d'embolies pulmonaires, de fibromes, plus de placenta praviae (responsables d'hémorragies à la naissance), plus de césariennes, et surtout plus de mortalité maternelle à l'accouchement. En France, on déplore un décès pour 10 000 naissances. Cette mortalité est multipliée par deux chez les femmes de 35-39 ans, par trois chez les 40-44 ans et par dix chez les 45 ans et plus. C'est un tabou de le dire et de l'écrire, mais il est réellement plus dangereux d'être enceinte sur le tard. Heureusement, tous ces risques sont maîtrisables et la plupart du temps maîtrisés, à condition d'être pris en compte à temps. Il s'agit de surveiller de plus près la grossesse et de traiter la mère, si nécessaire, pour son diabète, son hypertension, etc.

Ainsi, les grossesses tardives sont généralement plus contraignantes et plus médicalisées. Heureusement, on est bien loin des maternités tardives de nos aïeules au début du XXe siècle, qui ne bénéficiaient pas d'un suivi médical aussi efficace et qui mouraient plus souvent en couches après 35 ans.

→ Mettre toutes les chances de son côté

Comme le conseille le Pr Michel Tournaire[45], pour améliorer ses chances d'avoir un bébé, il faut s'entraîner comme une sportive avant la compétition, car plus on avance en âge, plus la préparation sera exigeante. Donc : arrêter de fumer ; limiter sa consommation d'alcool ; équilibrer ses traitements (en cas de maladies chroniques) et limiter les médicaments au maximum ; perdre du poids si nécessaire ; se remettre à faire du sport (sur avis médical) ; apprendre à se ménager.

Sur la contraception

◇ Ça fait plus de vingt ans que je prends la pilule, dois-je continuer ?

Que l'on se rassure, plus on aura utilisé la pilule longtemps, plus la réduction des risques de cancer de l'ovaire, de l'endomètre ou du côlon sera importante et persistera, au moins en partie, quinze ans après l'interruption de la pilule. Par ailleurs, celle-ci étant sur prescription, elle offre l'immense bénéfice d'inciter à une surveillance médicale régulière.

◇ Les micropilules sont-elles plus adaptées avec le temps ?

Les micropilules sont destinées aux femmes qui ne peuvent recevoir des œstrogènes, les fumeuses de plus de 35 ans, les femmes atteintes de syndrome métabolique, de diabète, d'hypertension, d'excès de cholestérol, ce qui survient généralement après la quarantaine. Au total, 15 à 20 % des femmes sont concernées. Ces pilules ne contiennent pas du tout d'œstrogènes (d'où l'allusion au terme de « micro ») et délivrent uniquement des progestatifs, voilà pourquoi on les appelle aussi Progestative Only Pills (POP). Leur mode d'action est différent : elles ne bloquent pas l'ovulation, mais modifient la glaire fabriquée au niveau du col de l'utérus et agissent sur la paroi de l'utérus, ce qui rend la nidation de l'œuf impossible. Étant moins dosées, ces pilules exigent des prises à horaires très réguliers. Cela est moins vrai avec la pilule Cérazette qui contient un progestatif très actif.

◇ La contraception à base de progestatifs seuls est-elle aussi efficace que la pilule normale ?

Les micropilules de la génération précédente avaient la réputation d'être peu efficaces car elles devaient être prises à heure fixe avec un délai d'oubli de trois heures maximum. Les pilules progestatives de la troisième génération (Cérazette, la seule actuellement sur le marché) supportent un oubli de 12 heures par rapport à la prise habituelle et sont aussi efficaces que les pilules classiques. Elles agissent à la fois sur la glaire et sur l'ovulation, ce qui constitue un cran de sûreté supplémentaire. Seuls bémols : parfois des saignements irréguliers ou la suppression des « règles ».

◇ Pourquoi une fumeuse ne peut-elle continuer à prendre la pilule après 40 ans ?

On sait qu'à la quarantaine, les facteurs de risques comme l'hypertension, le surpoids, le cholestérol augmentent. Du coup, le duo « pilule + tabac » devient plus dangereux : plus de risques cardiovasculaires et d'accidents vasculaires cérébraux, avec davantage de phlébites et de thromboses (caillot bloqué dans les veines). Une fumeuse sous pilule combinée (95 % des pilules) multiplie son risque d'infarctus par 20, voire davantage selon sa consommation et ses facteurs de riques associés.

◇ On parle d'une nouvelle pilule « naturelle ». Quels sont ses avantages ?

Qlaira (laboratoire Bayer Schering Pharma), la première pilule aux hormones naturelles, est disponible depuis 2009, elle devrait être bientôt suivie par une petite sœur (laboratoire Théramex). Gare aux confusions, cependant, les hormones qu'elles contiennent restent fabriquées industriellement comme les autres pilules sur le marché (autrement dit, ces hormones ne sont pas extraites de végétaux et ne sont pas « bio » comme on le lit çà et là sur la blogosphère), en revanche, les œstrogènes qu'elles contiennent imitent en tout point les œstrogènes fabriqués par l'organisme.

À noter : Qlaira fournit plus d'œstrogène au début du cycle et plus de progestérone à la fin, ce qui mime le cycle naturel féminin et améliore en théorie sa tolérance.

◇ J'ai trois enfants, puis-je opter pour une contraception définitive ?

En France, comme aux États-Unis ou dans la plupart des pays européens, il devient plus facile de demander une contraception définitive, surtout après 40 ans. Cependant, même à cet âge, l'expérience des médecins montre qu'une technique irréversible peut être amèrement regrettée après coup, éventuellement lors de la crise du milieu de vie si l'on rêve soudain à un nouvel enfant, ou lors d'une nouvelle rencontre, si l'on veut concrétiser le lien par un bébé. Voilà le pourquoi des réticences.

◇ Pourquoi la stérilisation est-elle nettement plus courante dans les pays anglo-saxons ?

C'est sans doute une question de pragmatisme. Face au sexe, les Anglo-Saxons sont hygiénistes et rationnels. Leur philosophie se résume à « un problème, une solution ». Leur question métaphysique est : est-ce légal ou pas légal ? Les femmes réclament une méthode, on les informe de ses effets, elles signent un papier et, si elles regrettent ensuite, c'est leur problème. Les médecins français prennent davantage en compte le côté psy et émotionnel du problème. Surtout qu'il existe désormais de nombreux moyens sûrs et peu contraignants de se protéger.

◇ Le préservatif féminin est-il un contraceptif fiable ?

Ni plus ni moins que le préservatif masculin. C'est en tout cas un excellent moyen d'éviter les IST, à condition de le placer dès les préliminaires (mais on peut s'y prendre quelques heures avant aussi) et le garder jusqu'au bout.

◇ Où trouver le préservatif féminin ?

Il est peu utilisé en France et moins facile à se procurer en pharmacie que celui des hommes, mais on peut le commander en pharmacie, par Internet, ou gratuitement au Planning familial et dans les centres de dépistage anonyme et gratuit (CDAG). Il est plus cher, environ 1,50 € pièce. Pour vous informer davantage, consultez les contacts utiles en fin de chapitre ou appeler Sida info service 0 800 840 800, appel anonyme et gratuit, ou http://www.sida-info-service.org.

◇ Les nouveaux moyens de contraception éloignent de plus en plus la femme de ses cycles naturels. Est-ce si anodin ?

Il est vrai qu'avec la pilule trimestrielle voire annuelle, le stérilet hormonal (cinq ans, voire plus), l'implant pour trois ans, etc., la femme fait le grand écart avec ses cycles physiologiques puisque les règles disparaissent quasiment. Au plan médical, cela ne pose pourtant pas de problème, et pour un certain nombre de femmes, cette liberté supplémentaire s'accompagne d'une sexualité revendiquée et épanouie. Inversement, pour d'autres, la déconnexion avec le corps peut avoir un impact sur la libido. Ce silence imposé au ventre fait perdre les repères habituels (même s'il s'agit de sang ou de douleur), c'est tout le schéma corporel qui est modifié. Ces femmes peuvent faire de l'opposition masquée sous une forme ou une autre : chute du désir, du plaisir, oubli pur et simple de leur contraception.

◇ Le préservatif modifie-t-il les sensations ?

Oui et pas nécessairement en mal. Certaines femmes déclarent aimer, voire préférer l'amour avec un préservatif, qu'elles trouvent doux et particulièrement agréable avec un lubrifiant. Le sentiment d'être protégée des IST les libère et augmente d'autant plus leur plaisir. C'est donc une question d'état d'esprit. Tout comme les goûts et les couleurs, cela ne se discute pas. Quoique... Pour susciter le réflexe d'achat, les industriels n'ont pas manqué d'imagination. Non seulement ils ont mis sur le marché des préservatifs aux goûts variés (vanille étant le parfum préféré des Françaises), mais aussi de formes et de textures très différentes. Les modèles nervurés et gravés procurent de nouvelles sensations ; l'extrémité plus large de certains spécimens permet aux deux partenaires de ressentir des émois ignorés avec un préservatif classique ; on trouve aussi des variétés à l'effet prolongateur, resserrées au niveau du prépuce, qui aident à allonger l'acte sexuel. Il existe même des préservatifs qui font frissonner les deux partenaires grâce à leur lubrifiant particulier (Durex Frisson) ou des *condoms* avec anneau vibrant (Durex Play vibration) qui suscitent chez les utilisatrices des critiques enflammées et dithyrambiques. Enfin, un préservatif en latex fait en moyenne 50 à 60 microns d'épaisseur (0,050 à 0,060 mm !).

À titre indicatif, c'est cinq à dix fois moins épais qu'un gant de latex chirurgical.

◇ Comment lui faire accepter le préservatif s'il prend un air dégoûté ?

On peut commencer par la douceur. Et tenter ensuite toutes les armes de persuasion...

L'attitude de celle qui-en-connaît-un-rayon : « Fais-moi confiance, je m'occupe de tout, tu n'y perdras pas au change. J'ai dégoté le dernier petit modèle nervuré de chez Mannix, tu vas ramper ! »

Le chantage affectif : « Si tu me respectes (ou si tu m'aimes), tu le mets, sinon, tant pis pour moi, je n'aurai pas de plaisir. »

La botte imparable : « Tu crains d'avoir moins de plaisir avec, OK ! Je serai encore plus câline si tu l'enfiles. À toi de jouer maintenant : la capote, ça s'apprend ! » Et lui faire lire avec profit le chapitre 12, IST, sida : comment s'en protéger ?, en particulier « Et à 40 ans, on s'y remet comment ? », p. 369.

Opter pour le ton technico-distancié : « Avec la capote, pas de problème d'IST ou de sida. Les modèles certifiés CE sont très performants, blablabla... », arguments imparables.

Le ton chienne de garde : « C'est ça ou rien ! »

La mise au défi : « Je sais que t'es capable d'en mettre un, je sais que tu es un homme responsable, un vrai. »

Et s'il refuse quand même, en tirer les conséquences. Beaucoup d'hommes acceptent, pourquoi pas lui ? Plus on est à l'aise avec le latex, plus il le percevra et moins il osera paraître gêné.

Sur la pilule et l'image du corps

◇ Si j'arrête la pilule après 40 ans, est-ce que je vais maigrir et retrouver mon poids d'avant ?

Bien des femmes persistent à croire que la pilule fait grossir et que l'arrêter fera maigrir. Qu'en est-il vraiment ? Les œstrogènes contenus dans les anciennes pilules dosées à 100 ou 50 microgrammes d'œstrogènes augmentaient l'appétit et pouvaient même, selon leur nature et leur dosage, favoriser la fabrication de cellulite. Aujourd'hui, le dosage des pilules est divisé au moins par cinq et les études montrent dans leur ensemble un impact insignifiant sur le poids. Il n'en reste pas moins que des femmes (deux sur dix environ) affirment quand même grossir sous pilule (ou avoir de la cellulite, ou gonfler).

Alors ? Chacune a son propre terrain biologique et sa réponse à une pilule donnée. Certaines femmes peuvent effectivement se montrer plus sensibles à l'une ou l'autre des hormones de synthèse pour raisons génétiques. Les plus vulnérables ont souvent des anomalies métaboliques (diabète, cholestérol, trop de glycérides, etc.), des problèmes chroniques de poids, elles ont fait des gros bébés... Le seul moyen d'être vraiment sûre de maigrir en cessant la pilule, c'est d'essayer. Si on abandonne les hormones, ne pas oublier de choisir aussitôt une autre contraception.

◇ Les contraceptifs à la progestérone font-ils gonfler plus que les autres ?

Dans la majorité des cas, ces produits sont plutôt bien tolérés. Cependant, quelquefois, avec la micropilule progestative, le stérilet Miréna ou l'implant Implanon qui diffusent de la progestérone, certaines femmes se plaignent de jouer les baudruches les premiers mois (ventre ballonné, jambes gonflées, doigts boudinés, etc.). En ce cas, pour limiter les phénomènes de rétention d'eau, il faut veiller à manger moins salé et recourir si nécessaire aux produits veinotoniques très utiles sur les jambes lourdes et les problèmes circulatoires.

Sur les oublis de pilule

◇ La pilule du lendemain est-elle efficace à tous les coups?
Non, c'est une solution de rattrapage d'autant plus efficace qu'elle est prise rapidement après le rapport. L'efficacité pour un même produit varie de 95 % à 58 %! Les règles surviennent le plus souvent à la date normale, parfois un peu avant, parfois un peu après. Au-delà de cinq jours de retard, il faut absolument consulter un médecin, c'est peut-être le signe d'une grossesse malgré le traitement.

◇ À partir d'un certain âge, peut-on prendre la pilule du lendemain après chaque rapport, au lieu de prendre la pilule tous les jours?
Non, la pilule du lendemain est un contraceptif nettement moins efficace que la pilule classique prise à petites doses mais tous les jours. Elle serait trop forte (jusqu'à 25 fois la dose habituelle), moins bien tolérée, et pourrait présenter de sérieux risques pour la santé. Vrai aussi pour la pilule du surlendemain.

◇ La pilule du surlendemain est-elle une pilule abortive?
Non, EllaOne empêche l'ovulation, alors que le RU 486 s'oppose à l'implantation de l'œuf déjà formé au niveau de l'utérus.

Que faire en cas d'oubli de pilule avant un rapport ?

D'une manière générale, les oublis de pilule en début de plaquette sont plus préoccupants qu'en fin de plaquette.
Si on l'a oubliée depuis moins de 12 heures, ce n'est pas un drame, il faut avaler son comprimé et prendre le suivant à l'heure habituelle, puis continuer normalement sa plaquette.
Si c'est une micropilule qui doit être prise à heure fixe, il faut considérer qu'on n'est plus protégée, et donc utiliser un préservatif ou un spermicide local.
Si on est en retard de plus de 12 heures, voire 24 heures, la sécurité contraceptive n'est plus assurée, il faut prendre deux fois plus de précautions au cours des rapports à venir et utiliser pilule + préservatif (ou spermicide) jusqu'à la fin de la plaquette.
Si on a eu un rapport dans les cinq jours précédant l'oubli, lire attentivement le paragraphe sur la contraception du lendemain.

Sur les risques de grossesse

◇ Je suis sous contraception, mais je n'ai pas demandé à mon nouveau partenaire d'utiliser un préservatif, qu'est-ce que je risque ?

De deux choses l'une, soit le partenaire est sûr (c'est-à-dire sain), en ce cas, on ne risque rien ; soit il souffre d'une IST (souvent silencieuse), et il peut l'avoir transmise. Pour en savoir plus, se reporter au chapitre 12, IST, sida : comment s'en protéger ?.

◇ Je n'ai plus de contraception et le préservatif a craqué, que faire ?

Mieux vaut prendre la pilule du lendemain ou du surlendemain selon le *timing* et surveiller d'éventuels signes d'IST. Prendre avis auprès de son médecin, car chaque cas est particulier (à 40 ans on a beaucoup plus de risques de tomber enceinte qu'à 45 ou 50 ans). Se laver aussitôt après le rapport sexuel ne sert absolument à rien.

◇ Le préservatif est-il un contraceptif fiable ?
Dans de bonnes conditions d'utilisation, il est sûr à 96 %, c'est moins bien que la pilule, ses équivalents (patch, anneau, implant) ou le stérilet. Ce chiffre doit encore être révisé à la baisse : le préservatif peut avoir été déchiré en étant sorti de l'emballage, utilisé après la date de péremption, mal positionné, il peut aussi craquer faute de lubrification suffisante chez la femme (ce qui est plus souvent le cas après la cinquantaine).

Ne jamais utiliser deux préservatifs l'un sur l'autre ou le préservatif féminin plus le préservatif masculin. En revanche, on peut éventuellement utiliser deux contraceptions locales pour assurer ses arrières : ovule + préservatif ou spermicide + préservatif.

◇ Peut-on être enceinte sous stérilet ?
C'est rare mais possible dans 1 % des cas environ. Le stérilet à la progestérone offre une double sécurité grâce aux hormones diffusées, il est donc a priori plus efficace.

Sur la fertilité, la contraception, l'IVG

◇ Jusqu'à quel âge adopter une contraception ?
Une femme est théoriquement fertile jusqu'à sa ménopause, vers l'âge de 50-55 ans. Jusqu'à cette période, elle peut utiliser pilule, patch ou anneau, des progestatifs ou le

stérilet ; faire une pause et préférer des moyens de protection plus légers en fonction de sa vie sexuelle et de la fréquence de ses rapports.

◇ Je prends toujours la pilule, comment savoir si je suis ménopausée ?

En cas de doute vers la cinquantaine, le médecin pourra demander un dosage hormonal de la FSH (hormone sécrétée par l'hypophyse) le dernier jour des sept jours d'arrêt de la pilule. Si la FSH s'avère très élevée, il s'agit probablement de la ménopause. Des signes peuvent d'ailleurs confirmer ce diagnostic : règles irrégulières malgré la pilule, bouffées de chaleur surtout à la fin des sept jours d'arrêt, etc. (voir chapitre 8, La ménopause).

◇ Pourquoi est-ce que j'oublie souvent ma pilule ?

Quel que soit son âge, une femme demeure ambiguë par rapport à son désir de maternité. Elle peut raisonnablement estimer qu'elle ne doit plus avoir d'enfant et souhaiter quand même une grossesse inconsciemment pour se prouver sa capacité à avoir encore un bébé, quitte à demander ensuite une IVG.

◇ Quelle différence y a-t-il entre la pilule du lendemain et la pilule abortive ?

La pilule du lendemain ou du surlendemain s'utilise à titre préventif dans les jours qui suivent le rapport à risques, elle gêne l'ovulation voire la nidation de l'ovule s'il est fécondé. En revanche, le RU 486 est une technique d'interruption de grossesse réservée aux grossesses de cinq semaines maximum. Cette « anti-hormone » n'est pas un contraceptif ou une pilule du lendemain, c'est une véritable méthode d'avortement, qui entre dans le cadre de la loi Veil, au même titre que les autres IVG.

Contacts utiles

Pour toutes les questions sur la sexualité, la contraception, l'IVG : Écoute-sexualité-contraception, 0 800 803 803. Ce service, numéro vert de la Ville de Paris, de 9 h 30 à 19 h 30 tous les jours et le samedi de 9 h 30 à 12 h 30, est géré par le Mouvement français pour le planning familial.

Un numéro vert contraception-IVG, 0 800 105 105, a été mis en place par la DRASS de la région PACA. Des conseillères conjugales et familiales du Planning familial répondent du lundi au vendredi de 9 h à 19 h et le samedi de 9 h à 12 h.

Pour toute demande de renseignements, contraception, pilule du lendemain, IVG, etc. : Association française pour la contraception, http://www.contraceptions.org. Pour poser des questions par écrit : afc@contraceptions.org.

Pour choisir sa contraception en connaissance de cause, toutes les infos du ministère de la Santé et de l'Institut national de prévention et d'éducation pour la santé, avec les particularités et avantages de chaque méthode, leur prix et comment les obtenir : http://www.choisirsacontraception.fr.

À noter, aussi, le tout récent site http://www.macontraception.fr, avec un test pour son choix contraceptif, une carte de France interactive des **centres d'IVG** les plus proches de chez soi.

Pour la pilule ou la contraception d'urgence, on peut se renseigner auprès du Mouvement français pour le planning familial : 4 square Saint-Irénée, 75011 Paris – 01 48 07 29 10 – http://www.planning-familial.org.

En cas de rapports non consentis, SOS VIOL : 0 800 059 595. C'est le numéro vert du Collectif féministe contre le viol, financé par les pouvoirs publics, qui assure aide, soutien et solidarité aux victimes de viols et anime notamment des groupes de parole : http://www.cfcv.asso.fr.

Pour tout ce qui concerne la famille (texte de lois, divorce, concubinage, violence, contraception, reconnaissance de paternité, pension alimentaire, garde des enfants, travail, formation, etc.) : Centre national d'informations et de documentation des femmes et des familles : 7 rue du Jura, 75013 Paris. Pour obtenir les coordonnées des CIDFF départementaux : http://www.infofemmes.com.

Un site Internet généraliste santé de qualité, http://www.planetdoctors.com, propose des infos sur toutes les situations médicales présentant un caractère d'urgence, y compris la sexualité et la contraception, avec, à la clé, une aide à la décision.

8

LA MÉNOPAUSE

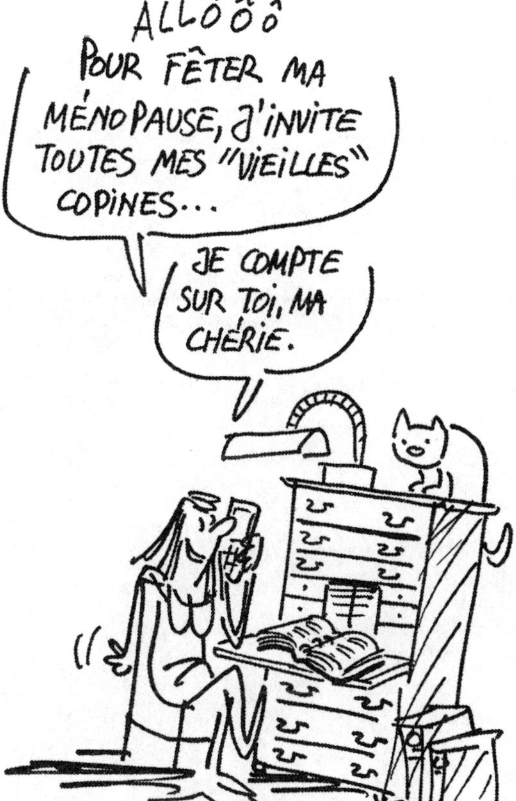

Paroles et fantasmes

Les transformations qui surviennent à partir de la ménopause inquiètent la plupart des femmes. Les prédictions apocalyptiques (des magazines, des mères, des amies, et parfois des gynécologues) tracent un tableau peu engageant du futur. Les nouvelles recrues se voient déjà desséchées de l'intérieur et dévorées de bouffées d'angoisse pour longtemps. Pourtant, Shere Hite, connue pour son fameux *Rapport Hite sur la sexualité féminine*[46], fait état de témoignages plutôt réjouissants. Nombre de femmes ayant participé à sa grande enquête se disent libérées depuis leur ménopause, parfois même révélées à elles-mêmes, puisqu'elles ont découvert pour la première fois de leur vie les raffinements de l'amour ou la révélation suprême de l'orgasme. Eh oui, à 50 ans, et même à 60 ! Certaines ont aimé leur mari comme jamais, pris des amants, eu des relations avec d'autres femmes. Délivrées des contraintes professionnelles et de l'éducation des enfants, elles ont enfin trouvé le temps de penser à elles, se sont affranchies des tabous anciens, conscientes de l'horloge charnelle et du temps qui passe.

Nous ne disons pas que tout est rose. Au plan physiologique, il s'opère avec le temps des transformations évidentes : sécheresse vaginale, ralentissement de la fonction sexuelle, et même petite rétraction progressive de la vulve (petites et grandes lèvres). Mais on oublie toujours de dire que la libido, elle, devrait théoriquement augmenter puisque les androgènes (hormones du désir) continuent d'être sécrétées par les ovaires et les glandes surrénales alors que les œstrogènes ne le sont plus. Shere Hite va plus loin encore dans son analyse et décrète que « la lubrification vaginale peut diminuer mais l'excitation sexuelle et la capacité orgasmique augmenter réellement ». Notamment parce qu'avec l'âge, les femmes développent un système veineux plus étendu au niveau de la région génitale. En réalité, « la fonction crée l'organe » : plus le vagin fonctionne, mieux il fonctionnera.

Malgré tout cela, certaines femmes déclarent un désintérêt majeur pour le sexe à cette période, comme si celui-ci devenait obscène ou inutile, puisque la possibilité, au moins fantasmatique, de se reproduire a disparu.

À ce stade, les femmes peuvent choisir leur camp et voir la « bouteille à moitié pleine » plutôt que « la bouteille à moitié vide » : franchir la ménopause comme une nouvelle étape de la vie (avec ses bonheurs, ses déceptions et ses petits ennuis qui se traitent) ou la subir avec fatalisme sans jamais chercher de remise en question.

Comme le souligne avec justesse le chercheur Christian Heslon, spécialiste en psychologie des âges de la vie : « L'image de l'éclat rend compte de la dualité de la ménopause. Celle-ci peut autant faire éclater une identité féminine trop assimilée à la maternité, que révéler l'éclat d'une féminité débarrassée des tracas de la procréation[47]. »

L'espérance de vie à la cinquantaine est encore longue, cela donne à réfléchir.

Faisons un rêve…

Une femme rencontre un homme dont elle tombe éperdument amoureuse. Elle le désire, il la désire aussi. Tous deux ont des relations sexuelles intenses, sûrement aussi satisfaisantes qu'à vingt ans. Ces deux-là sont en état de « sur-fonctionnement émotionnel ». Leur système limbique (ou cerveau des émotions) est hautement sollicité. La question des hormones ne se pose pas. L'âge n'est pas un obstacle.

Malheureusement, pour un certain nombre de couples qui se sont connus à vingt ans, et qui à leur retraite sont toujours ensemble, le désir n'est plus le même. À qui la faute ? À la ménopause qui est passée par là, ou bien à la routine ? Ce témoignage, tiré du rapport Hite, laisse rêveur : « Je croyais que la ménopause était la cause principale de l'état de mon vagin : il était devenu sec et s'irritait facilement. Mes médecins pensaient que cela venait d'un manque d'hormones… mais avec mon nouvel amant je renais à la vie. Je lubrifie abondamment et je n'ai pas la moindre irritation. » Ce qui est vrai avec un amant reste vrai avec un mari, si tant est que l'on cultive son intérêt pour l'autre. La ménopause n'est pas toujours la responsable numéro un. En revanche, la routine, le manque de confiance en soi, oui.

Alors, faut-il s'encanailler pour échapper au désastre annoncé ? Évidemment non. C'est une éventualité parmi d'autres. On peut aussi raviver le feu sacré du désir dans son couple, avec les moyens du bord ou l'aide d'un thérapeute.

Le miroir social

Chez les femmes indiennes de la caste des Rajputs, on n'observe aucun des troubles classiques de la ménopause, ce qui n'a pas manqué d'étonner les médecins ou les ethnologues. Ces Indiennes étaient-elles différentes des Occidentales ? Fabriquées sur un modèle particulier ? Non... mais leur nouveau statut de femmes sans règles leur procurait de vrais privilèges, elles quittaient le voile et se mêlaient aux hommes pour discuter avec eux et exprimer enfin leur point de vue. Ménopausées, elles devenaient des citoyennes à part entière.

Chez les Indiens mohaves, la ménopause est même un véritable bain de jouvence. Les femmes deviennent des initiatrices, chargées de faire l'éducation sexuelle des jeunes hommes. Et tout cela est si agréable que, finalement, elles ne présentent pas les troubles psychologiques et physiologiques des Occidentales.

Tout aussi intéressante, cette étude réalisée chez des femmes Tin Dama de Papouasie. Comme les autres, à la période fatidique, celles-ci ne présentaient aucun des symptômes des femmes occidentales ; à l'exception de l'une d'elles, qui s'était convertie à la religion catholique ! Chez les Tin Dama comme chez les Mohaves, la ménopause est associée à une plus grande liberté sexuelle et à un statut privilégié dans le groupe. La culture et le contexte social influencent donc radicalement la vision de cette étape, au point de la rendre sereine et flamboyante.

En France, aujourd'hui encore, selon son entourage (familial ou professionnel) et sa propre histoire personnelle, on peut ressentir l'arrêt des règles comme une nouvelle période de plein épanouissement (intellectuel, émotionnel, sexuel) ou bien comme un âge critique et dévalorisant, voire un deuil (celui des années fertiles) et un renoncement (celui de la séduction).

Celles qui ne se voient plus comme des amantes vivent mal leur altération corporelle, les kilos en trop, l'absence de désir renvoyé par leur partenaire. Se sentant moins désirables, elles s'interdisent le désir. Beaucoup espacent alors les rapports sexuels à cette période, ou elles font l'amour dans le noir, elles se cachent dans leur salle de bains pour se déshabiller, elles suppriment les miroirs de la maison... La ménopause, considérée comme l'antichambre d'un déclin programmé, s'accompagne alors de troubles psychologiques comme l'insomnie, l'irritabilité, la nervosité, la lassitude, voire la dépression.

Il est temps de réagir. Cette étape naturelle de la vie de la femme n'est pas une maladie, on peut cependant la traiter pour la rendre plus facile à vivre.

La ménopause, et après ?

400 000 à 500 000 femmes sont nouvellement ménopausées chaque année en France.
90 % des femmes le sont entre 45 et 55 ans.
5 % des femmes le sont avant 45 ans, 5 % après 55 ans.
51 ans est l'âge moyen de la ménopause.
11 millions de Françaises sont ménopausées.
6 millions ont moins de 65 ans.
Aujourd'hui, 10 % reçoivent le THM.
Un tiers à la moitié des femmes ménopausées souffrent de bouffées de chaleur.
L'espérance de vie moyenne d'une femme à 50 ans est de 84 ans.
Une femme de 50 ans sur quatre atteindra 90 ans.

Est-ce la ménopause qui débute ?

La périménopause dure en moyenne 4 ans et précède la vraie ménopause. Cette étape est sans doute la plus inconfortable. Les ovaires fonctionnent de manière chaotique, par à-coups, ils s'interrompent rarement du jour au lendemain en tout cas. Les cycles sont totalement chamboulés. Des femmes aussi régulières que des métronomes se mettent à avoir des règles tous les dix jours, ou tous les deux mois, et plus du tout. Puis, la mécanique ovarienne redémarre, les cycles reprennent quelques mois encore, mais parfois incomplètement.

Une quantité insuffisante de progestérone est sécrétée à cause de la raréfaction des ovulations ; proportionnellement, on retrouve davantage d'œstrogènes que de progestérone. Cela se traduit par un ensemble de phénomènes ressemblant à ceux précédant les règles : maux de tête, gonflements (ventre ballonné, doigts enflés, seins tendus, etc.), troubles psychiques (nervosité, irritabilité, etc.).

Par ailleurs, la privation normale des œstrogènes – associée à une sécrétion normale des hormones mâles par les ovaires et les surrénales – favorise un excès relatif des androgènes dans la majorité des cas.

Le flux menstruel varie énormément au cours de cette période. Souvent réduit, parfois intense, il peut prendre l'ampleur de véritables hémorragies (avec pâleur, vertiges et fatigue importante).

Le métabolisme subit un ralentissement général favorisant le surpoids, avec un phénomène particulièrement déstabilisant pour les femmes : l'augmentation de la masse grasse au niveau du ventre (comme chez les hommes), ce qui, soit dit en passant, va les amener à égalité au plan des risques métaboliques et cardiovasculaires (voir chapitre 3, Suis-je normal(e) ?, p. 82).

Des polypes peuvent également apparaître, ainsi que des fibromes, tumeurs bénignes musculaires et fibreuses qui touchent une femme sur quatre.

Les seins gonflent douloureusement et abritent des kystes bénins (poches remplies de liquide). Résultat : les soutiens-gorge deviennent trop étriqués et il faut en changer régulièrement. Toutes ces proliférations cellulaires au niveau des organes cibles concernés, l'utérus et le sein, ont une seule explication, toujours la même: la sécrétion d'œstrogènes non compensée par une quantité suffisante de progestérone.

Au secours, des bouffées de chaleur!

Chez trois femmes sur quatre, les bouffées de chaleur se manifestent déjà en période de périménopause. Dans 50 % des cas, elles vont durer plus de cinq ans et dans 25 % des cas, plus de dix ans! Pour les plus chanceuses, ces bouffées seront discrètes avec une simple rougeur du visage donnant bonne mine. Pour d'autres, les manifestations seront gênantes voire franchement handicapantes, il faudra les traiter, les moyens existent.

La ménopause, la vraie

On considère que la ménopause survient après un an d'arrêt définitif des règles. Elle débute en moyenne vers l'âge de 51 ans. Le calme plat hormonal semble finalement plus facile à supporter que la période précédente où le déséquilibre dictait sa loi. Les femmes se disent plus apaisées, moins bouleversées, même si les raisons de se plaindre ne manquent pas... Heureusement, bouffées de chaleur, fatigue, ennuis urinaires, sécheresse oculaire et vaginale, «mal partout»..., troubles de la mémoire, déprime, tous ces soucis ne s'additionnent pas sur une seule femme, et chaque femme les vit avec plus ou moins d'intensité et de philosophie.

Que se passe-t-il en réalité? Pourquoi la ménopause se déclenche-t-elle? Pourquoi la suppression des hormones entraîne-t-elle ces réactions en série?

Tout se passe au cœur du noyau de la cellule, précisément là où se logent les récepteurs des œstrogènes, les récepteurs faisant fonction de « serrure », les œstrogènes étant les clés qui ouvrent ces serrures et déclenchent un effet lorsque les hormones féminines se lient à leur récepteur.

Avec la ménopause, on constate une chute brutale de tous ces récepteurs cellulaires et une chute des messages qu'ils envoient, avec des conséquences sur tous les tissus concernés (sein, utérus, os, peau, muqueuses, cerveau, vaisseaux, yeux, etc.). Une fois la ménopause passée, l'organisme s'habitue progressivement au manque et tout rentre dans l'ordre. Au bout de quelques mois ou quelques années, les bouffées de chaleur deviennent de moins en moins insupportables et peuvent disparaître, le vieillissement accéléré de la peau et des muqueuses reprend un rythme de vieillissement normal, idem pour les os, le fonctionnement cérébral, etc.

Le principe du traitement hormonal de la ménopause n'est rien d'autre que de se substituer aux œstrogènes naturels qui font alors défaut, ainsi « la hauteur de la marche » à franchir est moins haute et moins pénible. La transition plus graduée entraîne le moins de désagréments possible.

Le traitement hormonal de la ménopause ou THM

Un million de Françaises reçoit le THM avec des effets généraux sur l'organisme, et spécifiques sur la sexualité. Ce traitement global est le seul qui s'attaque à la totalité des symptômes ressentis. Les œstrogènes s'utilisent sous forme de gel (à appliquer sur la peau tous les jours), de patch (à changer une ou deux fois par semaine selon la marque) ou de spray nasal (à raison d'une ou deux pulvérisations quotidiennes).

La progestérone ou les progestatifs sont uniquement associés aux œstrogènes pour protéger du cancer de l'utérus, ils sont disponibles sous forme de comprimés ou de « combi-patch » avec des œstrogènes. Le stérilet qui diffuse de la progestérone existe à titre contraceptif, à l'avenir il pourrait l'être aussi pour cette nouvelle indication.

On peut préférer son THM avec des règles (douze jours de progestatifs) ou sans règles (progestatifs en continu tous les jours, avec parfois des saignements au cours du cycle, les premiers mois seulement).

→ Faut-il suivre le traitement hormonal de la ménopause ?

Il n'y a pas si longtemps, la plupart des gynécologues français prescrivaient sans état d'âme le THM aux femmes ménopausées sans contre-indications aux hormones. À la première bouffée de chaleur venue, il y avait le réflexe hormonal. On savait que le traitement augmentait légèrement le risque de cancer du sein, mais cette menace semblait contrebalancée par les effets positifs du traitement sur l'ostéoporose et sur le cœur.

En 2002, l'étude *Women's Health Initiative*[48] (WHI) est venue jeter un pavé dans la mare ! 25 000 femmes étaient tirées au sort, les unes recevaient un placebo (substance inactive), les autres un THM. Non seulement l'augmentation de la fréquence des cancers du sein était confirmée, mais on découvrait une nouvelle menace pour les femmes traitées. Pour 10 000 d'entre elles suivies pendant un an, on notait en plus, par rapport à celles qui ne prenaient pas de THM, sept accidents cardiovasculaires (infarctus), huit accidents vasculaires cérébraux, huit embolies pulmonaires et huit cancers du sein. Côté bénéfices, le traitement permettait d'éviter cinq fractures du col du fémur et six cancers colorectaux. L'étude ne faisait nullement référence à la qualité de vie qui, pourtant, est importante : elle ne prenait en compte ni les coups de déprime, ni la libido, ni le vieillissement, juste les événements médicaux tangibles et mesurables.

En réalité, que représentent les risques supplémentaires ? Tout est question de proportion. Avec la prise du THM, le risque pour le cancer du sein passe de 1 à 1,3, alors qu'avec la prise de tabac, le risque passe de 1 à 20 pour le cancer du poumon. C'est pourquoi personne ne discute le risque du cancer du poumon lié au tabac, alors que pour le THM et le cancer du sein, chacun relativise en fonction de sa philosophie de vie.

De fait, bon nombre de spécialistes français ont nuancé l'impact de l'étude WHI : primo, l'essai américain était conduit avec des hormones différentes de celles utilisées en France (réputées plus sûres jusque-là). Secundo, un nombre important de femmes américaines intégrées dans le groupe était en surpoids avec une moyenne d'âge élevée (65 ans), ce qui majorait doublement les problèmes vasculaires. Ces données n'étaient donc pas extrapolables aux Françaises de 50 ans sous THM. Cependant, l'étude WHI avait l'immense mérite d'inciter à la prudence. Elle indiquait clairement que le THM ne devait être prescrit qu'aux femmes préalablement bien informées qui n'avaient pas de facteurs de risques particuliers personnel ou familial.

→ La polémique s'amplifie autour du traitement

Un an plus tard, la polémique refaisait surface, et cette fois, le coup venait d'Angleterre. L'étude *Million Women Study*, publiée dans le *Lancet* le 9 août 2003, confirmait et précisait les risques de cancer du sein associés à ces traitements. Menée de 1996 à 2001 auprès de plus d'un million de femmes ménopausées, dont l'âge se situait entre 50 et 64 ans, cette étude montrait que le risque de survenue de cancer du sein augmentait légèrement chez les femmes ayant reçu les œstrogènes seuls (risque multiplié par 1,3) et davantage avec l'association œstrogène plus progestérone (risque multiplié par 2). Les œstrogènes seuls n'étaient délivrés qu'aux femmes ayant subi une ablation de l'utérus, la progestérone étant là uniquement pour protéger du risque éventuel de cancer de l'utérus. La majorité des patientes recevait ainsi des œstrogènes associés à des progestatifs.

Désormais, la balance penchait du mauvais côté.

70 % des femmes dans le monde allaient cesser de prendre le THM entre 2002 et 2007. En France, ce nombre allait être divisé par deux et certaines femmes atteintes de bouffées de chaleur invalidantes allaient devoir signer une décharge à leur médecin pour continuer à bénéficier de leur prescription. Aux États-Unis, en revanche, plusieurs milliers de plaignantes allaient s'impliquer dans des actions en justice contre le laboratoire fabriquant les œstrogènes, elles avaient toutes présenté un cancer du sein en 2002 ou après.

Dans le Nevada, l'un de ces procès a abouti à l'indemnisation de trois femmes. Dès lors, les médecins avaient beau clamer que l'échantillon des femmes américaines intégré dans l'étude WHI était bien trop disparate, que ces patientes étaient trop âgées (ménopausées depuis une douzaine d'années en moyenne), affectées de nombreux facteurs de risques (surpoids, diabète, hypertension, etc.), le mal était fait.

En 2007, Roussov, l'auteur même de l'étude WHI, s'est fendu d'un mea-culpa et a publié son autocritique.

Depuis, plusieurs analyses nouvelles de l'étude WHI ont montré que, lorsque le THM est prescrit dès la ménopause et non pas des années après, l'augmentation du risque coronarien disparaissait.

→ Une nouvelle étude plus rassurante

Et dans la vraie vie, que se passe-t-il lorsque les gynécologues apprécient les facteurs de risques réels des patientes, éliminent de leur prescription les femmes à risques, et prescrivent à celles qui le peuvent, et seulement elles, le traitement qui leur convient ? C'est précisément le postulat de départ de l'étude *Mission*[49], publiée en août 2007 dans la revue internationale *Gynecological Endocrinology*. Lorsque les gynécologues font leur métier en conscience, l'étude *Mission* est formelle, le nombre des cancers du sein n'augmente pas.

On pourrait donc pousser un ouf! de soulagement. Hélas, pas tout à fait! Car contrairement à une idée reçue, le premier risque du THM n'est pas le cancer du sein mais celui de maladies cardiovasculaires. Les premiers mois, le THM peut exposer à une forte augmentation du risque de phlébite et de sa principale complication, l'embolie pulmonaire. Heureusement, grâce à l'étude ESTHER (dont l'Inserm est le promoteur), on sait que ce risque d'embolie pulmonaire n'augmente plus lorsqu'on utilise un œstrogène naturel sous forme de gel ou de patch, contrairement à un œstrogène pris par voie orale.

→ Finalement que penser de tout cela ?

Il n'est plus question de se voir prescrire par son médecin systématiquement et sans information le THM, mais plutôt de se le voir prescrire de manière raisonnée lorsqu'on en a réellement besoin, lorsqu'on le souhaite et que l'on ne présente aucune contre-indication. Les patientes sont des adultes responsables, elles doivent savoir apprécier ce qu'est un risque et si elles souhaitent le prendre ou pas. Il s'agit de statistiques, pas de prévisions à coup sûr pour une personne donnée. Comme on prend un risque en fumant, en prenant sa voiture, etc.

Dans la réalité de la consultation, les femmes qui continuent de réclamer le THM sont celles qui ont des symptômes gênants, une fatigue, des douleurs articulaires, celles pour qui la sexualité est importante et qui en ont subi des modifications non négligeables avec la ménopause.

Celles qui doutent des vertus du THM sont le plus souvent les femmes ménopausées qui ne se plaignent de rien et fonctionnent à peu près normalement sans traitement, avec une sexualité le plus souvent mise en veilleuse.

La thalassothérapie pour passer le cap en douceur

Certains centres de thalassothérapie ont développé des programmes spécifiques de prise en charge des troubles de la périménopause et de la ménopause pour en diminuer les symptômes au quotidien. Des enveloppements d'algues et du drainage lymphatique pour dégonfler, des séances de yoga ou d'hypnose pour réduire le stress, apprivoiser le sommeil, retrouver le bien-être intérieur, des conseils en nutrition pour alléger un peu sa silhouette, de l'homéopathie pour traiter au coup par coup les troubles de chacune, des soins esthétiques de remise en beauté...

Les alternatives au traitement hormonal

Toutes les femmes ne ressentent pas les mêmes ennuis avec la même intensité, alors ne serait-il pas finalement plus simple de se soigner au coup par coup, en fonction de ses problèmes à soi ? Pourquoi pas ? C'est d'ailleurs ce que font déjà les patientes qui ont des contre-indications absolues au THM.

Pour les bouffées de chaleur légères à modérées, des produits comme Abufène (limitant la sécrétion d'histamine en cause), ou des produits à base de phytoestrogènes naturels (se substituant aux œstrogènes manquants) peuvent s'avérer utiles avec une efficacité variable et non prédictive selon les utilisatrices.

En cas de début d'ostéoporose avérée, le médecin proposera des médicaments spécifiques, avec pour commencer de la vitamine D et du calcium, ensuite, éventuellement des biphosphonates ou du strontium (voir chapitre 10, Les maladies, côté femme).

Pour la sécheresse vaginale, il existe des crèmes ou des gélules à base d'œstrogènes qui apportent localement les hormones nécessaires et une lubrification satisfaisante. Celles qui ne veulent pas du tout d'hormones peuvent se tourner vers des produits hydratants locaux comme Replens, Geliofil, Monasens, Oxens ou Cicatridine qui tapissent la muqueuse et la protègent. Ils s'utilisent deux fois à trois fois par semaine en dehors des rapports sexuels. Elles peuvent aussi recourir à des gels intimes lubrifiants qui évitent l'échauffement, voire la gêne douloureuse (Hydragel, K-Y, Sensilube...). Enfin, des compléments alimentaires hydratants comme Ménophytéa hydratation intime ou Donalis seront d'une aide précieuse.

Pour la sécheresse oculaire (picotement, brûlure, paupières lourdes, blanc de l'œil rouge...), il existe des traitements de fond basés sur la micronutrition (HydraChrono du laboratoire Dergam, utilisé aussi chez les porteurs de lentilles). La prise quotidienne pendant un mois de deux comprimés le matin, deux le soir permet de stimuler durablement la production des larmes, d'augmenter les sécrétions et de stabiliser le film lacrymal. La cure agit au long cours contrairement aux collyres, gels et larmes artificielles qui soulagent efficacement mais ponctuellement.

Tous ces traitements peuvent être prescrits à la place du THM, ou en relais de celui-ci chez les femmes qui ont dépassé la durée conseillée et s'il existe encore des symptômes locaux.

Sur la périménopause

◇ Jusqu'à quand est-on fertile?

La majorité des femmes atteint la périménopause vers 45-50 ans. Le risque de démarrer une grossesse à cette période (ce qui ne signifie pas forcément la mener à terme) n'est que d'un pour cent, ce n'est pas plus que le risque de grossesse d'une femme qui porte un stérilet. Cela est à mettre au compte des 9 000 IVG par an chez les plus de 40 ans.

◇ À 40 ans, j'ai des retards de règles importants, est-ce la ménopause qui se profile?

Une absence d'ovulation ou un retard de règles (même durant plusieurs mois) ne sont pas nécessairement le signal de la ménopause. L'absence de sécrétion de progestérone (fréquente à cette période) explique parfois ces perturbations passagères, de même que des préoccupations d'ordre psychologique (départ des enfants, chômage, retraite anticipée, séparation, deuil, etc.). La ménopause avant 45 ans survient toutefois chez 5 % des femmes, elle est parfois annoncée par des signes avant-coureurs (bouffées de chaleur, troubles menstruels) plusieurs années auparavant.

◇ À quoi reconnaît-on des bouffées de chaleur?

Ces manifestations varient selon chacune et peuvent évoluer chez la même femme au fil du temps. Une onde de chaleur accompagnée de transpiration parcourt tout le corps de la tête aux pieds (ou l'inverse) durant quelques secondes jusqu'à deux minutes. Parfois, ce ne sont que le visage, le cou ou le thorax qui s'enflamment. La personne s'imagine déjà rouge pivoine alors que l'observateur ne remarque rien de spécial. Le tempo? Il varie aussi: dix bouffées dans la nuit ou deux par semaine. Les bouffées associées aux sueurs nocturnes et à l'angoisse peuvent s'avérer si intenses qu'il faut, la nuit, changer les draps et se doucher ; dans la journée, les vêtements collent, le maquillage fond... C'est désagréable et fatigant.

Les bouffées de chaleur sont favorisées par les émotions (joie, surprise ou stress), les efforts physiques, les repas chauds et épicés, les excitants (alcool, tabac, café, thé), les boissons chaudes, les endroits surchauffés. Une femme sur quatre seulement y échappe.

◇ Existe-t-il des tests pour savoir si on est ménopausée ou pas ?

Oui, mais ils paraissent bien inutiles puisqu'ils renseignent sur l'état des hormones à un moment donné, comme une photographie à un instant T. La périménopause traduit une anarchie hormonale totale : le dosage du lundi sera différent de celui du mardi ou du mercredi... Aucune décision thérapeutique ne pourra donc être prise sur ce seul élément. Ce qui compte, en revanche, ce sont les symptômes présents aux différentes périodes du cycle, à noter précieusement sur son agenda : ils permettront au médecin d'établir un diagnostic et d'adapter le traitement.

◇ Je ne suis pas encore vraiment ménopausée, mais je ne me sens pas bien, puis-je utiliser le THM ?

Non, le traitement de la ménopause ne doit être pris – comme son nom l'indique – que lorsque la ménopause est avérée et que les ovaires ne sécrètent plus du tout d'hormones. L'alternative existe : compenser la carence en hormones par de la progestérone sous forme de comprimés dix à vingt jours par mois. L'art du thérapeute sera de proposer ce traitement sur mesure afin que, dans l'idéal, la femme se sente comme avant. Cela en vaut la peine, car plusieurs années de symptômes épuisants peuvent paraître très longues.

◇ De plus en plus, ma mémoire me joue des tours, est-ce hormonal ?

Oui, cela peut effectivement être le cas. Des chercheurs ont testé les capacités cognitives de femmes âgées de 42 à 52 ans, ils ont découvert que les femmes aux cycles irréguliers avaient de moins bonnes performances cognitives que les femmes aux cycles réguliers ou que les femmes ménopausées depuis longtemps. Le cerveau est très sensible à l'apport en œstrogènes, il doit lui aussi s'ajuster aux modifications hormonales.

Sur la ménopause

◇ Comment sait-on que la ménopause a bien été déclenchée ?

La plupart du temps, le médecin s'appuie sur la clinique largement suffisante. Toutefois, en dosant la FSH (hormone folliculostimulante) qui s'accumule et les œstrogènes quasiment absents, le médecin aura la confirmation que la ménopause est bien survenue.

Pour bien comprendre le mécanisme alors en cause, il faut savoir que les ovaires ont cessé de sécréter des œstrogènes et de la progestérone. À distance, dans le cerveau, au niveau de la glande hypophysaire, l'information a été reçue et a déclenché l'ordre de sécréter la FSH, le rôle habituel de cette hormone étant de stimuler les ovaires et la production des follicules (précurseurs des ovules). À la ménopause, l'ovaire ne réagit plus, et la FSH s'accumule comme s'il fallait convaincre la glande de reprendre du service en la noyant de messagers chimiques. C'est cette FSH qui sera donc dosée en laboratoire à partir d'une simple prise de sang.

◇ La ménopause est-elle plus précoce si on a eu ses règles tôt?
Contrairement à cette idée reçue, il n'y a pas de corrélation entre l'âge de la puberté et celui de la ménopause. Le nombre d'enfants portés ou la prise de pilule n'influencent pas non plus l'âge de la ménopause. En revanche, il y a de fortes chances de franchir ce cap au même âge que sa mère, même s'il peut exister des différences importantes entre une mère et sa fille ou entre sœurs. Curieusement, un autre facteur intervient : c'est le tabac ! La ménopause des fumeuses (à raison d'un paquet par jour) est avancée d'un ou deux ans en moyenne par rapport à celle des autres.

◇ Existe-t-il des traitements qui suppriment la ménopause?
Non. Même le THM ne peut ni retarder ni avancer l'âge de la ménopause, et encore moins la supprimer. Il peut seulement atténuer ou gommer certains troubles gênants comme les bouffées de chaleur, l'ostéoporose ou les problèmes de sécheresse vaginale.

◇ Les ovaires cessent-ils complètement de fonctionner à 50 ou 55 ans?
Non, car ils synthétisent encore des androgènes en très petite quantité. Des œstrogènes circulent parfois encore, non du fait des ovaires, mais de la transformation des androgènes en œstrogènes ou des graisses en œstrogènes chez les femmes les plus rondes.

◇ Combien de temps durent les bouffées de chaleur?
Une fois sur deux, ces manifestations vont s'installer pour cinq ans, et une fois sur quatre pour dix ans. Mais certaines femmes pourront encore souffrir de bouffées de chaleur à 70 ans !

◇ Pourquoi les bouffées de chaleur surviennent-elles à cette période précise ?

L'hypothalamus, une glande située au niveau du cerveau, jouxte le centre de la thermorégulation, chargé de réguler la température corporelle. À la ménopause, par effet de « voisinage » en quelque sorte, les turbulences qui affectent le premier touchent aussi le second et déclenchent des bouffées de chaleur intempestives.

◇ Pourquoi la sécheresse vaginale survient-elle à cette période précise ?

Les récepteurs aux œstrogènes situés au niveau de la vulve et du vagin ne sont plus activés par les hormones féminines ; du coup, cette zone va perdre son hydratation et sa souplesse, voire son élasticité, ce qui peut entraîner une gêne, lors des rapports sexuels par exemple.

◇ Si on ne traite pas la sécheresse vaginale, que se passe-t-il ?

L'inconfort s'installe progressivement, y compris hors des rapports sexuels. Certaines femmes peuvent alors se plaindre de brûlures en urinant (cystites sans germe), voire de douleurs chroniques au niveau de la vulve en portant des vêtements serrés. À l'examen, le médecin peut même constater chez certaines patientes une atrophie de la vulve et du vagin (canal plus étroit) pouvant rendre les rapports impossibles.

◇ La sécheresse vaginale est-elle irréversible ?

Non, les traitements existent et sont efficaces, on peut les adopter plusieurs années après la ménopause, ils agiront la plupart du temps.

◇ Pourquoi la voix devient-elle parfois plus grave à cette période, même chez les non-fumeuses ?

Bien après la ménopause, les glandes surrénales et les ovaires continuent de sécréter de faibles quantités d'androgènes. L'absence des œstrogènes leur laisse le champ libre au niveau des récepteurs ; certaines femmes peuvent alors souffrir d'un changement de voix vers une tonalité plus grave. Pour les mêmes raisons, la pilosité générale, notamment sur le bord supérieur des lèvres, peut aussi augmenter.

◇ Depuis ma ménopause, je multiplie les ennuis urinaires, que faire ?

C'est classique. Non seulement les envies pressantes d'aller uriner augmentent (avec parfois des fuites), mais en plus la muqueuse de l'urètre s'assèche tout comme la muqueuse vaginale. Tout cela aboutit à des irritations et douleurs locales, ressemblant à des cystites (sans germe). Les œstrogènes locaux (Trophigil) améliorent nettement la situation et préviennent les cystites à répétition.

Quant aux incontinences d'effort (à la toux, lors d'un sport, etc.), elles surviennent spécifiquement à cette période, car les muscles qui soutiennent la vessie sont moins toniques. Le THM préserve les muscles, ce qui a un effet positif sur l'incontinence (voir aussi le chapitre 10, Les maladies, côté femme).

◇ J'ai mal partout, j'ai l'impression d'avoir été rouée de coups, c'est l'âge ?

À la période de la ménopause, 30 à 40 % des femmes se plaignent subitement de douleurs musculaires et articulaires dans tout le corps, le dos, les articulations des mains, des poignets, des genoux...

« L'arrêt des œstrogènes est en cause, explique le Dr Pierre Khalifa, médecin interniste et rhumatologue. Il faut savoir que ces hormones féminines ont un effet antalgique, à la fois au niveau du système nerveux central et au niveau des récepteurs périphériques à la douleur. »

Les femmes atteintes de cancer du sein et soignées avec des traitements anti-œstrogéniques (les anti-aromatases) se plaignent elles aussi de douleurs articulaires et musculaires parce qu'elles subissent une chute brutale des œstrogènes.

« Le diagnostic de rhumatisme de la ménopause n'est pas toujours évident à faire, devant la violence des douleurs, les femmes redoutent des rhumatismes inflammatoires (polyarthrite rhumatoïde) qui coïncident fréquemment avec l'âge de la ménopause. Que l'on se rassure, le plus souvent, ces douleurs articulaires et musculaires ne conduisent pas à une destruction du cartilage et pas davantage à des déformations des articulations, estime le spécialiste. Il faut habituellement quelques mois, jusqu'à douze ou dix-huit mois, pour que les douleurs se calment spontanément ou, si nécessaire, avec de simples antalgiques. Le THM qui apporte des œstrogènes fait disparaître ou au minimum régresser les douleurs. »

◇ Que pensent les hommes de la ménopause ?

Les hommes sont clairvoyants et même souvent « compatissants » avec leur compagne. 81 % d'entre eux voient et perçoivent leurs coups de fatigue, 72 % leurs troubles de l'humeur, 61 % leur baisse du désir sexuel et 59 % leurs bouffées de chaleur… Cependant, du fait de cette nouvelle étape, 21 % sont très affectés dans leurs relations conjugales, sexuelles, leur vie sociale, et un certain nombre d'entre eux seraient même tentés d'aller voir ailleurs si l'herbe est plus verte (étude TNS Sofres / Solvay Pharma, février 2008).

Sur les traitements de la ménopause

◇ Y a-t-il une forme de THM préférable à une autre?

Au plan de la santé, il est vrai que les œstrogènes appliqués sous forme de gel (plutôt que par voie orale) sont recommandés pour minimiser le risque d'accident cardiovasculaire. Au plan pratique, le meilleur traitement est celui que l'on suivra le plus facilement, en fonction de ses priorités : par exemple, conserver ou pas ses règles, ce qui conditionne la séquence de prise du produit (20-25 jours d'œstrogènes et 12 de progestérone = règles ; 25 jours d'œstrogènes + progestérone = pas de règles). Le problème de l'observance est à prendre en considération : la moitié des femmes abandonnent le THM la deuxième année, alors qu'il faudrait le prendre cinq ans au minimum, pour assurer une bonne protection osseuse notamment. (Voir, plus bas, « Dans quels cas le THM est-il absolument contre-indiqué ? »)

◇ Le THM, combien de temps?

La durée du traitement fait aujourd'hui encore l'objet de grandes discussions chez les spécialistes. L'Afssaps, instance officielle de santé, rappelle que toutes les femmes traitées par THM doivent bénéficier d'une réévaluation de leur traitement au moins une fois par an.

En tout cas, ce qui doit être évalué au cas par cas par le médecin avec chacune, ce sont les bouffées de chaleur ressenties, le risque d'ostéoporose et la gêne sexuelle en l'absence de tout THM. Si la vie s'avère trop perturbée, le choix s'impose, à négocier entre la patiente – aux premières loges – et son médecin.

◇ Mais que se passe-t-il à l'arrêt du THM ?

Celles qui ont pris le THM pendant plusieurs années peuvent tout bonnement voir revenir leurs troubles, avec en quelque sorte un décalage dans le temps. C'est donc reculer pour mieux sauter ? Oui et non. En fait, on gagne quelques années de bien-être à un âge où on se sent encore vraiment jeune et active. Le THM permet d'apprivoiser l'idée de la ménopause et de la vivre sans trop d'inconvénients. Du coup, à l'arrêt du THM, les troubles insupportables auparavant deviennent plus faciles à accepter. Pour certaines, bouffées de chaleur et autres soucis physiologiques seront moins intenses, et la « marche » semblera plus facile à franchir.

◇ Dans quels cas le THM est-il absolument contre-indiqué ?

Il existe deux contre-indications majeures à ce traitement. La première est logique : avoir eu un cancer du sein, à cause du risque d'une éventuelle récidive. La seconde est moins connue : avoir déjà eu des épisodes de phlébite et des embolies, c'est-à-dire des accidents dus à des caillots bloqués dans les veines. Les femmes qui ont connu des épisodes de phlébite sous pilule et qui auraient intérêt à recevoir le THM (elles souffrent de bouffées de chaleur importantes, leur mère fait de l'ostéoporose) doivent entreprendre un bilan complet et spécialisé avant de recourir au traitement hormonal, car celui-ci peut modifier les facteurs de la coagulation et entraîner de nouveaux accidents veineux. Dans ce cas, le THM sera délivré par patch ou par gel (à l'action locale qui ne modifie quasiment pas les facteurs de la coagulation) et non par comprimé (qui les modifie un peu).

Enfin, il existe d'autres contre-indications, relatives celles-là, comme l'endométriose, les fibromes, les boules dans les seins, etc.

◇ Je fume, puis-je prendre le THM ?

Une fumeuse ménopausée sous THM devrait s'abstenir, tout comme une fumeuse sous pilule après 35 ans. En présence de facteurs de risques significatifs, et si la patiente souhaite recevoir quand même le traitement, le médecin pourra pousser plus loin les explorations en demandant par exemple une épreuve d'effort, voire un bilan vasculaire. Si des plaques d'athérome existent déjà, les œstrogènes les déstabiliseront et augmenteront le risque cardiovasculaire. En revanche, si la patiente a des vaisseaux sains et qu'elle prend aussitôt le THM après l'arrêt définitif des règles, ces hormones auront au contraire un effet protecteur.

◇ Le THM fait-il prendre du poids, oui ou non ?

Certaines progestérones de première génération, plus dosées et aux effets « virilisants », ont installé durablement la conviction que le THM faisait grossir (de même qu'il donnait du désir, une hypertrophie du clitoris, la voix rauque, de l'acné et des poils). Les progestérones de troisième ou quatrième génération sont nettement plus légères, tout aussi efficaces, avec peu ou pas d'effets secondaires. Elles contrebalancent rapidement la rétention d'eau due aux œstrogènes et calment les pulsions alimentaires. De fait, les femmes qui grossissent sous traitement sont nettement moins nombreuses que celles qui grossissent sans traitement.

Par ailleurs, avec le THM, on observe moins cette répartition localisée des graisses sur le ventre. Différentes études ont ainsi montré que les femmes ménopausées sous THM présentaient un rapport taille / hanche inférieur aux femmes ménopausées non substituées. Pour autant, il serait faux d'affirmer que le traitement fait maigrir et supprime toute la graisse abdominale. Si c'était vrai, ce serait la révolution dans les officines et ça se saurait !

En tout cas, celles qui se sentent trop gonflées avec leur THM peuvent réduire ponctuellement la dose d'œstrogènes.

◇ Depuis que je prends le traitement hormonal, je grossis malgré les promesses de mon médecin, faut-il tout arrêter?

Deux situations peuvent se présenter, la première étant de loin la plus fréquente : la prise de poids a démarré bien avant le THM et se poursuit avec lui, mais elle ne s'accompagne pas d'œdèmes (jambes, ventre, visage) ou de douleurs aux seins qui pourraient indiquer un surdosage en œstrogènes. En ce cas, il y a bien peu de chances que le THM participe à la prise de poids. En revanche, si les kilos se sont installés rapidement et coïncident avec la prise du traitement, et s'il existe des signes associés (gonflement, etc.), le THM est sans doute en cause, soit parce qu'il a été mis en place prématurément (alors que l'ovaire sécrétait encore des œstrogènes), soit parce qu'il est trop dosé en œstrogènes. Il suffit alors d'en parler à son médecin qui reverra les dosages à la baisse.

◇ Comment savoir si on est bien dosée?

Le premier signe de surdosage en œstrogènes est la sensation de gonflement : les seins sont tendus, les chevilles enflées, les doigts boudinés. Parfois, on note des petits saignements. Certaines femmes se montrent agressives (exactement comme lors des fins de cycle).

Les signes de sous-dosage sont la fatigue, la déprime, la sécheresse vaginale (parfois la sécheresse oculaire avec les yeux qui piquent), les articulations qui font mal, et surtout les bouffées de chaleur qui reviennent.

◇ Je prends le traitement de la ménopause et j'ai des petits saignements : c'est normal?

Voir question précédente. C'est effectivement le déséquilibre entre œstrogènes et progestérone qui provoque les saignements. Si les saignements deviennent répétitifs, c'est qu'il y a trop d'œstrogènes par rapport à la progestérone ; il faut donc réduire les doses d'œstrogènes.

◇ J'ai oublié mon THM : y a-t-il des risques pour ma santé ?

Non, aucun risque, mais un inconfort possible avec de nouvelles bouffées de chaleur, et au bout de quelques jours, d'autres symptômes encore. Inutile de doubler la dose, il suffit de poursuivre normalement son traitement.

◇ Mon amie prend le THM sans discontinuer et mon médecin me dit de faire une pause toutes les fins de mois, pourquoi cette différence ?

À l'origine, les traitements prescrits mimaient le cycle de la femme, avec des règles au bout. Ce n'est plus forcément le cas aujourd'hui, mais l'habitude d'interrompre est restée, en vertu du principe que moins on prend d'hormones (pour une efficacité équivalente), mieux c'est. Donc trois à cinq jours de pause, pourquoi pas, si on n'a pas de saignements lors des pauses.

◇ Quand j'arrête le THM en fin de mois, mes insomnies reprennent. C'est normal ?

Cela signifie tout simplement que le traitement était dosé a minima et qu'à la moindre interruption, la carence s'installe et les symptômes reviennent. Cette fois, il faudra prendre le traitement 28 jours sur 30 et non plus 25 jours sur 30, ou adopter le THM en continu. Réponse équivalente pour celles qui voient revenir pendant la pause leurs bouffées de chaleur, la sécheresse vaginale ou oculaire, les douleurs articulaires...

◇ J'oublie parfois ma progestérone alors que j'applique le gel. C'est risqué ?

La boîte de progestérone contient 30 comprimés alors que le flacon de gel dure bien au-delà du mois, voilà pourquoi certaines utilisatrices se trouvent régulièrement prises de court. À long terme et systématiquement, il y aurait effectivement un risque d'augmentation de l'épaisseur de la muqueuse utérine, voire un risque de cancer de l'utérus puisque la progestérone protège contre ce cancer, mais un oubli de progestérone, une fois de temps en temps, entraîne seulement le risque de petits saignements intempestifs. D'ailleurs, les médecins le savent bien : en cas de saignements chez la femme ménopausée sous THM, leur première question est : avez-vous oublié de prendre votre traitement ?

◇ Faut-il se laver les mains après avoir appliqué le gel aux œstrogènes ?

Non, c'est inutile. Il faut juste veiller à ne pas toucher les seins avec le gel.

Ne l'oublions pas, l'application des œstrogènes peut avoir lieu partout sauf sur la poitrine (zone hormono-dépendante). Les seins sont hypersensibles aux œstrogènes : seins douloureux, gonflés, risque accru de cancer du sein...

◇ Le THM améliore-t-il les problèmes de déprime ou de sommeil ?

Oui, le traitement de la ménopause permet de mieux rééquilibrer le système neurovégétatif non commandé par la volonté et de mieux réguler l'humeur. Les œstrogènes ont un effet « antidépresseur », la progestérone un effet relaxant.

Petite histoire du THM

Tout a commencé avant la Seconde Guerre mondiale. La ménopause se caractérisant par l'arrêt du fonctionnement des ovaires et la disparition des hormones féminines, on a pensé à leur substituer des hormones naturelles proches. Pour la première fois, on allait extraire des hormones de jument et les tester chez des femmes qui se plaignaient de bouffées de chaleur. Dès 1940, un médecin supposa que la substitution hormonale serait bénéfique en cas d'ostéoporose aussi, puisque celle-ci débutait à la ménopause. Il faudra attendre trente ans de plus pour le prouver, le temps que l'on dispose d'appareils de mesure de la densité osseuse. Puis les cliniciens constatèrent que la plupart des femmes semblaient protégées des maladies coronariennes jusqu'à leur ménopause par leurs hormones féminines. Leur risque rejoignait celui des hommes dix à quinze ans plus tard seulement. À elles aussi on allait proposer le THM.

Fin des années 80, nouvelle étape. Cette fois, on réalisait que les femmes ménopausées tôt étaient plus exposées à la maladie d'Alzheimer que les autres, peut-être du fait d'une carence en œstrogènes précoce et rapide. Tout cela conduisit naturellement à penser que les hormones pouvaient aussi protéger le cerveau. Fin des années 90, les médecins en arrivèrent à la conclusion que les hormones sexuelles étaient bienfaisantes et qu'« il faudrait quasiment être un criminel pour ne pas les prescrire aux femmes ». Sans compter qu'on découvrait, dans la foulée, leur impact positif sur la peau et les muqueuses (sécheresse vaginale), sur la cicatrisation, sur le sommeil et les troubles de l'humeur...

Cependant, il allait se trouver des chercheurs pour dire qu'il fallait maintenant prouver toutes ces assertions et que, peut-être, ces avantages étaient à contrebalancer par des inconvénients qu'il restait à découvrir. On connaît la suite, avec la polémique autour du THM.

Pour en savoir plus, voir Dr Christian Jamin et Dr Jocelyne Raison, *Une nouvelle vie pour la femme : santé et ménopause*, Jacob-Duvernet, 2006.

◇ Le THM améliore-t-il la libido ?

Le seul THM qui agisse vraiment sur le manque de libido est le Livial, un progestatif qui a une action similaire aux œstrogènes et aux androgènes. La posologie habituelle est d'un comprimé (parfois un demi suffit) 30 jours sur 30. D'après les études, le Livial a les mêmes avantages que le THM classique sur les bouffées de chaleur, la sécheresse vaginale, etc. En même temps, il a une action plutôt dynamisante (tonus, moral, sexualité). Cependant, des utilisatrices peuvent se plaindre d'une prise de poids minime, de quelques poils, et il sera déconseillé aux femmes qui ont eu de l'acné tout au long de leur vie.

Le THM classique améliore le confort de la vulve et du vagin, donc le confort sexuel. La libido peut être améliorée, mais il ne s'agit tout de même pas d'un aphrodisiaque. Si une femme n'a pas du tout de désir avec son partenaire, THM ou pas, il ne se passera rien.

◇ Le THM diminue-t-il le risque de maladie d'Alzheimer ?

Certaines études peuvent sérieusement le laisser espérer. Chez la femelle de rat, une lésion du cerveau est très vite réparée en présence d'œstrogènes ; par ailleurs, si elle est castrée et privée de ses hormones, elle réagit moins bien aux différentes épreuves d'adaptation (trouver son chemin dans un labyrinthe, par exemple). Chez la femme jeune sans ovaires et sans traitement hormonal, on observe une augmentation du déclin cognitif avec l'âge et une augmentation du nombre des maladies neurologiques. Forts de ces différentes constatations, le Pr Philippe Bouchard et le Pr Étienne Baulieu estiment qu'il faut réévaluer les effets des œstrogènes sur la maladie d'Alzheimer ; ils pourraient se révéler positifs sur les capacités d'adaptation et d'apprentissage. Et si tel était le cas, cela remettrait une nouvelle fois en question l'équilibre entre les bénéfices et les risques du THM, d'autant que la maladie d'Alzheimer est nettement plus répandue chez la femme.

Les mots clés de la ménopause

Ovaires : glandes sexuelles féminines qui émettent des ovules jusqu'à la ménopause et sécrètent de manière cyclique des œstrogènes et de la progestérone, mais également, en faible quantité, des hormones mâles (androgènes).
Œstrogènes (hormones de la féminité) : régulent le cycle féminin et ont une action consolidatrice sur les os, c'est pourquoi leur disparition à la ménopause entraîne une déminéralisation osseuse pouvant conduire à une ostéoporose. Elles augmentent l'épaisseur de la peau et favorisent son hydratation. Elles agissent encore sur de nombreuses autres fonctions de l'organisme.
Progestérone (hormone de la grossesse) : son rôle essentiel est de préparer l'utérus à accueillir l'ovule fécondé. Grâce à ses effets diurétiques, elle contrebalance la rétention d'eau et les gonflements dus aux œstrogènes. C'est aussi une hormone calmante qui préserve le sommeil et réduit la tension nerveuse.

◇ Les compléments alimentaires au soja calment-ils les symptômes habituels de la ménopause ?

Ces produits, de même que les actifs de plantes tels que le houblon et le sésame, se fixent sur les récepteurs des œstrogènes et ont une action qui mime celle des hormones féminines. À tenter, chez celles qui ne veulent ou ne peuvent recevoir le THM.

◇ Les compléments alimentaires au soja augmentent-ils le risque de cancer du sein ?

De la même manière qu'ils provoquent un petit effet positif sur les bouffées de chaleur ou l'insomnie, ils pourraient majorer le risque de cancer du sein. Les cancérologues interdisent ces produits aux femmes ménopausées ayant eu un cancer du sein et vont même jusqu'à déconseiller les aliments à base de soja dans le régime alimentaire de ces femmes.

◇ L'homéopathie peut-elle soulager les bouffées de chaleur ?
Une étude publiée en 2008, incluant 430 patientes suivies par une centaine de médecins dans huit pays, met en évidence chez 90 % des femmes une amélioration des bouffées de chaleur quotidiennes grâce au traitement homéopathique ou une disparition des bouffées gênantes dans les 15 jours qui ont suivi le traitement[50]. Les médicaments homéopathiques les plus souvent prescrits par les médecins étaient Lachesis mutus, Belladonna, Sepia officinalis, Sulfur, Sanguinaria canadensis et Glonoinum à 9 CH ou 15 CH.

Quels examens à partir de 50 ans ?

Quoi ?	Quand ?	Pourquoi ?
frottis	tous les un à trois ans	dépistage cancer du col de l'utérus
mammographie	tous les deux ans	dépistage cancer du sein
prise de sang	tous les un à deux ans	dépistage diabète et troubles cardio-vasculaires, etc.
pression artérielle	tous les ans	prévention générale
vision, audition, dents	tous les un à deux ans	contrôle régulier
électrocardiogramme	si essoufflement à l'effort ou reprise du sport	contrôle
ostéodensitométrie	si risque d'ostéoporose	dépistage de la perte osseuse

Contacts utiles

Il existe une vingtaine de consultations hospitalières spécialisées dans la ménopause en France. Pour avoir leurs coordonnées et la réponse à vos questions, contacter l'association Femmes pour toujours dont l'objectif est de développer la prévention des principales pathologies constatées dès la périménopause.
Femmes pour toujours est la première association consumériste française centrée sur le bien-être et la santé de la femme et du couple. L'association met à la disposition de ses adhérents un service vocal 24 h / 24, un site Internet : http://www.femmespourtoujours.com, des courriers, un téléphone : 08 26 62 31 95 (0,15 € la mn) auprès d'une conseillère.

9
L'ANDROPAUSE

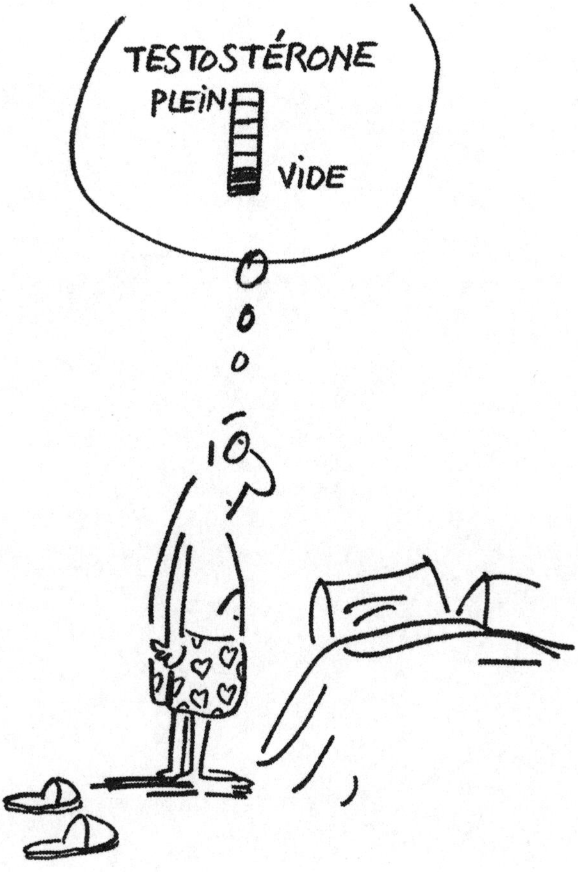

Avec le temps qui passe, certains hommes se disent moins vaillants sexuellement, leur entrain, leur désir ou leur énergie vitale fondent comme neige au soleil, doucement mais sûrement. Alors, pour la première fois, ils doutent : serait-ce l'âge ou les hormones ? Une fatalité ou une maladie ? Leur faut-il se résigner ou doivent-ils se faire traiter ?

Soyons clairs, tous les hommes ne feront pas une andropause, ils seraient même une minorité concernée. Et parmi celle-ci, certains verront leurs capacités décliner vers 45 ans, d'autres à 50 ans, voire 60, ou même encore plus tard. Il existe donc une grande disparité masculine.

Cela dit, avec le temps, tous les hommes devront s'accommoder de petits arrangements avec leur santé sexuelle, génitale, ou générale. Selon les études, 20 à 64 % des diabétiques (de type 2) de plus de 60 ans seraient atteints d'andropause et 1 % à 35 % des hommes venus consulter pour troubles de l'érection le seraient aussi.

L'andropause, simple question de mot ?

Le terme lui-même est sans cesse discuté et opposé à celui de ménopause. Ménopause signifie littéralement « arrêt des règles », alors qu'andropause signifie littéralement « arrêt de la masculinité ». Or bien des médecins considèrent à juste titre qu'il n'y a pas de pause chez les hommes et pas d'arrêt de la sécrétion hormonale non plus, les hommes ne « joueraient donc pas dans la cour » des femmes ; ce terme est admis en revanche par d'autres médecins qui soulignent la baisse sensible du taux de testostérone chez une part non négligeable des hommes après 50 ans, avec une capacité érectile et une fertilité déclinantes. Cette « hypoandrogénie » est alors qualifiée d'andropause, par commodité.

Au fil des articles scientifiques, on peut encore trouver çà et là deux autres termes : DALA pour déficit androgénique lié à l'âge et SDT, pour syndrome de déficit en testostérone. Toutes ces expressions signifient la même chose.

Sur le plan hormonal, l'andropause correspond à une baisse de la sécrétion des androgènes survenant à partir de la cinquantaine. La testostérone est un androgène, c'est l'hormone mâle par excellence, on la qualifie aussi d'« hormone du désir ». Le plus souvent, cette baisse hormonale entraîne une plainte sexuelle et des troubles de l'érection qui poussent à consulter, mais on rencontre de plus en plus d'hommes qui voient un médecin préventivement. Pas question d'assister à « la chute de l'Empire romain » sans lever le petit doigt !

Ce qui change avec l'andropause

Lorsque la chute hormonale est avérée, apparaissent des symptômes qui ressemblent à ceux de la ménopause. Les douleurs musculaires et articulaires se font sentir assez vite et assez souvent (dos, genoux, coudes, mains, épaules...). Un homme habituellement dynamique, qui courait ses vingt kilomètres à vélo tous les jours, traînera dès le matin ; cet autre ne se sera pas « remis de sa grippe » depuis l'hiver passé, et il aura l'impression de déprimer. Le sommeil, en pointillé, semblera moins récupérateur, l'homme s'endormira vite, mais se réveillera vite aussi. Dans 30 % des cas, des bouffées de chaleur se manifesteront, entraînant des sueurs localisées sur la poitrine ou le dos et le cuir chevelu, perturbant aussi le sommeil. Certains se mettront à piquer du nez régulièrement après les repas, pendant quelques minutes. D'autres se plaindront de troubles de la mémoire sur les faits récents, avec la complainte habituelle des étourdis : « Mais où est passée cette fichue voiture ? », « Qu'est-ce que j'étais en train de faire ? » Les plus anxieux s'imagineront frôler l'Alzheimer. On observera aussi des troubles de l'humeur (irritabilité et nervosité). Beaucoup d'hommes prendront du poids à cette période, surtout au niveau abdominal, au point de changer de taille de pantalon régulièrement.

La pilosité diminuera aux endroits stratégiques (pubis ou aisselles). Chez l'homme, le pubis est normalement recouvert de poils sur une zone losangique, la moitié supérieure étant due à la testostérone. Avec le manque d'hormones, le triangle du haut disparaîtra et le pubis ressemblera de plus en plus à celui d'une femme (forme triangulaire). La silhouette se féminisera parfois au point que les seins pousseront légèrement (gynécomastie). L'explication est hormonale : les hormones femelles produites à doses infimes (par la transformation naturelle de la graisse en œstrogènes) ne sont plus contrebalancées par les androgènes, sécrétés en moindre quantité par les testicules.

Mais surtout, ce qui va mettre la puce à l'oreille de l'homme inquiet, c'est sa libido déclinante : toute la mécanique sexuelle fonctionne (érection, éjaculation) mais le désir est absent.

Or celui-ci est fortement corrélé à la présence des androgènes. Les glandes génitales se modifieront elles aussi, un peu comme si elles avaient pris un brusque « coup de vieux ». Les testicules perdront du volume, ce qui se traduira par une chute du désir pour toutes les femmes et pas seulement la sienne, un appauvrissement des fantasmes, des érections plus rares (notamment celles du matin et de la nuit) et de moins bonne qualité. L'orgasme sera moins agréable, l'éjaculation sans plaisir ou avec diminution du volume éjaculé.

···› Andropause ou pas, testez-vous

Un seul trouble ne signifie rien en soi, c'est leur multiplication qui doit attirer l'attention. On doit se comparer à soi-même quelques années auparavant et se demander ce qui a vraiment changé (fatigue, humeur, sommeil, articulations, libido, etc.). Si, effectivement, plusieurs nouveaux symptômes se manifestent, il faut consulter le spécialiste (andrologue ou urologue) afin qu'il procède à un examen clinique complet.

Que l'on se rassure, il n'y a vraiment pas d'inquiétude sérieuse à avoir. S'il s'agit bien d'une andropause, le simple apport d'hormones mâles suffira à tout faire rentrer dans l'ordre, y compris les problèmes d'insomnie, de mémoire, d'humeur ou de fatigue.

···› Que va faire le médecin ?

Après un examen clinique complet et détaillé, il demandera si nécessaire un dosage de la testostérone. La chute hormonale se détecte par simple prise de sang. Autrefois, on mesurait la testostérone totale, à présent, on mesure aussi la testostérone biodisponible, c'est-à-dire l'hormone mâle active, qui est un bien meilleur marqueur.

Une hormone savamment dosée

La testostérone est une hormone sécrétée par les testicules. Elle agit à distance sur des récepteurs localisés sur des organes cibles (la peau, les os, les muscles, etc.). C'est pourquoi la diminution de cette hormone entraîne des conséquences sur tout l'organisme.
Le taux de testostérone atteint son taux maximum à 25 ans, il diminue ensuite progressivement d'1 % chaque année. Il faut tenir compte alors des différences individuelles. Certains hommes affichent un taux d'hormones très élevé au départ ; même si celui-ci fléchit par la suite, il restera largement suffisant pour le reste de leur existence. D'autres hommes possèdent un taux plus modéré d'androgènes ; si ce dernier s'amenuise, ils manqueront d'hormones dans la seconde partie de leur vie.
À 80-85 ans, le taux moyen d'hormones mâles représente à peu près 60 % de celui observé à 25 ans.
De nombreux paramètres interfèrent sur le taux de testostérone : les facteurs génétiques, le poids (plus il est élevé, plus le taux s'effondre), le stress (physique ou psychique), l'athérosclérose.

Si la testostérone biodisponible est normale malgré des signes apparents d'andropause, il ne sert à rien de recevoir des hormones, ce serait comme d'ajouter de l'eau à un tonneau plein. Il ne faudrait pas se tromper de cible, ni de diagnostic : un homme peut très bien se sentir fatigué, insomniaque, inquiet et sans désir parce qu'il traverse une période de sa vie particulièrement tourmentée ou qu'il est dépressif. Le traitement hormonal ne lui rendra pas l'érection, ni l'envie de vivre. Les antidépresseurs, ou une meilleure hygiène alimentaire, la pratique régulière d'une activité physique, une psychothérapie, etc., seront plus utiles.

La « testo », une question de philo

Le taux normal de testostérone globale est de 3 à 9 ng / ml (il s'agit en fait de milliardièmes de g / ml).
Le taux normal de testostérone biodisponible est de 0,8 à 3,75 ng / ml.
Un homme peut très bien avoir une testostérone totale normale, mais beaucoup de testostérone inactive. En ce qui concerne la testostérone biodisponible, les laboratoires indiquent généralement des fourchettes de résultats en fonction de l'âge. Ils peuvent donc signaler des taux très faibles considérés comme normaux lorsqu'on a 60 ou 70 ans.
À partir de là, si on est « normal pour son âge », deux attitudes s'avèrent possibles : soit on estime qu'on n'a pas besoin d'hormones ; soit on souhaite doper son énergie et retrouver la libido de ses 40 ou 50 ans. C'est sur cette fourchette de normalité-là qu'il faudra s'aligner. Au fond, tout est question de philosophie : veut-on ou pas aller dans le sens de la nature et s'accepter comme on est à son âge, ou bien doper un peu ses limites puisque les moyens de le faire existent et qu'ils sont a priori sans danger sous contrôle médical. *That is the question...*

Si la testostérone biodisponible est effondrée (0,25 ng / ml), on peut supposer qu'elle est bien en cause ; des hormones de compensation seront alors prescrites après les vérifications d'usage (voir plus bas les contre-indications). Ces hormones insuffleront de l'énergie, du sommeil et du désir. Et plus leur taux aura été effondré au départ, plus l'effet compensateur sera net et positif.

En revanche, si la testostérone est juste basse (taux limite à 0,75 ng / ml par exemple), on peut penser que l'aide hormonale sera intéressante mais pas aussi nettement convaincante ; un traitement d'épreuve sera alors utile pendant trois mois afin de confirmer l'amélioration de l'état général. Évidemment, il n'est pas question de délivrer des hormones sans de solides raisons, le médecin se doit d'être aussi prudent qu'il l'est actuellement avec le traitement hormonal substitutif de la ménopause chez la femme.

→ Les contre-indications au traitement de l'andropause

Lorsqu'un homme présente tous les signes cliniques de l'andropause, une souffrance à cause de cet état, et que son dosage de testostérone est bas, le médecin vérifiera en premier lieu qu'il n'a pas de contre-indication au traitement avant de lui prescrire des hormones. Le risque serait de faire flamber un cancer de la prostate préexistant. Il faut donc examiner la prostate au moyen d'un toucher rectal et procéder au dosage des PSA (antigènes spécifiques de la prostate) qui permettent de mesurer l'inflammation de la glande prostatique. Au moindre doute, l'avis d'un urologue et une biopsie de la prostate deviennent nécessaires. Si tout va bien, la testostérone pourra être délivrée. En revanche, si les analyses révèlent un cancer, ce sera l'urgence à privilégier. Il n'est donc pas question d'automédication, comme cela a pu être le cas avec la DHEA. Pas de testostérone non plus en cas d'insuffisance cardiaque sévère.

Les autres contre-indications s'avèrent beaucoup plus rares : la numération formule sanguine doit être vérifiée, car les hormones mâles stimulent la fabrication excessive de globules rouges, ce qui majore la viscosité du sang et donc le risque de phlébite et d'embolie pulmonaire. Précaution d'emploi aussi avec l'adénome de la prostate, les apnées du sommeil – à savoir les micro-arrêts respiratoires survenant chez certains ronfleurs au cours de la nuit. Les pauses respiratoires peuvent augmenter au début du traitement à base de testostérone, avec des complications gênantes. Une fois ces précautions prises, le médecin peut envisager le traitement global de l'andropause.

Une panoplie de solutions

La prise en charge thérapeutique de l'andropause ne se limite pas aux seuls médicaments, mais à une prise en charge globale de la personne avec une correction complète des troubles présentés : traiter le surpoids à l'aide d'une meilleure hygiène alimentaire, reprise du sport, meilleure hygiène de vie et du sommeil en particulier, si nécessaire, correction des troubles relationnels et dépressifs, amélioration du confort urinaire. C'est seulement dans ce contexte que la prescription d'androgènes sera optimale. Si la plainte s'avère surtout sexuelle, une prise en charge thérapeutique de type sexothérapie ciblée est à envisager.

→ Les hormones mâles, mode d'emploi

Actuellement, la testostérone est délivrée sous trois formes : le gel hormonal, le patch et les injections.

Le gel de testostérone (Androgel) est le plus simple d'utilisation. Il suffit d'étaler soi-même le contenu du sachet sur une zone neutre, le bras ou le dos. Le gel passe en deux à trois minutes et sèche rapidement. Dès le lendemain, l'hormone est constante dans le sang. Deux dosages sont disponibles : 25 mg et 50 mg.

Le patch s'applique sur les cuisses toutes les semaines et délivre lui aussi une quantité régulière d'hormones mâles. Seule précaution éventuelle : raser les poils.

Les injections intramusculaires se font tous les quinze jours à tous les mois, avec des taux hormonaux forcément moins constants (plus élevés au début avec un vrai effet « booster » ; parfois insuffisants à la fin, avec de légers troubles de l'humeur et une fatigue en cas de manque).

Les résultats de ces traitements sont positifs, toutes les études contre placebo montrent un effet bénéfique des androgènes sur la sexualité et sur l'état général : le désir augmente, les fantasmes reviennent, l'érection du soir ou du matin aussi, la verge répond mieux lors des sollicitations amoureuses, la force musculaire s'accroît, le poids diminue sans régime de 4 à 5 % selon les études, la créativité s'améliore nettement, la mémoire aussi. En revanche, les androgènes demeurent insuffisants sur l'érection elle-même, quelquefois il faut y adjoindre pendant quelque temps Viagra, Cialis ou Levitra.

Sur l'andropause

◇ Quelles différences existent entre la ménopause et l'andropause ?

Chez l'homme, il n'y a pas une pause comme chez la femme, mais une baisse d'hormones. L'andropause ne survient pas chez tous les hommes, mais seulement chez 30 à 40 % d'entre eux en fonction de l'âge. Enfin, le début de l'andropause s'opère à un âge variable (45-50 ans ou plus de 80 ans).

Au plan de la fertilité, les hommes conservent leurs capacités à la différence des femmes, même si l'aptitude à féconder leur partenaire ne fonctionne plus à tous les coups.

◇ Un choc psychologique majeur peut-il provoquer une andropause précoce ?

De la même manière que certaines femmes peuvent voir leur ménopause survenir à 35 ans après un choc psychologique important (deuil, séparation, etc.), certains hommes (le plus souvent après 45 ans) peuvent voir leurs hormones mâles s'effondrer du jour au lendemain, avec l'apparition de bouffées de chaleur et une chute radicale de leur libido. Ces transformations s'avèrent parfois irréversibles, il faudra les contrebalancer par un apport extérieur d'hormones, comme chez la femme avec le traitement hormonal substitutif de la ménopause.

Comment ce phénomène est-il possible ? Le cerveau des émotions ou système limbique est intimement interconnecté à l'hypothalamus et l'hypophyse, deux structures impliquées dans la synthèse des hormones sexuelles. Une perturbation survient : à l'autre bout de la chaîne, la libido baisse, et avec elle le goût de vivre.

◇ Comment distinguer l'andropause d'une impuissance ?

Il est fréquent que des hommes qui fonctionnent mal sexuellement (parce qu'ils ont des érections fragiles) se demandent s'ils ne souffrent pas en fait d'un problème hormonal. Si le bilan hormonal élimine cette hypothèse (avec un taux normal d'androgènes) et que les traitements habituels de l'érection sont efficaces, c'est qu'il s'agissait bien d'un trouble de l'érection. Les traitements type Viagra, Cialis ou Levitra pourront cependant compenser une légère chute hormonale, en vertu du principe que la fonction crée l'organe. Ces produits permettent d'avoir des rapports qui vont à leur tour améliorer la sécrétion d'hormones mâles par les testicules, la répétition des rapports augmentant la sécrétion de testostérone fabriquée par les glandes masculines.

Sur les traitements de l'andropause

◇ Si on prend des hormones mâles, ne risque-t-on pas de devenir plus agressif ?

Non. On le sait maintenant, la testostérone ne joue aucun rôle sur l'agressivité, en revanche, elle est très active sur le volume musculaire (c'est un dopant) et la libido (celle des hommes comme celle des femmes) ; ceux ou celles qui reçoivent de la testostérone sont plus hardis et désirants, l'expression et l'intensité de leur désir sont magnifiées, et cela cesse aussitôt que l'on stoppe l'apport hormonal. Et pourtant, d'où vient que l'on associe testostérone et agressivité ? Selon la neurobiologiste Catherine Vidal, de l'Institut Pasteur (Paris) : « C'est une vieille rengaine assez simpliste. Dès le plus jeune âge, garçons et filles sont imprégnés d'un schéma identitaire auquel ils vont se conformer pour être reconnus par le groupe social, les garçons doivent ne pas pleurer, alors que les filles vont exprimer leur sensibilité, leur coquetterie, etc. » Pour le dire autrement, les hormones jouent un rôle essentiel dans des périodes marquantes (puberté, grossesse, ménopause ou andropause) mais, hormis ces périodes, ce qui prime sur les comportements, c'est le vécu, l'éducation et la culture.

◇ La DHEA permet-elle de doper la libido et la forme en général ?

On a beaucoup vanté l'action « anti-vieillissement » de la DHEA sécrétée par la glande surrénale. Cette hormone se montre parfois très utile lorsque son taux est objectivement abaissé. Pour mettre en évidence un déficit en DHEA, une prise de sang suffit. Il est inutile de recourir à cette hormone si on n'en manque pas, c'est même risqué, un cancer de la prostate préexistant pourrait alors flamber. Comment ? La DHEA en excès se transforme au cours de son cycle métabolique en testostérone et en œstrogènes. Or le cancer de la prostate est hormono-dépendant. Autre effet indésirable possible pour les mêmes raisons : la DHEA aggrave la pousse des seins (gynécomasties).

Contacts utiles

Voir le chapitre 6, Les troubles de l'amour, côté homme, p. 196.

10
Les maladies, côté femme

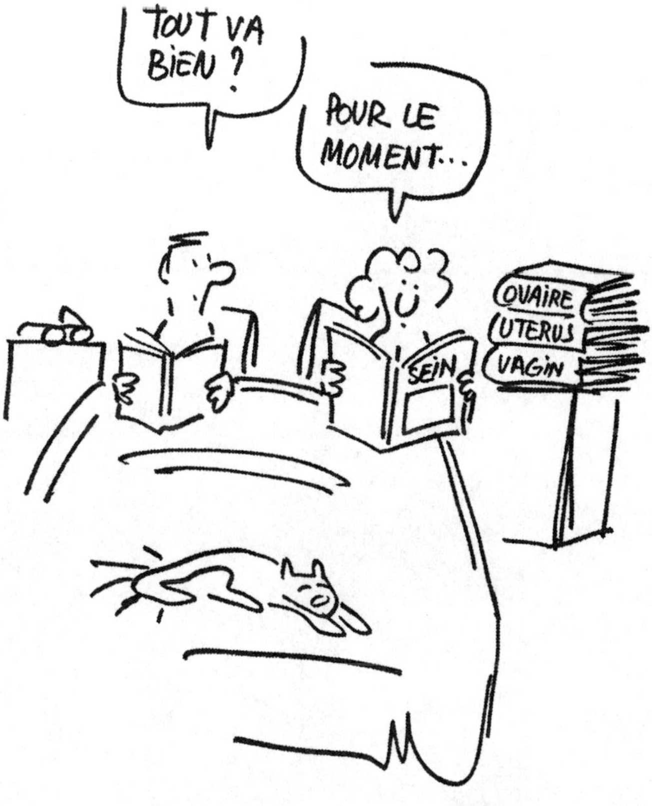

À la quarantaine et surtout aux alentours de la ménopause, nombreuses sont les femmes qui consultent pour des petits troubles qui les inquiètent, souvent liés à leur cycle ou bien à la peur du cancer du sein. Tous ces soucis ont un point commun : les hormones féminines.

En cas d'anomalies, la zone génitale et les seins sont chargés d'une angoisse particulière, parce que, dans le premier cas, tout se passe en profondeur, loin de l'évidence ; dans le second cas, il s'agit des organes de la séduction et de la féminité par excellence. Les spéculations vont bon train : cet arrêt des règles... la ménopause forcément ! Ces petites fuites... une incontinence peut-être ! Cette boule... un cancer du sein, évidemment !

Et bien sûr, toutes ces perturbations qui touchent à la féminité ont à voir avec la sexualité et sa représentation. On se doute bien que la gêne provoquée par des douleurs chroniques du bas-ventre ou des cystites à répétition bouleverse la vie émotionnelle sans que les choses soient toujours formulées ou même pensées.

On sait aussi – ou on le devine – que les événements de vie extérieurs (la retraite, le départ des enfants...) ou liés au couple (désintérêt, infidélité...) interfèrent sur la libido. On sait moins qu'ils ont une action sur la santé gynécologique. Le stress, par le biais du cerveau des émotions, agit sur l'hypothalamus, qui lui-même agit sur l'hypophyse, qui elle-même agit sur les ovaires. Et le tout entraîne un déséquilibre de la fabrication hormonale qui aboutit à une multitude de symptômes plutôt désagréables. Les femmes sont parfaitement conscientes qu'elles ont plutôt moins d'ennuis avec leur corps et de tensions douloureuses en vacances ou lors des périodes de grande sérénité (professionnelle, amoureuse, familiale, etc.). Même les troubles de la périménopause ou de la ménopause semblent minorés quand tout va bien.

Dans ce chapitre, nous allons donc nous intéresser à l'influence de la relation du couple sur la maladie ou à l'influence de la maladie sur la relation du couple.

Les seins

→ Les douleurs dans le sein

Les plus connues sont celles qui surviennent juste avant les règles et s'accompagnent de tensions mammaires et d'hypersensibilité. Ces douleurs d'origine hormonale surgissent aussi à la ménopause lorsque le traitement hormonal substitutif est trop dosé en œstrogènes, par exemple. Il suffit souvent de réduire la dose pour que tout aille mieux. On peut éventuellement augmenter les apports en progestérone pour contrebalancer l'effet des œstrogènes.

Et les mastoses, habituellement douloureuses ? Ces petites billes granuleuses anodines qui gonflent juste avant les règles et dégonflent après ont tendance à se multiplier en période de périménopause. Elles touchent jusqu'à 30 à 40 % des femmes à partir de 30 ans. Le traitement se résume à des progestatifs en gel appliqués sur le sein, qui vont soulager un peu. Mais on peut aussi bloquer l'ovulation avec des médicaments. Le message important à retenir est d'éviter d'opérer pour ne pas mutiler le sein.

Les douleurs peuvent aussi refléter un problème qui n'a rien à voir avec les seins, une névralgie intercostale d'origine dorsale, des douleurs chondro-costales (au niveau du cartilage unissant les côtes au sternum), etc. En ce cas, ce sont les anti-douleurs et les anti-inflammatoires qui en viennent à bout.

Enfin, la douleur peut être d'origine psychique. Lorsque les seins deviennent inaccessibles à son partenaire, et ce de manière prolongée, il est bon de s'interroger sur ce qui se passe là et pas ailleurs. Ce symptôme cache-t-il un problème dans le couple, une dépression, un deuil difficile à faire ? À chacune de se poser la question, éventuellement devant un psy.

→ La question des boules

Après 40 ans, l'incidence des cancers augmentant, les médecins se montrent plus vigilants et prescrivent systématiquement une mammographie et une échographie, voire une ponction dans le sein pour analyser les cellules en cause et éliminer la hantise du cancer. Grâce à ces examens, on découvre que ces tumeurs sont, fort heureusement, le plus souvent bénignes.

« Si la tumeur visible à l'image est ronde, sans spicules, sans irrégularité, avec du liquide à l'intérieur, il s'agit d'un simple kyste, toujours bénin, qui disparaîtra spontanément », explique le chirurgien et gynécologue Daniel Zarca. Rien à faire en ce cas, ni surveillance particulière, ni ponction (sauf en cas de gêne importante), et encore moins de chirurgie. La cause de ce kyste est bien souvent hormonale.

« Si l'image est ronde, solide et sans liquide à l'intérieur, il s'agit probablement d'un adénofibrome a priori bénin aussi. Mais une biopsie (prélèvement de tissu mammaire par une aiguille spéciale) ou une cytologie (aspiration de cellules par une aiguille fine) devient nécessaire pour le confirmer. En l'absence de tumeur constatée, inutile d'opérer, sauf si la boule est douloureuse ou si elle grossit rapidement dans le temps. » On opère aussi si la patiente est extrêmement anxieuse à l'idée d'avoir une boule dans le sein.

Il arrive aussi que l'on ne ressente absolument rien à la palpation, mais qu'à la faveur d'un examen mammographique de routine, on se retrouve avec une image anormale. « Si l'image anormale est ronde, on peut se contenter d'un nouvel examen quatre à six mois plus tard, recommande le chirurgien. Si rien n'a bougé, la surveillance sera reportée à un an plus tard. Et là encore, si la tumeur est restée stable, il suffira de recommencer le cycle classique d'une mammographie tous les deux ans. Si l'image observée n'est pas arrondie, il faudra prélever des cellules et les analyser pour voir de quoi il retourne. »

→ Les autres bizarreries

Les seins peuvent se mettre à produire un liquide lactescent, en l'absence de grossesse. Même à 40 ans ou à 50 ans... Ces écoulements sont dus à une tumeur anodine de l'hypophyse (une petite glande nichée dans le cerveau) appelée adénome à prolactine. Les écoulements par les deux mamelons sont toujours sans danger. Le traitement consiste à prendre un médicament qui va freiner la sécrétion d'une hormone, la prolactine. Certains médicaments peuvent aussi entraîner un écoulement plus discret (quelques gouttes seulement des deux côtés). En cause : la pilule, mais surtout les neuroleptiques et certains antihypertenseurs. En ce cas, il suffira que le médecin baisse les doses prescrites ou change de traitement. Attention en revanche aux écoulements d'un seul côté, a fortiori quand c'est un écoulement de sang. Là, il faut consulter rapidement pour éliminer un problème plus sérieux.

→ La peur du cancer du sein

On a pris la pilule pendant des années, on a vu son amie ou sa tante opérée d'un cancer du sein, on a lu la presse ou vu des émissions télévisées. Partout revient cette malédiction récurrente. Et pour cause, le cancer du sein ne cesse de progresser avec l'allongement de la durée de la vie. En France, environ une femme sur huit sera touchée à un moment ou à un autre de son existence.

La moitié du temps, le diagnostic sera posé avant 65 ans. Plus de 30 % de cancers du sein frappent les femmes avant 50 ans.

Facteurs protecteurs

– Le nombre de grossesses (plus il y en a, moins on a de risques) ;
– l'âge de la première grossesse (avant 25 ans) ;
– l'allaitement s'il est exclusif et prolongé (au moins six mois) ;
– de bons antécédents familiaux (pas de cancer du sein ou de l'ovaire chez sa mère, sa tante ou sa sœur) ;
– l'âge précoce de la ménopause ;
– de bonnes habitudes alimentaires (pas de surpoids !) et de l'activité physique ;
– une consommation modérée d'alcool.

Facteurs de risques

– Pas d'enfant du tout ou un seul enfant après 35 ans ;
– des règles à 10 ou 11 ans ; une ménopause tardive, après 55 ans ;
– un traitement hormonal de la ménopause.

→ L'impact du cancer sur les hommes et dans le couple

Le cancer les surprend aussi, eux, les maris, les compagnons, les amants. Tous ne fuient pas, heureusement, mais tous ressentent le même désarroi. L'irruption brutale de la maladie change les rapports, crée des zones de turbulence, de doute et d'angoisse. Les hommes se retrouvent bien souvent désarmés face à cette situation.

Pourquoi certains prennent-ils la fuite à cette période ?

D'abord, relativisons le phénomène. Une enquête du ministère de la Santé sur le cancer, réalisée en 2004, montre que 76 % des personnes interrogées qui vivent en couple restent ensemble et 37 % affirment que l'épreuve a renforcé leur relation. Une étude de la Ligue contre le cancer confirme peu ou prou ces chiffres, le taux de séparation au sein du couple touché par un cancer n'est pas plus important que dans un couple en bonne santé. Il n'empêche, des hommes se sauvent. Alors pourquoi le font-ils ?

Souvent, ces hommes tenaient parce que leur compagne était forte et que tout reposait sur elle. Mais à partir du moment où la béquille se brise, ils comprennent qu'ils vont s'écrouler, alors ils préfèrent fuir pour ne pas trop souffrir de l'abandon. C'est l'hypothèse le plus souvent vérifiée. Et même lorsque ces hommes restent « un peu », mais ont des aventures ailleurs, ce n'est pas parce que ce sont des affreux comme tout le monde le pense, c'est parce qu'ils ont besoin d'être rassurés, au sens de ne pas être abandonnés. Cela n'excuse rien, bien sûr... On rencontre aussi des hommes qui partent par peur d'être « contaminés » par la maladie, peur de vivre avec le cancer, de ne parler avec leur femme que de ses analyses, de ses bilans, de ses chimios, de ses drains, de ses résultats... ils se retrouvent alors contraints de penser à la fragilité de la vie, à l'occurrence de la mort, et ça leur est insupportable. Ceux-là estiment avoir la part la plus difficile, ils se retrouvent contraints d'assister passifs au spectacle qui se trame devant eux. Il n'y a rien de pire que l'imaginaire...

Il serait important que tous ceux concernés par le cancer de leur femme – et ils le sont forcément – sachent que les pensées qui les obsèdent sont banales et humaines : oui, comme eux, d'autres hommes imaginent déjà leur compagne morte ; oui, ils sont terrorisés à l'idée d'être perdus comme des enfants ; oui, ils ont la tentation de fuir. Cette simple constatation les rassure et leur permet souvent de passer le cap. Ils doivent savoir aussi que quelle que soit la phase traversée dans le couple, ils peuvent surmonter l'épreuve. Même s'ils sont partis, même s'ils se sont montrés infidèles. Ce n'est pas de l'angélisme, mais la réalité, à condition que les proches ne jettent pas de l'huile sur le feu. L'entourage est souvent le premier à conseiller d'en rester là quand « ce type est là à tromper sa femme en pleine chimio ! ». Ce n'est pas le moment de prendre des décisions définitives, mieux vaut laisser du temps au temps. Pour les hommes aussi, le cancer est un vrai ouragan. Le couple peut en sortir renforcé après les turbulences traversées.

Surveiller ses seins efficacement

···› En l'absence de tout risque particulier

Il faudrait se faire suivre par son médecin tous les ans à partir de 30 ans. Pratiquer tous les mois l'autopalpation, une semaine environ après les règles, lorsque les seins ne sont ni sensibles ni enflés, et poursuivre après la ménopause.

Dès l'âge de 40 ans, une première mammographie est recommandée dans le cadre d'un dépistage individuel prescrit par son médecin traitant ou son gynécologue, surtout si l'on présente des facteurs de risques. L'examen (en grande partie remboursé par la Sécurité sociale et la mutuelle) est à renouveler tous les 18 à 24 mois, ce qui ne dispense évidemment pas de l'examen du médecin. La meilleure période pour la mammographie se situe juste après les règles.

À 50 ans, la mammographie devrait être systématique tous les deux ans. Elle devient totalement gratuite dans le cadre du dépistage organisé, avec l'avantage de la double lecture qui permet de « repêcher » 10 % des cas qui seraient passés inaperçus avec une simple lecture.

→ En cas d'antécédents familiaux

Environ 5 % des cancers sont d'origine génétique et touchent surtout les femmes jeunes (bien avant 50 ans). Une surveillance rapprochée devient nécessaire avec, tous les six mois, un examen gynécologique et, tous les ans, une échographie pelvienne des ovaires et une mammographie.

Les signes d'alerte d'un cancer du sein

Une modification du galbe du sein ou une gêne persistante ; un écoulement de liquide par le mamelon, surtout s'il est d'un seul côté, brunâtre ou sanglant ; la présence d'une petite boule ou d'un épaississement persistant au sein ou à l'aisselle ; une modification de la pigmentation ou de la texture de la peau du sein ou de l'aréole (crevasses, plis, rétraction, fossette). Le plus souvent, le cancer est découvert sans aucun signe au cours d'un examen systématique.

Sur les facteurs de risques et la prévention

◇ Quels sont les facteurs de risques de cancer ?

Le fait d'avoir eu ses règles tôt (avant 12 ans) ou sa ménopause tard (après 55 ans) augmente la probabilité de développer un tel cancer, puisque celui-ci est lié au temps de l'activité hormonale. Plus l'imprégnation des seins par les œstrogènes est forte et prolongée, plus le risque est élevé.

On pourrait en conclure que la pilule est nocive, puisqu'elle a apporté des hormones féminines en permanence. La question a été largement débattue par les spécialistes. Leur réponse est claire : pour les pilules de la deuxième ou troisième génération, il est maintenant acquis que le risque s'avère faible et largement compensé par les avantages de la pilule (voir chapitre 7, Contraceptions et grossesses tardives). Si risque il y avait, il serait minime et toucherait surtout celles qui ont pris la pilule longtemps et fortement dosée, comme c'était le cas avec les pionnières dans les années 60.

Quant au traitement hormonal substitutif de la ménopause (ou THM), il est prouvé qu'il augmente légèrement le risque d'apparition d'un cancer du sein (voir chapitre 8, La ménopause). Ce risque relatif est à mettre en balance avec les avantages du traitement. Le THM réduit le risque d'ostéoporose et, peut-être, de cancer du côlon. À chacune de choisir le traitement en fonction de ses facteurs individuels de vulnérabilité et de ses attentes.

◇ Le régime soja permet-il de prévenir le cancer du sein ?

Les avis divergent sur ce point. Certains spécialistes estiment que le soja contient des phytoestrogènes potentiellement nocifs puisqu'ils sont chimiquement proches des hormones féminines. D'autres, en revanche, considèrent que le soja peut aider à prévenir le cancer du sein à condition qu'il soit consommé dès l'enfance comme chez les Asiatiques (particulièrement épargnées par ce cancer). En cas de cancer du sein, tous les avis se rejoignent : même pour calmer les bouffées de chaleur de la ménopause, il n'est plus question de consommer du soja, ni dans son alimentation avec les régimes « soja », ni sous forme de complément alimentaire.

◇ Un coup ou une blessure au niveau du sein peuvent-ils provoquer un cancer ?

Non, c'est une idée répandue, mais fausse. De même, les armatures trop serrées du soutien-gorge ne sont pas à l'origine de tumeurs. Cela dit, un coup sur le sein appelle parfois une mammographie et c'est à cette occasion que l'on peut découvrir par hasard une anomalie...

◇ Des caresses répétées sur les seins ou une activité sexuelle intense finissent-elles par trop stimuler la glande, donc par provoquer un cancer ?

Absolument pas. Inutile de se priver de ce plaisir, c'est sans influence sur le risque de cancer du sein, comme d'ailleurs l'allaitement et le fait de s'exposer seins nus au soleil. En revanche, il existe de vrais facteurs de risques, comme de vrais facteurs protecteurs (voir p. 275).

◇ Un choc psychologique peut-il expliquer la survenue d'une tumeur cancéreuse ?

La question a été beaucoup étudiée. Il est admis que les causes d'un cancer sont multiples et que leur conjonction finit par déclencher le développement anarchique des premières cellules cancéreuses. L'étincelle peut être un traumatisme aussi fort qu'un deuil ou une séparation, sur un terrain biologique et psychologique déjà fragilisé. Le cancer naît généralement cinq à sept ans avant sa découverte. En psychothérapie, on peut découvrir les événements psychiques à cette période et jusqu'aux mois qui précèdent la découverte de la maladie. On sait aussi de manière certaine qu'un cancer, une fois présent, induit des modifications psychiques et une chute des défenses de l'organisme. Les cancers de la femme jeune, généralement plus agressifs, peuvent se développer en quelques mois seulement, mais ces cancers sont d'origine génétique la plupart du temps.

Sur le dépistage et la mammographie

◇ L'autopalpation régulière est-elle efficace ?

Elle est évidemment conseillée, mais insuffisante. En effet, une tumeur cancéreuse peut mettre sept ans à atteindre 1 mm, neuf ans pour 5 mm, et dix à onze ans pour 1 cm ; c'est seulement à cette période qu'elle deviendra détectable à la main.

◇ La mammographie est-elle efficace ?

La mammographie repère une tumeur nettement moins grosse qu'avec la palpation, ce qui fait gagner quelques années de traitement. Plusieurs études confirment que la mammographie réalisée tous les deux ans, entre 50 et 74 ans, permet de réduire la mortalité par cancer du sein de 30 à 40 % si suffisamment de femmes participent au dépistage.

◇ Faut-il se faire dépister ? On dit qu'on donne trop de traitements pour rien...

Malgré les polémiques sur le dépistage du cancer du sein, malgré les peurs et les angoisses qui font qu'on préfère souvent jouer les autruches face au destin qui frappe, il vaut mieux, beaucoup mieux, consulter vite au moindre doute. Tous les chiffres concordent, un cancer détecté tôt est un cancer qui guérit dans l'immense majorité des cas, avec un traitement plus léger et plus court. C'est le dépistage qui a sauvé le plus de patientes ces vingt dernières années. Il minimise les traitements imposés car il permet de s'attaquer à de plus petites tumeurs. Cependant, on peut mieux faire. En France, près de 10 % des nouveaux cas de cancers sont diagnostiqués à un stade avancé. Le taux de survie à cinq ans varie de 100 % pour les stades les plus précoces à 20 % pour les stades évolués, d'où l'importance du dépistage précoce et de la mammographie.

◇ Quelle différence existe-t-il entre le dépistage individuel et le dépistage organisé ?

Le dépistage individuel est celui que le gynécologue ou le médecin traitant va prescrire à sa patiente à titre individuel, le plus souvent à partir de 40 ans, tous les ans à tous les dix-huit mois (car chez les femmes jeunes, les tumeurs se développent plus vite) ; le dépistage organisé est celui mis en place par le gouvernement et proposé aux femmes de 50 à 74 ans, tous les deux ans, il est totalement gratuit. Ce dépistage permet de bénéficier d'une double lecture, donc d'une vérification des clichés par un second spécialiste, qui rattrape 10 % des tumeurs passées inaperçues en première lecture.

◇ Quelle proportion de femmes dépiste-t-on avec un cancer du sein au cours du dépistage organisé ?

Un cancer du sein sera détecté chez une femme sur cent soixante-dix environ. Ce cancer sera souvent de petite taille.

◇ La mammographie est-elle fiable à 100 % ?

Elle est fiable à 90 %, ce qui est un résultat déjà appréciable. Il existe des « faux positifs », c'est-à-dire des femmes saines inquiétées à tort, essentiellement à cause des conditions d'examen : si le sein est mal positionné, l'incidence et la pénétration des rayons ne seront pas bonnes, on pourra alors trouver au niveau du sein des opacités qui ne sont pas des tumeurs. Il existe aussi des « faux négatifs » à cause de seins trop denses, cachant une petite opacité, surtout chez les femmes jeunes. De toute façon, seul l'examen du tissu mammaire au microscope (histologie) après un prélèvement par biopsie permet d'établir un diagnostic de cancer.

◇ On dit qu'il ne faut pas trop multiplier les mammographies à cause des rayons X et de la radioactivité...

Le cancérologue David Khayat, chef de service à La Pitié-Salpêtrière, estime qu'avec les appareils modernes cet argument ne tient plus. Une mammographie ne représente pas plus de rayonnement que quelques jours de soleil sur les seins. Une étude publiée en septembre 2009 aux États-Unis explique ainsi qu'un peu moins d'1 % de la totalité des cancers (poumon, sein, etc.) est induite par l'irradiation à visée diagnostique ; c'est nettement moins que ce que l'on supposait jusqu'à présent. Les mammographies actuelles (numérisées ou pas) sont beaucoup plus performantes qu'auparavant et nettement moins nocives pour les seins. On peut donc commencer le dépistage dès 40 ans, voire avant en cas de cancers familiaux.

◇ On dit que tous les appareils de mammographie ne se valent pas et que certains sont obsolètes…

Depuis le premier plan Cancer, l'immense majorité du parc d'appareils de mammographie a été renouvelé et mis aux normes. Cependant, en médecine, on fait bien ce que l'on fait souvent. Les radiologues qui « tournent le plus » amortissent rapidement leur matériel, le renouvellent plus souvent et peuvent choisir les modèles les plus performants. Ce sont eux aussi qui repèrent plus facilement les taches suspectes, car ils ont l'œil plus aiguisé. Dans le cadre du dépistage organisé du cancer du sein à partir de 50 ans, les résultats sont analysés non par un seul médecin mais par deux spécialistes pour minimiser les risques d'erreur.

◇ Quelles sont les différences entre un appareil numérique et un appareil analogique ?

Entre la mammographie analogique (l'ancienne) et la mammographie numérique (la plus récente), il existe le même saut technologique qu'entre une photo développée sur film argentique et une photo numérique. Le médecin peut stocker une mammographie numérique dans le dossier médical, il peut l'adresser à un confrère, la manipuler avec des logiciels qui permettront de détecter plus facilement des zones suspectes ou des signes radiologiques de lésion maligne. La qualité du numérique s'est considérablement améliorée ces dernières années, c'est un réel progrès. D'ailleurs, le dépistage organisé du cancer du sein s'effectuera de plus en plus avec des appareils numériques.

◇ Je ne comprends pas les résultats de ma mammographie. Comment lire tous ces noms bizarres ?

ACR1 correspond à une mammographie normale.

ACR2 signale des anomalies bénignes et non inquiétantes, les images sont rassurantes, il est inutile de procéder à une nouvelle mammographie ou à une ponction.

ACR3 indique la nécessité d'une surveillance avec un contrôle six mois plus tard. Le radiologue a un petit doute.

ACR4 désigne plus clairement la nécessité d'un prélèvement pour analyser le tissu (biopsie). Le radiologue a un plus grand doute.

ACR5 signifie que l'image radiologique est évocatrice d'un cancer. Il faudra confirmer par une biopsie, car une radio ne permet jamais à elle seule d'établir un diagnostic.

Sur les traitements

◇ Les nouveaux médicaments permettent-ils de réduire le recours à la chirurgie ?

Si l'on s'attache à ces dernières décennies, on s'aperçoit que la chirurgie du sein occupe une place de plus en plus limitée. Autrefois, on pensait qu'il suffisait d'enlever le sein pour supprimer la tumeur et pour guérir. On s'est vite aperçu que ce n'était pas le cas. Comme l'explique le cancérologue David Khayat, chef du service de cancérologie de La Pitié-Salpêtrière, on ne meurt pas d'une boule dans le sein, même si elle fait 10 kg, on meurt des métastases du cancer du sein. Ces métastases sont liées au fait que des cellules insignifiantes et invisibles ont pu s'échapper de la tumeur d'origine et migrer partout, vers le foie, les poumons, les os, le cerveau. Il faut donc traiter ce que l'on voit et ce que l'on ne voit pas. Aujourd'hui, la chirurgie est d'autant plus efficace qu'on a traité aussi la tumeur grâce à la chimiothérapie ou la radiothérapie. Selon le chirurgien cancérologue Daniel

Zarca, de grands espoirs se fondent à présent sur l'étude des gènes exprimés sur la tumeur pour savoir si une chimiothérapie est nécessaire ou inutile. Le premier test est européen (Mammaprint), le second est américain (Oncotype DX).

Sur la sexualité

◇ Reprendre une vie amoureuse après le cancer, c'est possible ?
La reprise des rapports sexuels est un signe extraordinairement positif. Le problème, c'est qu'assez souvent les traitements assèchent le vagin. Il est impossible de prescrire le THM aux patientes qui sont devenues ménopausées avec leur traitement anti-cancéreux. En revanche, tous les « petits » moyens sont bons à utiliser : les comprimés de Prevegyne localement, le Replens et les lubrifiants hydratants comme Monasens à appliquer tous les jours au début ou les comprimés (Ménophytéa hydratation intime, Donalis), sans compter les caresses préliminaires prolongées qui deviennent d'autant plus indispensables. Après quelques années, certains médecins proposent l'utilisation d'œstrogènes par voie locale, vaginale. On peut jouer aussi sur la lubrification grâce aux vasodilatateurs (Sermion et génériques).

La vulve et le vagin

Ces organes ont une double fonction essentielle, la sexualité et la reproduction. Ils sont en première ligne pour les ébats amoureux. Là encore, s'ils sont hypersensibles et vulnérables, s'ils cessent de fonctionner pour une raison ou une autre (maladie ou ménopause), la femme aura moins de plaisir et pourra entrer dans une spirale infernale si le mal devient chronique.

··· Les mycoses isolées

Toutes les femmes souffrent de mycose vulvo-vaginale à un moment ou un autre de leur vie. Il existe deux périodes de prédilection, les vacances au bord de l'eau, à cause de l'humidité, ou le fait d'avoir souffert d'une infection et d'avoir été traitée par des antibiotiques, qui ont éliminé les bactéries et fait place nette aux autres germes « opportunistes ». Résultat, les champignons se développent au niveau de la vulve et du vagin. Cela démange, ça brûle à l'extérieur, le tout est accompagné de pertes blanches, un peu grumeleuses et non odorantes. Aucune douleur en urinant, seulement une sensation de « cuisson » en surface. Le simple jet de la douche ou le contact du sous-vêtement peut s'avérer douloureux.

Les irritations sont le fait principalement de Candida albicans. Voilà pourquoi on parle de candidose. Les mycoses isolées ne sont pas bien inquiétantes et sont faciles à traiter. Il suffit de déposer dans le vagin, avant de se coucher, un ovule à libération prolongée (Gynopevaryl, Lomexin, Monazol, etc.) et de renouveler le traitement cinq jours plus tard pour éviter les récidives (à cause des spores qui peuvent germer à nouveau). Pour celles qui ne supportent pas les ovules (irritants pour elles), ces mêmes molécules se déclinent sous forme de crèmes ou de lait à étaler sur la vulve pendant quelques jours si nécessaire. Il existe aussi des comprimés à prendre par voie orale en traitement minute (Triflucan, Beagyne) qui ont l'avantage d'agir sur les germes de l'anus et de l'intestin, susceptibles de coloniser le vagin.

··· Les mycoses à répétition

Elles se répètent au moins quatre fois par an depuis des années et entraînent des irritations locales sans germes (donc sans infection). On parle alors de « fausses mycoses ». En cause : les hormones qui entraînent une fragilité de la muqueuse, renforcée par la sécheresse vulvo-vaginale et l'anxiété ambiante.

Sur le terrain déjà fragilisé hormonalement, ce symptôme répétitif peut faire office de soupape de sécurité. Un peu comme avec une cocotte-minute, l'excès de pression entraîne la nécessité d'une échappatoire. Le bouchon siffle, c'est la douleur qui s'exprime. Si par la psychothérapie on parvient à l'apaisement, la douleur a moins de raisons d'exister en tant que soupape.

On le devine, ce type de mycoses a des conséquences non négligeables sur la sexualité, désinvestie à cause de la douleur ou de la peur de réactiver celle-ci lors des rapports amoureux. Attention, cependant, aux raccourcis simplistes : le symptôme mis en avant n'est pas toujours un prétexte pour ne plus accomplir le « devoir conjugal » avec son conjoint, une sorte d'explication raisonnable et contingente en quelque sorte ; il s'agit parfois d'un mal-être dont l'origine plus complexe est à rechercher en psychothérapie.

Toutefois, que la cause soit psychosomatique, hormonale ou les deux réunies, le traitement des mycoses chroniques repose la plupart du temps sur une prise en charge globale de la trophicité vulvo-vaginale avec des hormones locales, des antidouleurs pour les nerfs à l'entrée du vagin, une thérapie par la parole ou éventuellement des anxiolytiques. Si les moyens mis en œuvre permettent de réduire la douleur et de majorer les sensations de plaisir, la guérison sera grandement facilitée.

→ La descente d'organes

L'expression elle-même paraît surréaliste. Que signifie-t-elle au juste ? Que les organes se retrouvent au fond de la culotte ? Comment est-ce possible ? Peut-on perdre son vagin ou son utérus sans y prendre garde ? Pour de nombreuses femmes, cette maladie est tout simplement impensable. Pourtant, elle est plus fréquente qu'on ne l'imagine et porte le nom de prolapsus.

« *Un sale jour, Marianne a eu le choc de sa vie. En se lavant, elle a vu une drôle de chose qui affleurait de son vagin. C'était son col de l'utérus. Jeanne, elle, s'en est aperçue dans la position du missionnaire. Lors de la pénétration, son mari était gêné par une grosseur située à l'intérieur. Le couple a redouté une tumeur, c'était un prolapsus.*

Cette maladie peut arriver n'importe quand, chez n'importe quelle femme, à n'importe quel âge, mais plus particulièrement à deux périodes de la vie : après un accouchement (a fortiori après plusieurs) et au moment de la ménopause.

Pourquoi cela ? L'utérus et les organes voisins restent fixés dans leur position anatomique grâce à une sorte de hamac, ou tissu de soutènement. Ce hamac est lui-même accroché aux muscles environnants. Si ces derniers sont distendus par la poussée des accouchements ou la fragilité des tissus consécutive au vieillissement, le hamac s'affaissera, avec les organes qu'il soutient, entraînant parfois dans sa chute le vagin, la vessie et une partie du rectum.

Heureusement, le traitement se montre efficace. Il consiste à muscler le périnée grâce à une bonne rééducation chez un kinésithérapeute ou une sage-femme spécialisée. La chirurgie peut se révéler nécessaire pour retendre les tissus de soutien. Quelques semaines ou quelques mois après le traitement, la sexualité redevient normale. Mieux vaut se montrer patiente et philosophe... et c'est possible, même pour celles qui trouvent la situation douloureuse car elles sont atteintes au cœur même de leur féminité. Surtout, ne pas se décourager.

Sur les mycoses

◇ Quand je prends des antibiotiques, j'ai souvent des mycoses, pourquoi ?

Ces médicaments, utilisés en cas d'angine ou d'abcès dentaire par exemple, tuent les bactéries présentes dans tout l'organisme, y compris au niveau vulvo-vaginal. Les champignons qui font partie de la flore vaginale normale en profitent pour se développer excessivement et provoquer des dégâts. Voilà pourquoi il vaut mieux prendre à titre préventif un ovule antimycosique en même temps que ses antibiotiques si une précédente expérience d'antibiothérapie a été malheureuse. On peut aussi utiliser, à titre préventif toujours, des tampons antimycosiques à base de lactobacilles (Florgynal) pendant les règles, trois cycles de suite. Ces derniers protègent des infections et restaurent la flore vaginale.

◇ Je me lave matin et soir et j'ai quand même des mycoses, où est l'erreur ?

Une hygiène excessive devient nocive à double titre : la flore protectrice est détruite (comme avec les antibiotiques) ; les lavages répétés assèchent le vagin et le rendent irritable. Il vaut mieux se laver une fois par jour, avec un savon de pH neutre ou un savon de pH basique (du genre Myleuca) pendant les crises, car il freine la multiplication des champignons (demander conseil à son pharmacien). Les savons liquides antiseptiques à pH acide trop décapants agacent davantage la muqueuse et peuvent favoriser le développement de mycoses. Attention surtout à la manière de s'essuyer en allant aux toilettes : toujours procéder d'avant en arrière, de la vulve vers l'anus, pour éviter de ramener devant les germes contenus dans les selles.

◇ J'ai beau mettre des ovules, mes mycoses reviennent. Comment sortir de là ?

Le mieux est l'ennemi du bien. L'automédication forcenée à coup d'ovules antimycosiques crée un cercle vicieux. On est gênée, on se traite par des ovules (jusqu'à une fois par mois). Comme ces produits sont très efficaces, la plupart des germes du vagin sont anéantis, y compris les protecteurs, ce qui favorise la propagation des Candida. Et c'est une nouvelle mycose qui recommence... et une nouvelle période d'abstinence sexuelle !

Sur les douleurs de la vulve ou du vagin

◇ Qu'appelle-t-on vulvite ou vaginite ?

Ce sont des inflammations de la vulve ou du vagin dues à différents types de germes (champignon, bactérie, etc., d'origine sexuelle ou non). Les mycoses en font partie.

◇ Au cours de la journée, j'ai des douleurs fréquentes au niveau de la vulve. Pour le moment rien n'est efficace. Que faire ?

Ces douleurs de type brûlures ou picotements s'appellent des « vulvodynies », elles sont en augmentation partout dans le monde sans que l'on ait une réelle explication à cela. Origines possibles : infectieuses (IST), hormonales (chute des œstrogènes locaux), dermatologiques (trouble de la muqueuse vulvaire), stress. Sans cause évidente, on parle de vulvodynie « essentielle », résultant de névralgies dues à l'hypersensibilité des filets nerveux. Le traitement consiste à rendre la muqueuse vulvaire fonctionnelle. Avant de courir et d'aller mieux, il va falloir réapprendre à « marcher » avec des « béquilles ». À savoir : des traitements locaux et généraux hormonaux (si possible), des hydratants locaux (Replens, Monasens, Mucogyne...) et des hydratants généraux sous forme de micronutriments (Donalis, Ménophytéa hydratation intime), des produits cicatrisants locaux comme le Vea Olio, peu connu mais efficace (y compris dans des cas plus sérieux de sécheresse consécutive au traitement contre le cancer du sein).

La vessie

La vessie est étrangère à l'appareil génital ou reproducteur féminin, pourtant elle peut compromettre la sexualité tout entière à travers quelques troubles banals, fréquents, mais assez mal vécus eux aussi.

→ La miction qui brûle

Celles qui ont déjà eu une cystite savent que ce n'est pas une partie de plaisir. Envies fréquentes d'uriner, miction douloureuse, certaines femmes évoquent des « lames de rasoir ». Quelques gouttes à peine sont émises, puis de nouveau l'envie se fait sentir, avec les mêmes douleurs à chaque fois intenables.

La « vraie » cystite est une infection aiguë de la vessie résultant de l'action de germes (surtout des colibacilles normalement présents à la sortie de l'intestin ou du vagin). Les relations de voisinage anatomique expliquent que les germes puissent remonter l'urètre (canal conduisant l'urine de la vessie jusqu'à l'extérieur) et coloniser la vessie. La cystite n'est pas une maladie sexuellement transmissible, elle n'est pas contagieuse, elle ne vient pas de l'autre mais de soi-même. Heureusement, les traitements antibiotiques sont rapidement efficaces et soulagent dès la première demi-heure ; ils existent sous forme de traitement « minute » (dose unique), de comprimés à prendre pendant trois jours. Le traitement classique, lui, dure dix jours et n'est mis en œuvre que lorsque les précédents ne marchent pas.

Ce qui change après 40 ans, c'est que la muqueuse de la vulve, du vagin et de l'urètre est fragilisée par les modifications hormonales ; du coup, les douleurs surviennent plus facilement et la lutte contre les germes éventuels est moins efficace.

Certaines femmes pourront souffrir de cystites à répétition ou de « fausses cystites » (sans infection) entraînant de vraies douleurs.

Sur la cystite aiguë ou chronique

◇ De mauvaises habitudes peuvent-elles déclencher une cystite ?

Oui. Si l'on boit peu, on augmente ses risques d'infection ou de récidives. Plus le volume de boisson absorbé est important, plus les microbes présents dans la vessie sont dilués et évacués facilement. Il suffit parfois de boire beaucoup pendant deux heures – dès les premiers signes de l'infection – pour éviter la cystite. De plus, une hygiène intime insuffisante ou excessive déséquilibre la flore microbienne et facilite l'invasion de la vessie par des germes plus agressifs. D'où ces conseils indispensables : uriner systématiquement après chaque rapport sexuel ; utiliser pour la toilette intime un savon de pH neutre sans douche vaginale ; après avoir été à la selle, s'essuyer d'avant en arrière. Ne pas « se retenir », ce qui permet l'évacuation régulière des microbes de la vessie. Et bien sûr, éviter les vêtements trop serrés et les sous-vêtements synthétiques qui favorisent la transpiration et la multiplication des germes.

◇ Comment échapper aux cystites à répétition ?

En cas de cystite récidivante avec germes ou en cas de douleur pelvienne (parfois avec fièvre), l'avis d'un urologue est nécessaire pour éliminer une éventuelle pathologie organique de la vessie et engager un examen approfondi (cystoscopie). Les coordonnées de spécialistes peuvent s'obtenir à partir du site http://www.urofrance.org ou en demandant à l'Association française d'urologie : 12 rue de la Croix-Faubin, 75557 Paris cedex 11 – 01 44 64 14 85.

En cas de cystites fréquentes sans germe, la composante psychologique est probable, mieux vaut consulter un gynécologue psychosomaticien qui s'occupe de l'aspect médical et psychologique. On peut obtenir l'adresse de gynécologues psychosomaticiens en écrivant à la Société française de gynéco-obstétrique psychosomatique : sfgops@gmail.com.

Les consultations répétées soutiendront la patiente dans sa volonté de guérir et l'aideront à prendre conscience des conflits psychologiques sous-jacents exprimés de fait par cette douleur : désamour de soi, difficultés relationnelles (avec les parents, les enfants, le conjoint, les collègues de travail) ou encore frustration sexuelle difficilement formulable. Cet accompagnement psychologique renforcera l'effet des médicaments prescrits : hormones appliquées localement pour améliorer l'hydratation de la muqueuse, et antidouleur pour réduire l'irritabilité des nombreux filets nerveux de la zone urétrale. L'hydratation et la lubrification vaginales seront restaurées à l'aide de produits adaptés (voir aussi le chapitre 5, Les troubles de l'amour, côté femme). Sans oublier le plus simple : boire deux litres d'eau par jour (en période de crise et entre celles-ci pour limiter voire éviter les récidives) ou recourir au *cranberry*, une grande airelle rouge, que l'on appelle en France la canneberge. L'Agence française de sécurité sanitaire des aliments a décrété en 2004 que « la consommation de jus de cranberry contribue à diminuer la fixation de certaines bactéries comme Escherichia coli sur les parois des voies urinaires ». Des études cliniques ont par ailleurs démontré une diminution de la fréquence des infections urinaires liée à la consommation de jus de fruits de cranberry ou de compléments alimentaires en poudre à base de canneberge.

En cas d'infection urinaire habituelle après les rapports, une bonne prévention consiste à prendre automatiquement un comprimé de Gyndelta (de la cranberry concentrée, juste après les rapports).

◇ J'aime faire l'amour avec mon mari, mais j'ai souvent des cystites, est-ce forcément psychologique ?

Non, pas forcément. Certaines femmes peuvent avoir du désir et du plaisir avec leur compagnon et souffrir malgré tout de cystites à répétition. C'est tout simplement que le rapport dure trop longtemps pour elles et finit par les irriter. Le sexe de l'homme exerce un frottement sur la paroi qui sépare le vagin de la vessie. Or cette paroi est fine et fragile. Si leurs moyens de défense sont affaiblis, si les colibacilles sont trop nombreux, la vessie s'infecte et la cystite s'installe. Autrefois, on parlait de « cystite des jeunes mariés ». Bien que cette affection ne soit pas sexuellement transmissible, elle peut être favorisée par des rapports sexuels.

Et les raisons hormonales ? « Elles peuvent aussi être à l'origine de cystites à répétition, signale l'urologue François Haab (hôpital Tenon, Paris). La carence hormonale entraîne une modification de l'acidité vaginale qui entraîne à son tour une perte de la flore vaginale protectrice. » D'où l'importance d'une bonne trophicité vaginale avec des produits comme Replens. Il arrive également que des raisons psychologiques plus complexes puissent être découvertes au cours d'une psychothérapie.

Silence, tabou, honte : les chiffres

3,5 millions de personnes souffrent d'incontinence en France, deux malades sur trois n'osent pas consulter. La première visite chez le médecin pour troubles de la vessie intervient en moyenne cinq à sept ans après l'apparition des premiers symptômes. Il y a pourtant du mieux : environ 25 à 30 % des personnes sont traitées aujourd'hui, contre 10 % il y a une dizaine d'années.
Contrairement à une idée reçue, l'incontinence n'est pas une maladie de vieux. Seulement 15 à 20 % des plus de 60 ans souffrent d'incontinence urinaire et une femme incontinente sur deux a moins de 50 ans. Chez la femme, l'incontinence d'effort représente la moitié des troubles observés, contre 25 % pour les mictions impérieuses et 25 % pour les incontinences mixtes (qui associent les deux troubles).

Source : site de l'Université de médecine de Lyon.

→ Les fuites urinaires

Qui n'a déjà eu dans sa vie un petit accident en éternuant ou en « pissant de rire » ! S'il n'y a pas de quoi en faire toute une histoire, c'est pourtant une forme discrète d'incontinence. Quand la gêne devient plus régulière, se pose la question des protections à titre préventif. Certaines imaginent même de cesser les rapports sexuels. Avant d'envisager une telle extrémité, généralement accompagnée de honte ou de désarroi, il faut savoir que ces fuites ne sont en rien une fatalité, qu'on peut en guérir complètement dans la majorité des cas ou, au minimum, être bien soulagée. Le tout est d'oser en parler à son médecin, à son gynécologue, voire à un urologue dans un second temps.

Les fuites liées à la contraction de la vessie nécessitent d'aller aux toilettes sans attendre, en plus les mictions sont de plus en plus fréquentes. La vessie – même peu remplie – se contracte trop tôt et sans raison. On parle d'incontinence par impériosité. Cette hyperactivité vésicale est favorisée par certaines circonstances : boire trop de champagne, de vin blanc, de thé ou de café, entendre couler de l'eau, mettre la main sous l'eau froide ou enclencher la clé dans la serrure. Dans ces moments d'émotion intense, le cerveau n'exerce plus son contrôle social (les humains ne « font » pas n'importe où) et la vessie se libère... Il arrive que ce trouble en cache un autre et signale en fait une infection urinaire, un polype, un calcul dans la vessie ou une maladie neurologique. Pour tous ces cas, les médicaments anticholinergiques (Ditropan, Driptan, Detrusitol ou Ceris) et la solifénacine (Vésicare) donnent très vite de bons résultats au prix d'une bouche souvent sèche. Ce sont des antispasmodiques qui agissent sur le contrôle neurologique de la vessie. Le traitement est généralement associé à une rééducation du périnée chez un kinésithérapeute ou une sage-femme spécialisée. Plusieurs techniques comme la stimulation électrique (les impulsions réveillent les muscles du périnée) ou le *biofeedback* (la patiente doit serrer une sonde introduite dans le vagin et visualise sur un écran en temps réel l'effet de ses contractions ou de ses relâchements) sont utiles. En cas d'échec, une intervention chirurgicale reste possible. Il existe des techniques nouvelles réalisées dans des centres spécialisés, comme la pose d'un *pacemaker* de la vessie. Un courant électrique de faible intensité appliqué sur les nerfs allant vers la vessie permet de moduler son action intempestive. On peut enfin, lorsque c'est vraiment nécessaire, agrandir la vessie pour augmenter sa capacité et limiter les envies pressantes.

Où est mon périnée ? À quoi sert-il ?

Pour contracter votre périnée – et du même coup le localiser, faites comme si vous reteniez une envie d'uriner ou un gaz, ou comme si vous vouliez resserrer les parois de votre vagin. En introduisant un doigt dans votre vagin, vous sentirez mieux la contraction. Attention, ne confondez pas le travail du périnée avec la contraction des fessiers ou des abdos ! Lorsque vous travaillez le périnée, les abdominaux ne sont quasiment pas contractés.

Le périnée, aussi appelé « plancher pelvien », se présente comme un hamac qui soutient la vessie, l'utérus, le rectum, il enserre les sphincters de l'urètre et de l'anus, de même que les muscles du rectum et du vagin. Les geishas ont bien compris l'intérêt sexuel de ce muscle : en le comprimant à volonté, elles caressent le pénis de leur partenaire. Un bon périnée est aussi un atout sexuel ! La contraction du périnée fait également travailler le transverse, muscle qui fait le ventre plat et renforce la ceinture abdominale. Pour localiser votre muscle abdominal profond, le transverse, le mieux est de tousser.

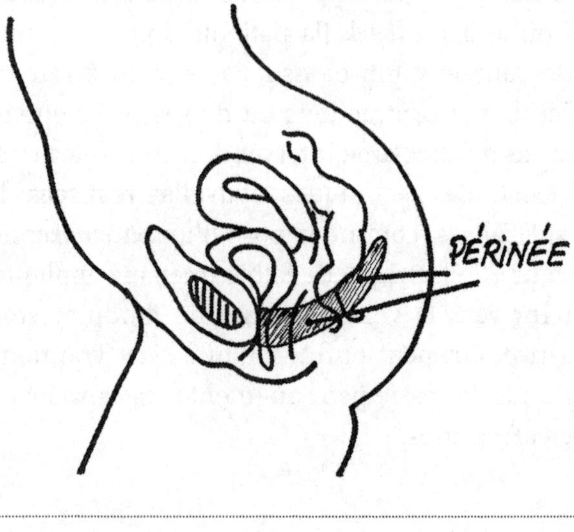

Les fuites liées au muscle du périnée surviennent uniquement après un effort violent ou répété : port d'une charge trop lourde, action banale de tousser, courir, rire, éternuer, sauter, danser, pratiquer certains sports (jogging, tennis, etc.) ; l'orgasme et certaines positions (spécifiques à chacune) peuvent jouer les fauteurs de troubles eux aussi...

La pression augmente au niveau de la vessie et déborde largement ses capacités. La rééducation par un kinésithérapeute spécialisé est nécessaire là aussi, il s'agit de travailler son « verrouillage » en situation d'effort et de créer de bons réflexes. Les premiers effets se font ressentir au bout de cinq ou six séances. En compter une quinzaine, même si parfois il en faut davantage pour obtenir un maximum de bénéfices. Lorsque ces exercices s'avèrent insuffisants et que l'incontinence est sérieuse, la technique chirurgicale des bandelettes sous-urétrales (*Tension-free Vaginal Tape*, TVT) est la plus couramment utilisée. Elle est presque indolore et nécessite 24 heures d'hospitalisation seulement. Elle consiste à introduire par le vagin des bandelettes qui vont maintenir et renforcer le conduit de l'urètre, un peu comme un hamac, pour éviter que celui-ci ne s'ouvre et ne fuie. Le taux de réussite du TVT est de 80 à 90 %, avec un recul d'une dizaine d'années et près de 40 000 interventions par an rien qu'en France. Lorsque le sphincter est trop endommagé, on peut envisager la pose d'un sphincter artificiel. C'est rare (quelques centaines de cas en France) mais l'effet est parfois radical, des femmes retrouvent après cette intervention une vie normale et les rapports sexuels peuvent reprendre.

Contracter et entraîner son périnée

Tous les jours, contracter lentement son périnée pendant cinq à dix secondes, avec un repos du double de temps entre chaque contraction. Une douzaine de mouvements peuvent suffire pour être efficaces, par exemple le matin en se maquillant et le soir en se démaquillant, ou encore en voiture, au bureau, debout, assise... L'important est de créer un automatisme pour qu'à la moindre situation à risque (toux, port de charge, etc.), le réflexe verrouillage du périnée se déclenche immédiatement.Faire comme si on retenait une envie d'uriner.

Un autre exercice est souvent recommandé par les spécialistes de la rééducation périnéale : l'utilisation de boules de geisha. Ces deux boules reliées par un fil, qui ressemblent aux tac-tac de notre enfance, sont introduites dans le vagin. Le fait de contracter les muscles périnéaux va les faire monter ou descendre de manière alternative, créant un va-et-vient intravaginal. Avec le double avantage de renforcer visiblement la tonicité de ses muscles et de créer des sensations agréables immédiatement, ou ultérieurement au cours de l'acte sexuel avec des sensations amplifiées grâce à l'entraînement. Où s'achète ce petit jouet ? Dans les sex-shop, boutiques de sextoys, sur Internet (Second sex, Piment rose).

Sur http://www.tena.fr, possibilité de commander gratuitement le DVD *Bien-être intérieur*, un programme d'entraînement du périnée proposé par la célèbre kinésithérapeute norvégienne Kari Bo.

Sur l'incontinence

◇ Je suis en périménopause et j'ai des fuites urinaires. Est-ce lié ?

Oui, la périménopause est une période à surveiller. La carence en œstrogènes s'accompagne d'une modification des tissus en place qui favorise la survenue plus fréquente d'incontinence chez les femmes. D'où l'intérêt des traitements hormonaux locaux, qui redonnent un certain tonus aux tissus et une meilleure vascularisation.

◇ Peut-on avoir des fuites urinaires d'origine psychologique, un peu comme chez les enfants énurétiques ?

Oui, une femme peut réellement avoir des fuites urinaires sans causes anatomiques. En psychothérapie, on découvre que les « larmes » de la vessie sont un moyen d'évacuer, de laisser couler, presque un moindre mal par rapport à ce qui fait souffrir inconsciemment.

« *Amélie, 48 ans, consulte pour fuites majeures dès qu'elle sort de chez elle. Elle a vu plusieurs gynécologues et urologues qui ont pratiqué les bilans classiques pour ce type de trouble (suspicion d'incontinence d'effort) ; ils se sont révélés rassurants : la « tuyauterie » fonctionne. Après quelques séances de psychothérapie et d'hypnose, la vraie difficulté qui apparaît est une phobie sociale. Le symptôme de fuite urinaire sévère protège Amélie d'une exposition aux autres : elle a de bonnes raisons de ne plus sortir. Grâce à la thérapie, elle va reprendre suffisamment confiance en elle pour ne plus avoir peur d'affronter l'extérieur.*

◇ Les protège-slips ou les protections classiques sont-ils adaptés aux petites fuites urinaires ?

Non, les garnitures utilisées pour les règles sont jusqu'à huit fois moins absorbantes. Les nouvelles protections anti-fuites urinaires protègent à l'avant, exactement là où il faut, l'urine est aussitôt transformée en gel, ce qui élimine les odeurs, on ne se sent plus humide, un point capital pour la confiance en soi. Certaines marques sont ultra-minces et presque invisibles (Envive d'Always, Tena...).

◇ Y a-t-il des positions à éviter lors des rapports sexuels en cas de fuite ?

Il est préférable d'éviter les positions qui sont proches de celles utilisées lorsqu'on vide sa vessie, même si, en soi, aucune position n'est contre-indiquée. Pour se rassurer, mieux vaut faire l'amour la vessie vide et éviter d'avaler la théière juste avant.

◇ Je fais des abdo-fessiers pour contrer les kilos de la ménopause, quels risques pour le périnée ?

Il faut absolument bannir ciseaux, pédalages et relevés de buste rapides : la paroi abdominale hypertonique exerce une pression trop importante vers le bas, en direction du plancher périnéal. Trop de pression ou des pressions trop répétées finissent par entraîner un relâchement des tissus et des sphincters. Mieux vaut travailler « le bon » muscle, le transverse, en rentrant le ventre : lui seul renforcera le périnée, en plus il fait le ventre plat.

◇ Quels sont les facteurs qui favorisent les fuites urinaires ?

Les facteurs de risques connus sont l'accouchement, la ménopause et certains sports. Le travail des abdos, par exemple, va générer une pression supplémentaire sur le périnée avec un risque de fuite et de descente d'organe.

On connaît moins, en revanche, l'implication du café ou du thé (pris en quantité importante) qui agressent les parois de la vessie, de même que l'alcool ou la cigarette. Cette dernière, via la nicotine qu'elle contient, irrite la vessie et diminue la tonicité des tissus par son effet anti-œstrogènes (les fumeuses ont leur ménopause deux ans plus tôt que les non-fumeuses, soit dit au passage).

Par ailleurs, certaines maladies sont un facteur de risque supplémentaire : bronchite chronique (à cause de la toux), constipation chronique (à cause de la nécessité de pousser), infections à répétition et calculs rénaux (à cause de la fragilisation de la paroi vésicale).

Le surpoids, l'obésité ou la perte importante de poids au cours du régime (+ de 8 kg) fragilisent aussi le périnée (à cause de la surcharge locale présente ou passée).

À éviter aussi les talons hauts (+ de 5 cm) qui modifient la cambrure, basculent la vessie vers l'avant et verticalisent l'urètre avec un risque d'incontinence.

◇ Pendant l'amour, je souffre de petites fuites. Y a-t-il des solutions ?

Il arrive qu'au cours d'efforts (orgasme notamment) il y ait des fuites involontaires non précédées du besoin d'uriner. En cause, un mauvais verrouillage des muscles du périnée qui maintiennent la vessie fermée. Ce type de fuite touche surtout les femmes de moins de 50 ans. En ce cas, pas de tabou, il faut en parler à son médecin traitant, à son gynécologue ou à un urologue. Il conseillera une rééducation périnéale pour utiliser correctement les muscles du périnée. Des kits de traitement à domicile (comme Keat) peuvent être recommandés en relais, ou comme « piqûres de rappel » pour optimiser la rééducation ou entretenir le muscle.

Ce type de dispositif d'autorééducation périnéale à domicile par électrostimulation est remboursé, tout comme la rééducation périnéale prescrite à titre préventif aux femmes après l'accouchement (post-partum) notamment.

◇ Pour le moment mes fuites ne sont pas très gênantes, est-il utile d'en parler quand même à mon médecin, je n'ose pas?

Oui, il faut en parler pour plusieurs raisons à la fois médicales et psychologiques. D'abord parce qu'un problème réglé tôt peut être traité plus facilement. En cas d'incontinence avérée, des solutions simples existent; ensuite parce qu'une femme qui commence à ne plus maîtriser ses urines a un autre regard sur son corps. Elle peut culpabiliser, se renfermer, espacer les relations sexuelles de crainte de l'accident. Elle peut aussi dépasser ce petit tracas et en parler à ses amies, éventuellement à son conjoint. Il n'est pas nécessaire de tout dire de son intimité à son entourage. L'important est d'être à l'aise avec le sujet et d'en parler à la bonne personne: un médecin ou un kinésithérapeute spécialisé dans ce domaine.

◇ Un urologue, ça sert à quoi?

L'urologue est le professionnel de l'appareil urinaire. Chez la femme, il est le spécialiste de l'incontinence, de la descente de vessie, des infections urinaires, des calculs rénaux, des cancers du rein et de la vessie. L'urologue est médecin et chirurgien, il prend en charge le traitement médical et chirurgical des maladies qui l'exigent.

Contacts utiles

Association d'aide aux personnes incontinentes – 5 avenue du Maréchal-Juin, 92100 Boulogne – 0975 63 50 60 (prix d'un appel local) – portable : 06 84 13 81 19, le mardi et le vendredi de 9 h 30 à 16 h 30 – www.aapi.asso.fr.
Le site : http://www.questionsdefeminite.fr, avec une information sérieuse sur les protections conçues spécifiquement pour les fuites urinaires en attendant les effets des autres traitements proposés par le médecin. Pour des témoignages et des vidéos d'experts : http://www.tena.fr.

L'utérus

L'utérus est ce petit sac en forme de triangle niché derrière le vagin et relié par des trompes aux ovaires. Les femmes s'en préoccupent beaucoup, à cause des règles qui reviennent tous les mois, du frottis, et éventuellement à cause des suites d'une ablation totale de l'utérus, dont les conséquences psychologiques sur la sexualité sont à prendre en compte.

Jusqu'à la ménopause, les règles se produisent lorsqu'il n'y a pas eu fécondation. L'ovule pondu à chaque cycle est alors éliminé dans l'utérus. La muqueuse utérine – non soutenue par un taux d'hormones suffisant – se détache pour donner un écoulement fait de « peaux » et de sang. Tant que les règles sont silencieuses, les femmes ne s'en plaignent pas trop. Les ennuis commencent lorsqu'elles deviennent trop abondantes, irrégulières ou douloureuses.

→ Fins de mois difficiles

La fin du cycle n'est pas une partie de plaisir pour celles qui souffrent du syndrome prémenstruel (ou SPM). La liste interminable de symptômes frise l'inventaire : jambes lourdes, ventre ballonné, migraine, seins tendus et douloureux, cystite ou mycose, herpès, constipation, avec, en prime, humeur noire, susceptibilité, fatigue, ou au contraire agitation, crises de boulimie, sentiment de dévalorisation. Pas de quoi jouer la fière ces jours-là...

Deux femmes sur trois seraient touchées à des degrés divers par ce syndrome, et une sur dix en serait tellement affectée qu'elle se dit incapable de faire quoi que ce soit d'intéressant au travail (et bien sûr au lit).

Certains médecins sont persuadés de l'origine psy du problème et, du coup, négligent de le soigner comme si psy signifiait « rien ». D'autres, au contraire, le prennent très au sérieux et adaptent leur prescription en fonction des symptômes de chacune. Souvent l'apport d'hormones peut rétablir l'équilibre perturbé. La progestérone naturelle possède une action légère avec très peu d'effets secondaires ; elle s'avère utile sur les petites insomnies, les troubles de l'humeur, les gonflements du ventre ou des seins, les fringales. Les progestatifs de synthèse se montrent plus efficaces et plus puissants, mais ils entraînent une prise de poids. À chacune de tâtonner pour adopter avec l'aide de son médecin la bonne progestérone au meilleur dosage.

La plupart du temps, la pilule améliore le syndrome prémenstruel. Logique : l'ovulation est supprimée, le climat hormonal redevient stable.

Les veinotoniques peuvent diminuer les œdèmes et les douleurs des jambes lourdes, des seins gonflés et des varices pelviennes.

Lorsque les troubles de l'humeur sont sérieusement handicapants, les antidépresseurs (type Prozac) sont parfois prescrits du 15e au 25e jour. À petite dose, ces produits ont un effet antalgique. Cette prescription (exceptionnelle !) doit s'accompagner d'un suivi psychologique, car si les antidépresseurs lèvent les blocages, ils peuvent aussi avoir des effets paradoxaux et augmenter l'irritabilité.

Une nouvelle approche naturelle, issue de la micronutrition, semble porter ses fruits. SPM 600 (laboratoire Dergam) contient des oméga 3, du magnésium et de la vitamine B6. Ce produit agit sur les symptômes psychiques (irritabilité, stress) et les symptômes physiques (douleurs mammaires et abdominales). Les études montrent qu'après un mois de traitement, 84 % des patientes ont ressenti une diminution des douleurs et 83 % ont constaté une diminution des troubles psychiques.

En dehors de la pharmacopée, des méthodes comme l'autohypnose donnent des résultats parfois très appréciables. Cette technique de relaxation mentale permet d'agir sur le système neurovégétatif (responsable des différents maux précédemment cités), de prendre de la distance face au problème et de le contourner. Comme dans la vie, en somme. L'autohypnose peut être enseignée par son médecin ou par des thérapeutes formés à cette approche.

→ Les règles douloureuses

Vers la quarantaine, les règles qui, auparavant, étaient plutôt bien supportées deviennent parfois éprouvantes. En cause, les prostaglandines. Selon la vulnérabilité de chacune, ces substances chimiques naturelles se déposent au niveau de la muqueuse utérine (lourdeurs), des ovaires (douleurs), de l'intestin (ballonnements), du cerveau (migraine, irritabilité). Le traitement à base d'antiprostaglandines (Ponstyl, Antadys, Alève) soulage la douleur.

Les relaxants musculaires apaisent les spasmes, ils peuvent être associés aux antidouleurs. L'aspirine n'est pas recommandée à cette période du cycle puisqu'elle fluidifie le sang et augmente l'hémorragie.

Parfois, les règles douloureuses sont l'expression d'une maladie annexe (endométriose, infection, fibrome...). En traitant la cause, la douleur cessera. Les porteuses d'un stérilet en cuivre peuvent ne plus le supporter au bout de quelques années, il leur faudra alors opter pour celui à la progestérone qui entraîne nettement moins de saignements et supprime les douleurs.

→ L'endométriose, maladie silencieuse

Le diagnostic met cinq à six ans avant d'être établi, et le traitement neuf ans en moyenne avant d'être mis en place. C'est beaucoup de douleurs et de temps perdu. Quelques signes peuvent vous mettre sur la piste. Les douleurs menstruelles sont le signe le plus évident, plus les règles avancent, plus la douleur augmente, hélas ce signe n'est pas systématique. Douleurs aussi pendant les rapports sexuels, pendant les cycles, pendant la miction ou le transit. La fatigue est présente le plus souvent, les règles sont plus abondantes et plus longues qu'habituellement.

Si votre mère ou votre sœur présente également ces signes, si vous avez eu une puberté précoce, des cycles courts, parlez-en à votre médecin.

L'examen clinique est primordial pour le diagnostic, il doit être réalisé au spéculum, pendant les règles. L'échographie est pratiquée ensuite pour préciser le diagnostic.

Mais rassurez-vous, l'endométriose est une pathologie bénigne caractérisée par la présence de la muqueuse qui tapisse l'utérus (endomètre) en dehors de l'utérus : elle va se fixer au hasard dans le bas-ventre, ce qui explique, selon leur localisation, les symptômes des unes ou des autres. Progressivement, des cellules peuvent former des amas qui se mettent à grossir, des kystes finissent par se constituer, qui se fixent au niveau des ovaires ou des trompes, expliquant alors les problèmes de fertilité.

Les traitements dépendent du degré d'avancement de la maladie ; ce sont parfois des antidouleurs classiques, des hormones pour bloquer le cycle, parfois la chirurgie[51]...

→ Les règles absentes ou irrégulières

Pour une femme réglée « comme un métronome » jusqu'à la quarantaine, le retard dans l'apparition des règles annonce le plus souvent la survenue de la périménopause. Pendant la période de transition qui dure parfois plusieurs années, les règles deviennent irrégulières, plus rapprochées ou plus espacées. Parfois, on peut ne plus avoir de menstruations pendant huit mois (et donc s'imaginer ménopausée) puis avoir un cycle ou deux, et plus rien du tout... Rien à faire en ce cas, sinon attendre la ménopause prochaine qui peut survenir des années plus tard.

→ Les règles trop abondantes ou trop longues

Certaines femmes disent avoir l'impression de se vider de leur sang et de changer de protections sans résultat. À cela s'ajoutent la crainte de perdre leur énergie, la peur d'être malade, la fatigue... Les ménorragies, comme on les appelle, sont soit des règles d'une durée normale (trois à six jours), mais avec un flux menstruel très important, impossible à endiguer avec des protections habituelles ; soit un flux normal avec des règles qui s'éternisent au-delà de 8 jours.

La cause la plus connue en est le stérilet au cuivre : celui-ci crée une micro-inflammation locale dans l'utérus qui peut doubler le volume des règles. Après la quarantaine, la présence de fibromes dans l'utérus n'arrange rien à l'affaire. Il faut en ce cas opter pour un stérilet à la progestérone ou pour des médicaments qui réduisent le flux menstruel (antiprostaglandines, progestatifs, etc.). Il faut aussi se méfier de la prise d'aspirine en automédication qui fluidifie le sang et favorise le saignement.

La cause la plus banale des règles trop longues ou trop abondantes est le déséquilibre hormonal, fréquent vers 45-50 ans à l'approche de la ménopause. Le déséquilibre se traite à l'aide de progestérone dans la seconde moitié du cycle.

La cause la plus fréquente en est le fibrome qui fait saigner la muqueuse tapissant l'utérus. Là encore, des médicaments peuvent limiter l'intensité des règles (progestérone, veinotoniques, médicaments agissant sur la coagulation sanguine, anti-inflammatoires). On peut aussi éliminer le fibrome ou des polypes intra-utérins, s'ils sont faciles d'accès, grâce à une hystéroscopie (petit tube équipé d'un mini-système optique et d'instruments qui permettent de voir et d'intervenir à l'intérieur de l'utérus).

Des kystes de l'ovaire, en particulier quand ils sont fonctionnels (ils grossissent et diminuent au cours du cycle), peuvent aussi agir sur l'abondance des règles.

→ Les règles peu abondantes ou trop courtes

Il arrive que les règles soient très peu abondantes ou durent à peine un ou deux jours. On parle alors d'hypoménorrhée. Ce phénomène est peu inquiétant, même si l'on craint à tort de « mal évacuer le sang » ou de « retenir les toxines ». L'approche de la ménopause peut, là encore, être en cause. Ou alors, il s'agit de la contraception et des effets d'une minipilule. La muqueuse qui se détache est très fine, les règles sont donc peu abondantes, concentrées et de couleur plus foncée. (Avec les pilules normales, la muqueuse qui se détache est plus épaisse, les règles plus abondantes et plus rouges.)

➝ Migraines et règles, le duo infernal

Les migraines pendant les règles ont souvent la réputation d'être psychogènes. Alors, mythe ou réalité ? Il semblerait bien que ce ne soit pas « que » dans la tête parce que les femmes sont contrariées d'avoir leurs règles, même s'il est vrai que les angoisses et le stress peuvent majorer la douleur, voire sa tolérance.

Les migraines menstruelles (on dit « cataméniales ») résultent de la chute des œstrogènes. Chez certaines femmes et pas chez d'autres, on sait que l'effondrement hormonal va provoquer au niveau de certains neurones une chute de la sérotonine (une hormone cérébrale impliquée dans l'amour, l'appétit, le plaisir). La brutale dilatation des vaisseaux déclenche la douleur. La chute hormonale favorise aussi la synthèse de substances spécifiques qui génèrent le mal de crâne. Il y a donc bien du psychique, de l'émotionnel et... du physique.

Chez la femme sous pilule, le plus simple est d'utiliser « la pilule non stop ». Pour les femmes qui ne veulent pas d'hormones ou ne peuvent en recevoir, l'ibuprofène est efficace. Évidemment, pas d'aspirine qui fait saigner. Les triptans sont réservés à celles qui résistent aux traitements simples.

Sur le syndrome prémenstruel

◇ Pourquoi tous ces ennuis juste avant les règles ?

On trouve des récepteurs aux hormones un peu partout dans le corps et lorsque l'équilibre hormonal est rompu, les désordres s'en ressentent partout. Trop d'œstrogènes, pas assez de progestérone, ou l'inverse, crée un déséquilibre du système neurovégétatif, voire un stress responsable d'humeur noire ou de crises de fringale, ou alors une chute des défenses immunitaires à l'origine de l'augmentation de la fréquence des cystites, mycoses, herpès et autres petits soucis infectieux.

◇ Comment être sûre que l'on souffre bien d'un syndrome prémenstruel ?

Il suffit de remplir un carnet de bord pendant quelques cycles. L'outil est un simple calendrier sur lequel on porte les signes les plus marquants pour soi en langage codé. Exemples : T pour seins tendus et douloureux, t pour tension légère, M pour forte migraine, m pour une migraine légère, D pour grosse déprime, d pour petite déprime, etc. Le résultat sautera aux yeux : si les signes sont groupés autour de la période qui précède les règles, il s'agit bien d'un SPM.

◇ Est-il possible d'avoir un syndrome prémenstruel pendant un cycle et pas le suivant ?

Oui. Le SPM varie selon les femmes et selon les cycles, et chez la même femme, d'un cycle à l'autre. On peut vivre une fin de mois très agitée et refaire la maison de la cave au grenier, et le mois suivant rester au fond de son lit, accablée à la simple idée d'aller acheter une baguette. À n'y rien comprendre !

◇ J'ai un problème de syndrome prémenstruel, la pilule est-elle adaptée pour moi ?

Le syndrome prémenstruel est lié aux fluctuations du cycle, or la pilule gomme ces fluctuations, c'est même la meilleure manière de gommer le syndrome prémenstruel et ses inconvénients. Les pilules les plus adaptées sont celles à composition identique tout au long du cycle (monophasiques). Il faut préférer les pilules dont le progestatif est sans effet androgénique, car les androgènes jouent un rôle dans le SPM. En ce sens, les pilules de troisième génération sont préférables. Et lorsque cela ne suffit pas, on peut opter pour la contraception en continu sur trois mois. L'anneau vaginal devient alors très intéressant. Si malgré tout cela le SPM demeure, le médecin peut orienter vers les pilules sans œstrogènes, à base de progestatif pur (Cérazette) ou vers l'Implanon.

Sur les règles et leurs à-côtés

◇ Avec mon nouveau stérilet à la progestérone, je déprime ; c'est normal ?

Toutes les nouvelles contraceptions (stérilet à la progestérone, mais aussi pilule trimestrielle, implant dans le bras...) peuvent introduire un certain écart entre la femme et son corps. Elle ne souffre plus de douleurs physiques (puisque ses règles sont quasiment supprimées), seulement de troubles émotionnels qui persistent (anxiété, irritabilité). Du coup, certaines peuvent préférer sentir leur ventre, leurs ovaires, leurs règles, et même leurs douleurs : pour elles, cela fait partie intégrante de leur féminité. Supprimer ces signes revient à les mettre en conflit avec elles-mêmes. D'autres, au contraire, apprécient d'être libérées de la douleur et du sang ; elles acceptent donc beaucoup plus facilement leur troubles émotionnels (voir aussi chapitre 7, Contraceptions et grossesses tardives).

◇ Je n'ai pas mes règles, est-ce pour cela que je grossis ?

Non, cela n'a absolument rien à voir. Les femmes qui le pensent ont quelque part dans leur imaginaire l'idée que stocker du sang fait gonfler. Lorsque les règles sont absentes, c'est que la muqueuse de l'utérus ne s'est pas épaissie, celle-ci reste donc en place normalement, il n'y a donc pas de sang, rien n'est stocké ici ou ailleurs.

◇ Peut-on utiliser un tampon entre les règles ?

Certaines femmes le font à titre préventif, craignant que leurs règles devenues irrégulières ne les prennent au dépourvu ; elles le font aussi pour faire barrage aux pertes blanches. C'est une habitude à perdre absolument. Non seulement on risque une irritation locale, mais aussi une dégradation des bacilles de Döderlin qui protègent la muqueuse vaginale. Et c'est la voie libre aux germes les plus méchants.

Sur les fibromes et les polypes

◇ Quelle différence entre un polype et un fibrome ?

Les fibromes résultent d'un phénomène naturel de vieillissement de l'utérus. À partir de 35-40 ans, les cellules musculaires lisses se mettent à proliférer au niveau de la paroi utérine, formant une voire plusieurs tumeurs bénignes. Celles-ci, généralement rondes, sont de taille très variable : de la noisette à la mandarine, allant même jusqu'au pamplemousse ou au melon. Les fibromes de taille modeste sont généralement si peu gênants que la femme qui en est porteuse ignore leur présence. Ce n'est qu'au cours de l'examen gynécologique ou d'une échographie qu'ils sont découverts par hasard.

Le polype est une tumeur banale et bénigne de la famille des fibromes. Aux alentours de la quarantaine et sous l'influence d'un léger excès d'œstrogènes, ce petit amas de cellules se développe dans la muqueuse utérine. Polypes comme fibromes ne doivent pas trop inquiéter ; en général, ils ne dégénèrent pas en tumeurs cancéreuses. (Voir aussi encadré p. 316.)

◇ Faut-il se faire opérer d'un fibrome de l'utérus ?

Autrefois, on avait le scalpel un peu leste et l'on opérait trop facilement les fibromes. À présent, les recommandations médicales sont claires : dans la majorité des cas, ils ne doivent faire l'objet d'aucun traitement, ni chirurgical ni même médical. Reste une minorité de situations où il faut agir : en cas de douleurs, de saignements importants ou de symptômes gênants. Si le fibrome comprime la vessie, par exemple, il va entraîner des envies fréquentes d'aller aux toilettes ou des relations sexuelles douloureuses. Le chirurgien proposera parfois d'ôter le fibrome si c'est possible et nécessaire, ou bien, s'il le faut, il retirera l'utérus (hystérectomie totale). Le traitement médical s'applique en cas de saignements importants, associés à un épaississement de la muqueuse. La progestérone permet alors de diminuer l'hémorragie. L'embolisation peut être un recours en cas d'hémorragie. Cette technique consiste à diminuer le flux sanguin au niveau de l'utérus. Le fibrome « asséché » cesse de faire parler de lui.

◇ Y a-t-il des facteurs qui favorisent les fibromes ?

On sait que l'hérédité joue. On présente plus de risques de développer un fibrome si sa mère en a développé aussi. D'autres paramètres entrent en ligne de compte : l'obésité, l'infertilité, le fait de ne pas avoir eu d'enfants et un âge précoce des premières règles (moins de 12 ans). Les femmes noires sont plus concernées que les blanches, avec des fibromes de taille plus importante à un âge plus précoce.

Les différents types de fibromes

Après 40 ans, une femme sur quatre est porteuse d'un fibrome, voire de deux ou trois. Ceux-ci sont généralement ronds et de taille variable.
Les polypes sont des fibromes sous-muqueux qui bombent dans la cavité de l'utérus. Les fibromes interstitiels sont situés dans l'épaisseur de la paroi utérine. Les fibromes sous-séreux sont localisés à la périphérie de l'utérus, et les fibromes pédiculés sont reliés à l'utérus par un pédicule. La simple compréhension de l'anatomie explique pourquoi le médecin peut ne pas détecter au toucher un fibrome puisqu'il peut être petit et à l'intérieur même de l'utérus. Assez souvent, on ne peut le mettre en évidence que grâce à des examens spécialisés comme l'échographie, l'hystérographie ou l'hystéroscopie.

La peur du cancer du col de l'utérus

Un frottis douteux peut engendrer une inquiétude exponentielle. Pourtant, grâce au frottis justement, le cancer du col de l'utérus peut être repéré à un stade précoce, lorsqu'il est encore « sur place », non invasif et non inflitrant.

Cet examen consiste à prélever par un grattage léger les cellules de la paroi interne et externe du col et du vagin (voir encadré, p. 318). Pourtant, 40 % des femmes n'ont jamais pratiqué un frottis de dépistage du cancer de l'utérus.

En cas de frottis anormal, le gynécologue demandera ou effectuera lui-même une colposcopie (examen à la loupe binoculaire du col et du vagin) et un prélèvement pour analyse des tissus (biopsie). Le diagnostic sera ainsi clairement établi.

En cas de lésions suspectes ou précancéreuses, le chirurgien pratiquera le plus souvent une cônisation chirurgicale ou au laser, avec prélèvement d'une simple portion de tissu en forme de cône. En cas de cancer étendu, il sera amené à supprimer l'utérus et le col (hystérectomie totale), voire la portion supérieure du vagin et les ganglions avoisinants.

Les mots ont ici une importance capitale. Parfois, devant une lésion suspecte, le médecin parlera d'état précancéreux, « qui pourrait dégénérer en cancer », mais qui n'est pas un cancer. Dit comme cela, on le vit mieux puisqu'on est passé à côté du drame : on voit la bouteille à moitié pleine. D'autres médecins, pour les mêmes lésions, parleront de cancer au stade zéro. Avec ce diagnostic, on se voit propulsée dans la peau d'une malade, on se vit comme une « cancéreuse », on se tourmente ; on parle toujours de la même lésion, mais on se polarise ici sur la bouteille à moitié vide.

Que celles qui traversent cette épreuve se rassurent, pas de quoi se vivre comme une rescapée de l'enfer. Les traitements préventifs existent et ils sont extrêmement efficaces... à condition de les mettre en œuvre.

« *Corinne a subi une hystérectomie radicale comme près de 15 % des Françaises âgées de 50 ans (aux États-Unis, ce chiffre grimpe à 46 % !). Elle est effondrée, persuadée que sa vie est finie en pensant, bien entendu, à sa vie amoureuse et sexuelle. Au bout d'un an, elle envisage de refaire l'amour pour la première fois. C'est une catastrophe, la pénétration est impossible, pourtant on a pu préserver son vagin. Elle s'effondre de nouveau ; puis se ressaisit, décide de s'accrocher et de traiter ce nouveau problème. Au cours des entretiens avec le médecin, elle parle de la manière dont elle imagine son sexe à présent. Elle le voit fermé (barricadé) ; en réalité, il est sec et contracté, ce qui explique la panne dont elle a été victime. Elle est allée trop vite, persuadée qu'il suffisait d'être pénétrée de nouveau pour retrouver facilement du plaisir. Après un an « d'absence » et une intervention traumatisante, il lui fallait apprivoiser son nouveau corps, le redécouvrir par des caresses, la réassurance, seule puis à deux, et la nécessité de refaire l'amour régulièrement pour retrouver peu à peu ses sensations. Quatre mois ont été nécessaires pour ce retour à la normale.*

Le cancer de l'utérus est plus profond que le cancer du col de l'utérus. Il faut des années (voire des décennies) à cette tumeur pour se développer, elle touche donc essentiellement les femmes ménopausées. Autrefois, les lésions étaient découvertes trop tard, parce qu'après la cinquantaine, les femmes ne se faisaient plus suivre par leur gynécologue. Depuis, grâce à un suivi médical prolongé et attentif, ce cancer peut être découvert plus tôt, avant la survenue de métastases. L'ablation de l'utérus permet d'éviter un pronostic souvent désespéré.

Un frottis tant qu'il y a du sexe dans sa vie

Selon les recommandations officielles, à partir de 25 ans et jusqu'à 65 ans, toute femme ayant une activité sexuelle doit effectuer un frottis régulièrement, tous les trois ans. Mais, selon les circonstances, le médecin peut modifier ce calendrier et proposer des frottis plus rapprochés (tous les ans en cas de frottis antérieur anormal), il peut aussi demander un examen au-delà de 65 ans, puisque l'activité sexuelle continue au-delà de cette période pour bon nombre de femmes. Le frottis recherche la présence de cellules anormales au niveau du col de l'utérus (la partie basse de l'utérus située au fond du vagin). Le papillomavirus humain est identifié comme étant le principal responsable du cancer du col de l'utérus.
Pour en savoir plus sur le papillomavirus humain et le cancer du col de l'utérus : http://www.passezlinfo.fr.

Sur le cancer du col de l'utérus

◇ Le frottis est-il fiable ?

On estime le nombre d'erreurs de frottis entre 5 et 35 %, ce qui n'est pas négligeable. Lorsque le résultat du frottis est « positif » (c'est-à-dire qu'on a détecté une lésion), il indique presque toujours une pathologie. En revanche, lorsqu'il est « négatif » (donc rassurant a priori), il ne signifie pas toujours que le col de l'utérus est effectivement normal.

Des erreurs peuvent survenir à chaque maillon de la chaîne. Ainsi, 50 % des « faux négatifs » sont dus à des prélèvements au mauvais endroit. Le résultat pourrait être amélioré en grande partie si le frottis était effectué sous contrôle de colposcopie, c'est-à-dire avec une loupe binoculaire permettant de voir exactement l'orifice externe du col et les éventuelles zones suspectes. Les autres « faux négatifs » relèvent d'erreurs de fixation, de lecture ou d'interprétation. Les frottis à suspension liquide donnent des résultats plus fiables… à condition que le laboratoire soit entraîné à interpréter ce type de résultats.

Pourtant, malgré ces restrictions, le frottis reste un examen extraordinaire. Ces vingt dernières années, il a permis de diminuer de 50 % l'incidence du cancer du col de l'utérus et de plus de 40 % la mortalité (6 600 nouveaux cas et 2 400 décès par an en 1975 ; 3 000 nouveaux cas par an et 1 000 décès par an aujourd'hui). En cancérologie, quelle technique peut se vanter d'en avoir obtenu autant ?

◇ Le test HPV remplace-t-il le frottis ?

Non, il ne remplace pas le frottis, il vient s'y ajouter en complément, améliorant ainsi grandement le dépistage. Le test HPV consiste à repérer la présence de papillomavirus au niveau du col de l'utérus. C'est un simple prélèvement effectué en même temps que le frottis, que l'on dépose dans un flacon différent contenant un produit de caractérisation du HPV. Il est envoyé au laboratoire par la patiente dans une enveloppe fournie par le médecin. Attention à ne pas confondre ce test HPV avec le vaccin anti-HPV réservé aux jeunes filles pour leur éviter d'attraper les virus responsables des lésions précancéreuses au niveau du col de l'utérus.

◇ Existe-t-il des signes d'alerte du cancer de l'utérus ?
Pour le cancer du col de l'utérus ou le cancer de l'utérus, les signes sont à peu près les mêmes : des saignements anormaux alors qu'on est déjà ménopausée ou bien des règles prolongées et du sang entre celles-ci lorsqu'on n'est pas encore ménopausée. Tout saignement ne signifie pas cancer, bien sûr !

Pour ne plus avoir peur des « faux négatifs »

Un frottis tous les ans pendant les premières années augmente la probabilité d'éliminer les faux négatifs.
Si deux ou trois frottis consécutifs sont normaux, le médecin effectuera par la suite un frottis tous les trois ans.

Les ovaires

Chaque ovaire libère un ovule à tour de rôle, en principe un mois sur deux. L'ovule va descendre le long des trompes jusqu'à l'utérus en vue d'une éventuelle rencontre avec les spermatozoïdes libérés par l'homme au cours de l'acte sexuel. Ce ballet immuable de l'ovulation va durer jusqu'à la ménopause. Normalement, une femme ne devrait pas sentir ses ovaires.

Pourtant, certaines femmes peuvent les situer très précisément dans leur bas-ventre. Et pour cause, elles en souffrent.

→ Les ovulations douloureuses

À chaque milieu de cycle, certaines femmes perçoivent une gêne, voire des sensations très pénibles, parfois accompagnées d'une gouttelette de sang retrouvée au fond du slip. Elles savent qu'elles ovulent. Ce n'est pas une maladie, juste une hypersensibilité. Toutefois, si le phénomène n'est pas habituel et s'il survient intensément, mieux vaut vérifier qu'il n'y a pas d'infection des ovaires (examen clinique, prise de sang). Il va de soi que chez les femmes qui prennent la pilule, les ovaires sont au repos, donc sans ovulation, donc a priori indolores.

→ L'ovaire douloureux

De violents maux de ventre peuvent survenir à cause d'une ovulation difficile : l'ovaire congestionné émet un ovule de mauvaise qualité ; il arrive aussi que l'ovule grossisse normalement, mais ne s'évacue pas à cause d'une gangue qui recouvre l'ovaire (problèmes d'infertilité). Du coup, l'ovule reste accroché sur place et finit par former un kyste ou plusieurs microkystes. On le(s) voit très bien à l'échographie. Les kystes fonctionnels liquides disparaissent spontanément au cours de l'ovulation ou des règles. Il n'y a donc pas lieu d'intervenir, sauf s'ils sont trop gros (supérieurs à 7 cm). En ce cas, il peut y avoir éclatement dans le bas-ventre, un peu comme une grossesse extra-utérine. La douleur, violente, reste le plus souvent sans conséquence.

Les kystes organiques et solides ne disparaissent pas spontanément, ils risquent de favoriser une torsion de l'ovaire autour de ses ligaments. Ces kystes sont parfois à l'origine de cancers de l'ovaire. Ceux-là, il vaut mieux les opérer.

→ La peur du cancer de l'ovaire

On parle relativement peu du cancer de l'ovaire, pourtant, il a le triste privilège d'être le plus agressif des cancers féminins. Et lorsque le gynécologue détecte une tumeur à l'examen clinique, celle-ci est déjà relativement évoluée. Dans une majorité de cas, elle a disséminé.

Le cancer de l'ovaire est intimement lié aux troubles de l'ovulation. L'émission de chaque ovule peut être assimilée à une éruption qui, au fil du temps, finit par agresser les parois ovulaires et induire une transformation cancéreuse. Il n'y a malheureusement aucun moyen efficace de dépister ce type de tumeur. Ni le frottis ni l'examen vaginal ne sont utiles dans ce domaine.

« *Cécile (48 ans) a eu de la chance. Elle souffre d'un fibrome à l'origine de règles douloureuses et très hémorragiques. La première partie du cycle, elle est obsédée par leur montée en puissance ; la seconde, elle se sent épuisée. Les médicaments se montrent inopérants. On lui propose donc de procéder à une hystérectomie. Elle hésite, se décide, consulte le chirurgien. Pendant l'intervention, celui-ci découvre par hasard, à côté du fibrome, un ovaire inflammatoire. Il le retire, le fait analyser et met en évidence une tumeur maligne. Cécile a évité de peu la catastrophe : son mal a été détecté tôt, alors qu'aucun symptôme ne le laissait prévoir.*

Sur le cancer de l'ovaire

◇ Quels sont les signes qui peuvent faire redouter un cancer de l'ovaire?

Au début, pas grand-chose, si ce ne sont éventuellement des manifestations banales : saignements, douleurs, ballonnements qui vont attirer l'attention sur le bas-ventre (pelvis) et pousser à faire des examens échographiques, IRM (imagerie par résonance magnétique), etc. Plus tard, le gonflement et la dilatation de l'abdomen deviennent les signes les plus parlants, avec la nécessité de relâcher sa ceinture de plusieurs crans, de porter des vêtements plus amples. C'est la tumeur qui comprime les ovaires et entraîne une sécrétion de liquides allant jusqu'à plusieurs litres (ascite).

Parfois, c'est une boule ou une induration bien palpable qui est détectée au niveau des ovaires et du ventre ; lorsque la tumeur appuie sur la vessie, elle entraîne une envie d'uriner plus fréquente ; si elle bloque l'intestin, elle se manifeste par des ballonnements, des gaz et des problèmes de transit. Si elle appuie sur le bas-ventre, ce sont les saignements et les douleurs qui alertent. L'échographie et l'IRM permettent de voir l'ovaire et, en cas de doute, de pousser plus loin les investigations.

◇ Quels sont les facteurs de risques du cancer de l'ovaire?

On sait que l'hérédité intervient dans une certaine mesure, de même que l'appartenance ethnique (les femmes blanches sont plus touchées que les noires) ; ce qu'on sait moins, c'est que l'environnement joue aussi : l'exposition régulière à l'amiante, à la peinture ou à certains engrais augmente la survenue de ces tumeurs.

◇ La pilule est-elle dangereuse pour les ovaires ?
Au contraire, comme elle bloque l'ovulation, c'est un facteur protecteur de ce type de cancer, tout comme la grossesse et l'allaitement qui interrompent aussi l'ovulation pendant plusieurs cycles d'affilée.

Le cœur

« Ne vous en faites pas, vous êtes protégées par vos hormones. » Combien de générations de femmes ont entendu cette fredaine. FAUSSE. Une protection hormonale relative existe, chez la femme jeune uniquement, grâce aux œstrogènes sécrétés par les ovaires. Mais vers la cinquantaine, l'arrivée de la ménopause change la donne du tout au tout. Les hormones absentes ne protègent plus de rien et les transformations de cette période rendent la femme aussi fragile, voire plus fragile, que l'homme au plan vasculaire. Cependant, chez la femme non ménopausée, hormones ou pas, différents facteurs de risques peuvent quand même menacer le cœur dangereusement : le tabac, le surpoids, le diabète, le manque d'activité physique, le stress, l'hypertension artérielle, l'excès de cholestérol. Ces fauteurs de troubles sont en hausse constante dans la population féminine depuis les années 60.

L'hypertension à elle seule est une source de complications particulièrement sévère. Elle multiplie par sept le risque d'accident vasculaire cérébral, par trois le risque d'infarctus du myocarde, par quatre le risque d'insuffisance cardiaque. Elle contraint le cœur à une surcharge de travail tout en favorisant le dépôt de graisse sur la paroi des artères et même à l'intérieur de celles-ci. Or, après 65 ans, une femme sur deux est hypertendue.

Aux facteurs de risques cardiovasculaires classiques, partagés avec les hommes, s'ajoutent ceux de la femme en particulier.

L'association pilule + tabac (à raison de plus de quinze cigarettes par jour) est redoutable. Elle multiplie par vingt le risque d'accident cardiaque, voilà pourquoi il est hautement recommandé de supprimer chez les fumeuses toute contraception hormonale à partir de 35 ans.

→ Quelle prévention ?

« Les accidents cardiovasculaires ne préviennent pas, mais vous pouvez les prévenir. » C'était le slogan d'une campagne de sensibilisation de la Fédération française de cardiologie destinée aux femmes.

90 % des facteurs de risques sont modifiables. On peut décider de cesser de fumer. Un an après le sevrage, le risque cardiovasculaire diminuera de 50 % et quinze ans après, il rejoindra celui d'un non-fumeur.

Une alimentation équilibrée est le premier traitement d'un excès de cholestérol. Il est indispensable de réduire les graisses saturées (beurre, charcuteries, viandes grasses, fromages, pâtisseries) et de manger davantage de fruits et de légumes (riches en antioxydants protecteurs pour le cœur et les vaisseaux).

Attention aussi à la consommation d'alcool, qui conduit à une prise de poids, à une augmentation de la tension artérielle et à la survenue d'anomalies du rythme cardiaque.

Il importe aussi de faire de l'exercice physique régulièrement. Chez les femmes, trente minutes de marche active quotidienne réduisent le risque cardiaque, deux fois plus que chez les hommes pour une activité physique comparable (20 % contre 10 %).

L'American Heart Association a édicté des recommandations particulièrement strictes pour prévenir les maladies du cœur. Outre les conseils d'hygiène de vie qui figurent en première ligne, elle incite les femmes risquant de développer un infarctus à prendre de l'aspirine quotidiennement, des traitements anti-hypertenseurs (vasodilatateurs, bêtabloquants, diurétiques) et anti-cholestérol (statines, fibrates).

Le saviez-vous ?

Aujourd'hui, quelle est la première cause de mortalité féminine ? Le cancer du sein ? Non, en France, une femme sur vingt-cinq meurt d'un cancer du sein, une sur trois d'une maladie cardiovasculaire.

Sur la prévention cardiovasculaire

◇ Faut-il cesser de prendre le THM pour protéger son cœur ?

Il n'y a pas si longtemps, on pensait que le traitement hormonal substitutif de la ménopause protégeait non seulement des bouffées de chaleur ou de l'ostéoporose, mais aussi des risques coronariens et vasculaires cérébraux. Différentes études ont montré qu'il n'en était rien et que le THM augmentait dans certaines circonstances les risques pour le cœur et les vaisseaux. Alors que faire ? Renoncer définitivement au THM ? Non, estiment les Drs Jacqueline Conard et Catherine Cormier[52] : « L'excès de risques sous THM est faible, donc cela ne justifie pas, chez les femmes à faible risque cardiovasculaire, de ne pas prescrire ou d'interrompre un THM. » S'il y a juste un excès de cholestérol, en l'absence d'autres facteurs de risques, il suffit de s'attaquer au cholestérol par un régime adapté ou par un traitement. En revanche, « l'existence ou la persistance d'un haut risque cardiovasculaire et des antécédents d'infarctus, de maladie coronarienne confirmée ou d'accident vasculaire cérébral incitent à ne pas introduire un THM ou à l'interrompre », estiment les deux spécialistes.

Contact : le site de la Fédération française de cardiologie, http://www.fedecardio.com (possibilité de télécharger gratuitement les brochures). Et http://www.prevention-cardio.com (possibilité d'évaluer son risque cardiovasculaire après 40 ans).

Les os

L'ostéoporose est une maladie osseuse fréquente. Elle touche une femme ménopausée sur trois à partir de 65 ans et la moitié des femmes de plus de 80 ans. L'absence d'œstrogène (hormone féminine) accélère le remodelage de l'os et l'activité frénétique des ostéoclastes (cellules osseuses destructrices) aux points les plus vulnérables, les poignets, les vertèbres et les hanches. Plus la ménopause est précoce (avant 45 ans), plus le risque d'ostéoporose augmente en l'absence de traitement hormonal substitutif.

→ Quel examen doit-on pratiquer pour vérifier sa santé osseuse ?

La densitométrie osseuse (ou ostéodensitométrie) est l'examen clé du diagnostic, remboursé par la Sécurité sociale après une fracture d'une vertèbre ou du poignet par exemple, ou en cas de situation à risques (ménopause précoce avant 40 ans, maigreur avec IMC < 19 kg/m², antécédents de fracture du col fémoral chez sa mère ou son père, prise de corticoïdes sur de longues périodes, maladie endocrinienne de la thyroïde, des parathyroïdes ou des surrénales...)

La densitométrie osseuse est un examen indolore, fiable et reproductible qui mesure la densité minérale osseuse en deux points précis (fémoral et lombaire), responsable à elle seule de 80 % de la solidité des os.

Les résultats sont comparés à ceux d'une personne jeune de même sexe. À partir des écarts entre les valeurs normales de l'adulte jeune et ceux de la personne explorée, on déduit un paramètre, le T-score, qui permet une classification du degré de déminéralisation osseuse.

La valeur normale est un T-score supérieur à –1 ; on parle d'ostéoporose lorsque le T-score est inférieur ou égal à –2,5. Entre les deux, on parle d'ostéopénie. (Source : Groupe de recherche et d'information sur les ostéoporoses.)

Les signaux d'alerte de l'ostéoporose

L'ostéoporose est une maladie totalement silencieuse avant que ne survienne sa complication, la fracture. D'où l'importance de son dépistage par une ostéodensitométrie en présence de facteurs de risques cliniques. Après la ménopause, une fracture du poignet lors d'un traumatisme minime, comme tomber de sa hauteur, révèle une fragilité osseuse ou une ostéoporose huit fois sur dix. Là, il faut consulter son médecin traitant, qui demandera une ostéodensitométrie et dirigera éventuellement vers le spécialiste (rhumatologue).

Les autres signes, habituellement plus tardifs, sont la perte de taille (à partir de 3 cm par rapport à sa taille indiquée sur la carte d'identité), des douleurs dans le dos signalant peut-être des fractures vertébrales indolores passées inaperçues (âge moyen 67 ans).

Pour évaluer simplement son risque d'ostéoporose, on peut consulter le site du GRIO. En quelques questions simples, une femme (ou un homme) peut connaître ses facteurs de risques, notamment ceux sur lesquels il peut agir, sur des bases validées par une instance scientifique internationale : http://www.grio.org.

→ Quelle prévention ?

On a tout dit. Qu'il fallait boire du lait pour faire de l'os, qu'il ne fallait pas trop en boire, qu'il fallait prendre des hormones, que cela ne servait à rien. Que l'exercice était bon... ou trop dangereux.

L'os n'est pas un fossile ! C'est un tissu vivant, en perpétuel remaniement. Sous l'influence de divers facteurs (dont l'activité physique), les cellules destructrices (les ostéoclastes) détruisent l'os vieilli ou abîmé et, dans la foulée, les cellules bâtisseuses du squelette (les ostéoblastes) le reconstruisent. Résultat : des travées osseuses neuves et solides. Mais, au fil du temps, la destruction l'emporte et la reconstruction s'amenuise. Entre 20 ans et 30 ans, le capital osseux atteint son apogée. Après, il ne reste plus qu'à l'entretenir avec une bonne activité physique (au moins une demi-heure de marche rapide par jour) et des apports suffisants en calcium et vitamine D.

→ Quels traitements ?

Le traitement hormonal de la ménopause ou THM possède une action préventive sur l'ostéoporose. Il freine la destruction osseuse et stabilise la charpente, « à condition toutefois qu'il soit pris suffisamment longtemps et qu'il soit suffisamment dosé, prévient le spécialiste de médecine interne et rhumatologue Pierre Khalifa ».

Le raloxifène (Evista, Optruma) et les bisphosphonates (Fosamax, Actonel, Bonviva) qui inhibent l'action des ostéoclastes, le ranélate de strontium (Protelos) qui stimule la fabrication d'os et empêche sa destruction sont les traitements classiques de l'ostéoporose, réservés aux femmes à risques. Le tériparatide (Forstéo) apparaît comme le bétonneur d'urgence, il stimule la fabrication osseuse, mais il ne s'utilise que dans les situations les plus sévères, en présence d'au moins deux fractures vertébrales. Sa durée d'utilisation est limitée à 18 mois, avec une injection quotidienne sous-cutanée. Au final, le médecin choisit le traitement le plus adapté en fonction des facteurs de risques de chacun(e) et des effets indésirables ressentis. Trois nouveaux traitements (Bazedoxifène, Lasofoxifène et Denosumab) sont attendus pour 2011.

Les traitements antifracturaires sont efficaces et, depuis octobre 2006, ils sont remboursés avant la première fracture chez les femmes à risques.

Sur la prévention de l'ostéoporose

◇ On dit que le sport prévient l'ostéoporose. Comment ?

Le sport et l'activité physique en général permettent de préserver l'ossature et de freiner la perte osseuse à l'âge adulte et en vieillissant. Les activités les plus efficaces sont les sports d'impact qui obligent l'os à subir une contrainte à laquelle il va répondre par une stimulation. À privilégier : le renforcement musculaire ou la gym avec des poids, la marche (avec un sac à dos d'un à deux kilos), le jardinage… Pour une fois, le vélo ou la natation ont moins d'effet puisqu'ils laissent en apesanteur relative.

L'exercice physique reste bénéfique longtemps, comme l'a montré cette expérience nipponne : des femmes âgées de 58 ans à 75 ans ont musclé leurs dorsaux à l'aide de petites haltères pendant deux ans. Dix ans plus tard, leurs muscles étaient encore plus développés que ceux des femmes inactives du même âge, elles possédaient des vertèbres plus solides et le risque de fracture vertébrale (dorsale ou lombaire) était divisé par trois !

Comme le sport améliore aussi la posture et l'équilibre, il protège logiquement des fractures, à condition d'avoir de bons yeux pour éviter la chute.

Avec ses mouvements lents, doux et continus, le taï-chi apparaît absolument bénéfique chez les octogénaires qui le pratiquent deux fois par jour pendant quinze minutes : 50 % de risques de chute en moins (prouvé dans une étude).

◇ L'alimentation peut-elle encore prévenir l'ostéoporose après la ménopause ?

Oui, même à cette période, l'alimentation reste essentielle, non pour augmenter son capital osseux, mais pour compenser les pertes quotidiennes. Du calcium, de la vitamine D (pour bien absorber le calcium), plus du soleil (pour favoriser la synthèse cutanée naturelle de vitamine D), des protéines (pour l'architecture osseuse), des fruits et légumes, voilà les « briques élémentaires » indispensables pour constituer de l'os tout au long de sa vie.

Les apports conseillés en calcium sont estimés à 1 000 mg / j chez l'adulte et 1 200 mg chez la femme ménopausée et chez les personnes âgées. Les laitages sont riches en calcium, mais si l'on digère mal le lait et les produits laitiers, certaines eaux minérales apportent beaucoup de calcium (Hépar, Contrex, Courmayeur...).

Les apports en protéines doivent être variés : poissons, viandes, œufs, protéines végétales (choux-fleurs, choux de Bruxelles, brocolis, etc.). Les fruits et légumes (frais ou secs) apportent des fibres et permettent une meilleure assimilation des oligo-éléments et du calcium.

◇ On dit que les rondes font moins d'ostéoporose que les maigres, c'est vrai ?

En effet, elles sont plutôt épargnées par cette pathologie. Un indice de masse corporel (IMC) supérieur à 30 (mais est-ce vraiment souhaitable ?) joue un rôle protecteur.

Si l'on veut perdre du poids malgré tout pour lutter contre l'embonpoint de la ménopause, attention à ne pas aller trop vite. Plus l'amaigrissement est rapide, plus la perte osseuse est rapide et importante. Toutefois, des apports suffisants en calcium (yaourts ou fromage blanc 0 %) et l'activité physique limitent la perte osseuse en phase d'amaigrissement.

◇ On a parlé de problème allergique sérieux avec Protelos...

Il s'agit de ce que l'on appelle un « syndrome d'hypersensibilité », une réaction de l'organisme provoquée par le médicament lui-même. Cette réaction peut survenir dans les six premières semaines d'introduction du traitement, elle est potentiellement grave si le traitement n'est pas immédiatement arrêté. Les symptômes qui peuvent évoquer cette hypersensibilité sont principalement une éruption cutanée, une fièvre, un mal de gorge, des ganglions. Cet effet secondaire demeure très exceptionnel, il ne survient pas plus souvent chez les femmes allergiques, et dans la très grande majorité des cas, l'évolution a été favorable à l'arrêt du Protelos et après instauration d'une corticothérapie. L'Agence française de sécurité sanitaire des produits de santé (AFSSAPS) a donné en novembre 2007 des recommandations consultables sur : http://www.afssaps.sante.fr.

Si l'on prend Protelos depuis plus de trois mois, il n'y a a priori plus de risques de voir survenir cet effet, mais au moindre soupçon, il faut en aviser son médecin.

◇ Quid du risque de nécrose de l'os sous biphosphonates?
Des cas exceptionnels de nécrose de la mâchoire ont été rapportés lors de traitements par les bisphosphonates, bien plus souvent quand ils étaient administrés pour traiter certains cancers des os que dans le traitement de l'ostéoporose. Pour en réduire les risques, il suffit d'avoir une bonne hygiène bucco-dentaire et de consulter, au moins une fois par an, son dentiste. L'AFSSAPS a donné en décembre 2008 des recommandations consultables sur: http://www.afssaps.sante.fr.

Contacts utiles

En cas d'urgence ou pour poser une question à un médecin sur un problème de santé quelconque: http://www.planetdoctors.com, le site de l'urgence par excellence. Que faire, où aller, est-ce grave? Ce site répond à toutes les questions que l'on se pose en urgence et donne la marche à suivre sans pour autant se substituer au médecin.
Avec la plus importante base de données médicales sur Internet à destination du grand public, il aborde aussi plus de 5 000 sujets sur les maladies, les traitements, les symptômes de la vie courante, les médicaments. On y trouve des tests en ligne, des conseils sanitaires pour les voyages, des adresses utiles. Une équipe de médecins répond personnellement et en tout anonymat aux questions posées.

11
LES MALADIES, CÔTÉ HOMME

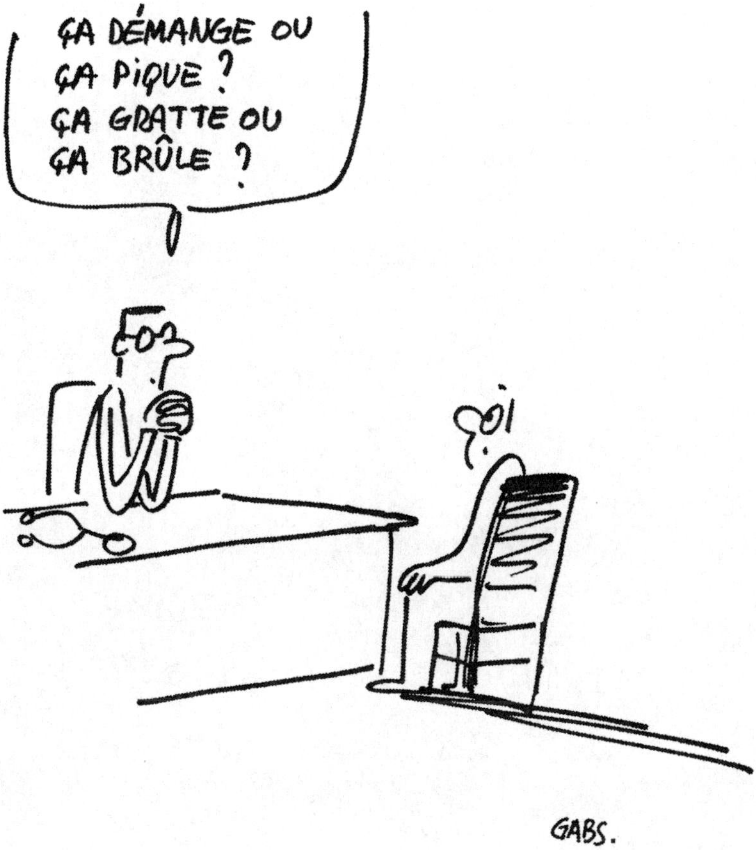

Tout nouveau symptôme douloureux ou gênant au niveau de la zone génitale doit entraîner un examen médical, c'est la règle d'or. Plusieurs médecins peuvent être consultés : médecin traitant, andrologue, urologue, dermatologue (vénérologue), voire psychosomaticien ou médecin sexologue. Si la douleur revient régulièrement ou si le trouble persiste, raison de plus pour ne pas la négliger « parce qu'on y est habitué ».

Une atteinte chronique des testicules ou de l'urètre, des difficultés urinaires persistantes, une gêne du gland ou de toute autre partie du pénis attirent l'attention sur un problème qui se situe là et pas ailleurs, et qui ne doit plus rien au hasard, puisque, justement, il se répète chroniquement.

Dans ce chapitre, nous allons nous intéresser à l'influence de la maladie sur la relation du couple ou à l'influence de la relation du couple sur la maladie. Cette approche réserve parfois des surprises !

Les (petites) maladies de la verge ou des testicules

Beaucoup d'hommes se préoccupent de leur anatomie sexuelle et de leurs performances au lit surveillées comme le lait sur le feu avec la peur du déclin, mais curieusement, ils restent plutôt négligents avec leur santé dans ce secteur-là. C'est souvent leur compagne qui les incite à consulter.

→ Le prépuce douloureux (phimosis)

Lorsque le prépuce (peau qui recouvre le gland chez les non circoncis) présente un orifice trop étroit, il est difficile de le faire coulisser afin de décalotter le gland. Après la quarantaine, quand le tissu du prépuce devient moins élastique, ce problème peut devenir encore plus préoccupant. La gêne douloureuse survient au cours de la toilette, de l'acte sexuel ou de la masturbation, entraînant parfois des saignements.

Certains hommes préfèrent espacer les rapports, négligent les jeux érotiques ou perdent l'érection dès les premiers frottements (une manière inconsciente, mais efficace, de se dérober par crainte de souffrir) et comme l'érection devient plus fragile, cela complique d'autant plus la vie sexuelle.

« *Fabien (56 ans) a toujours eu un phimosis, peu gênant jusqu'à présent. Avec les années, le tissu est devenu moins élastique et plus fibreux, le prépuce s'est mis à le tirailler de plus en plus. Jusqu'au jour où les rapports sont devenus trop déplaisants. Fabien a donc cessé toute relation sexuelle avec sa femme et ne s'est décidé à consulter qu'au bout de cinq ans. L'examen médical a révélé un phimosis très étroit. Il a suffi d'un simple geste chirurgical pour supprimer la douleur. Les traitements contre les troubles de l'érection l'ont aidé au fil du temps à retrouver une vie sexuelle satisfaisante, vers la fin sans traitement.*

L'intervention sur le prépuce consiste à élargir suffisamment son orifice, c'est un geste simple et léger. En cas de phimosis plus sévère, le médecin propose parfois une circoncision, qui revient à ôter complètement le prépuce. Cet acte ne doit pas être pratiqué à la légère, certains hommes tirent malgré tout du plaisir du coulissage de la peau du prépuce sur le gland, lors de la masturbation, par exemple. Un simple élargissement du prépuce reste préférable en ce cas.

S'il y a un lichen ou une lésion dermatologique, la circoncision est fortement recommandée (voir plus bas).

→ La rupture du frein

Le frein est le petit lambeau de peau qui relie le prépuce au gland. Il est situé sous le gland et on le voit bien apparaître lorsqu'on décalotte le prépuce. Habituellement, le décalotage s'avère facile et indolore, mais si le frein est court (même en l'absence de phimosis), il peut y avoir tiraillement, voire courbure du gland vers le bas. Lors du rapport sexuel ou de la masturbation, la tension peut déclencher une fissure légère, voire une rupture ou une déchirure accompagnée de douleur et de sang. Malgré le traumatisme apparent, ce n'est pas grave, mieux vaut cependant aller consulter aux urgences pour stopper l'hémorragie, nettoyer la plaie et calmer la douleur. Si le frein est en partie rompu, patience, il faudra attendre la cicatrisation complète (deux à quatre semaines). Si le frein est totalement déchiré, il faudra peut-être le renforcer par un geste chirurgical minime afin d'éviter par la suite des séquelles désagréables pouvant retentir sur la relation sexuelle.

→ Le lichen (scléro-atrophique)

Cette maladie bénigne d'origine mystérieuse survient vers la quarantaine ou après et peut toucher la peau et les zones génitales de façon chronique. Elle se caractérise par des petites papules blanches nacrées isolées qui confluent parfois en plaques. Chez l'homme, les lésions d'aspect blanchâtre atteignent le méat, le gland et le sillon situé entre le gland et le prépuce. Leur présence peut entraîner un phimosis. Le diagnostic à vue n'est pas aussi évident que cela. Le plus souvent, le médecin devra s'aider d'un prélèvement, systématique en cas de saignement ou d'induration, pour éliminer le risque d'évolution négatif vers un cancer. Heureusement, il est rare d'en arriver là, les lésions débutantes dans cette zone si sensible incitent rapidement à consulter.

Le traitement se limite à une pommade à base de cortisone pendant trois à huit semaines, avec des androgènes et, éventuellement, une circoncision en cas de phimosis (évitable habituellement si le traitement a été mis en place dès le début).

Le lichen ne se transmet pas sexuellement, il n'est pas contagieux.

→ La verge courbée

La maladie de Lapeyronie, qui entraîne une courbure de la verge, survient généralement vers la cinquantaine. Sans doute à cause du stress et du mode de vie actuel, cette pathologie est en augmentation et touche 3 à 6 % des hommes. Selon le Pr Pierre Costa, cette affection peut évoluer de trois façons différentes[53]. 15 à 20 % des hommes auront la chance de tout voir rentrer dans l'ordre en six mois, douleurs et plaques se résorbant. Pour les autres, la moitié d'entre eux verront leur nodule se stabiliser au bout d'un an, l'autre moitié pourra voir apparaître d'autres nodules. Ces derniers se forment au niveau des corps caverneux, parcourus de nerfs, de vaisseaux et de fibres musculaires lisses. Certaines de ces fibres perdent de leur élasticité et s'agglutinent par paquets, empêchant le pénis de s'allonger normalement. Au toucher, on détecte une ou plusieurs petites boules gênantes. La maladie de Lapeyronie n'est pas grave en soi, elle n'évolue vers aucune complication sérieuse.

Ses causes exactes demeurent très énigmatiques. L'apparition de la courbure de la verge provoque en tout cas un tel choc chez certains hommes qu'ils renoncent à toute relation sexuelle. Or, justement, c'est l'inverse qu'il conviendrait de faire. Plus les rapports seront répétés, plus la verge restera fonctionnelle et plus la courbure aura de chances de réduire.

Lorsque la verge est courbée à angle droit ou presque – et seulement là –, l'intervention est inévitable. Le nodule responsable devra être supprimé, au prix d'un pénis un peu plus petit à l'arrivée (moins 1 à 2 cm en moyenne). Selon le Pr Pierre Costa, il importe de ne jamais opérer en phase évolutive, mieux vaut patienter au moins un an après les premiers signes et intervenir sur des nodules stables depuis trois mois minimum. L'hospitalisation dure deux jours en moyenne, suivis de quelques jours de convalescence.

Tous les autres traitements (vitamine E, infrarouges, etc.) ont donné de piètres résultats pour le moment. La compagne n'est pas épargnée par les répercussions sexuelles et psychologiques de ce trouble masculin. Plus l'homme sera à l'aise avec son symptôme, plus le bien-être de sa partenaire en sera facilité. C'est vrai en sens inverse aussi : moins la femme se focalisera sur ce problème, moins celui-ci sera envahissant au plan physique, sexuel, conjugal.

« *Pour Lucas (44 ans), la maladie est survenue brutalement après une belle promotion. Il était heureux de grimper dans la hiérarchie, mais souffrait d'une angoisse de performance professionnelle. Il craignait de ne pas être à la hauteur de la confiance mise en lui. Ses ennuis ont commencé un soir, juste après l'amour. Il a eu le sentiment que sa verge s'était «fracturée». En fait, il a senti une douleur qui a persisté ensuite. Le lendemain matin, en palpant sa verge en érection, il a détecté une petite boule et a découv-*

vert son sexe qui partait sur le côté. Sa panique lui a fait perdre l'érection sur-le-champ. Il a décrété devant le médecin qu'il était devenu impuissant. L'échographie a mis en évidence le nodule, rien n'était cassé, Lucas a donc progressivement retrouvé toute sa confiance. Il a accepté de reprendre des relations sexuelles puisque c'était le meilleur des traitements. Et ça a marché ! Peu à peu, la verge a retrouvé sa physionomie quasi normale avec une coudure minime.

→ La verge qui « craque » (fracture de la verge)

Suite à un traumatisme, souvent un faux pas du coït (erreur d'aiguillage en voulant réintroduire lestement la verge dans le vagin et en se cognant à l'extérieur), la verge se met à gonfler et passe par toutes les couleurs de l'arc-en-ciel en quelques jours : rouge, bleu, violet, vert, avant de retrouver sa couleur d'origine.

Cette mutation chromatique s'accompagne de douleurs et de sang dans les urines, elle nécessite une consultation aux urgences urologiques sans attendre que ça passe. À l'hôpital, l'hématome sera calmé par des glaçons sur la zone tuméfiée, puis avec des anti-inflammatoires. Un bilan sera établi par échographie et cystoscopie (introduction d'un petit scope dans l'urètre pour savoir exactement quels sont les tissus lésés). Les séquelles à distance peuvent être une courbure de la verge (30 % des cas).

À la suite d'un coup reçu ou d'une chute, la fracture peut s'avérer plus sévère et nécessiter une chirurgie réparatrice (voir « Les "précieuses" traumatisées », p. 344).

→ L'érection rebelle (priapisme)

Quand la verge se durcit sans raison et reste en érection prolongée de manière interminable, il faut absolument réagir dans les trois ou quatre heures maximum à cause du risque réel d'impuissance. Le sang bloqué sur place n'oxygène plus correc-

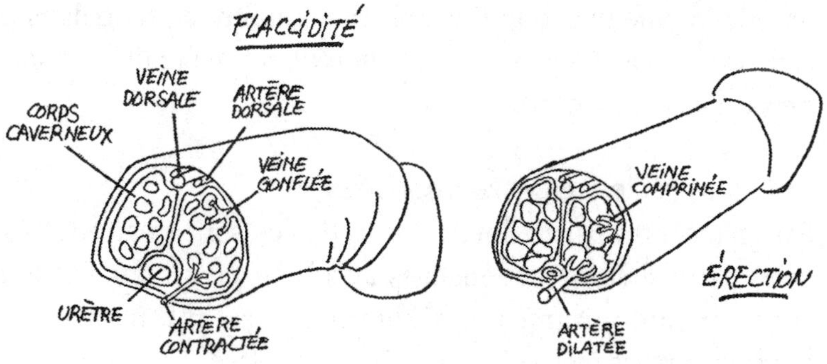

Corps caverneux

tement les tissus qui vont perdre souplesse et élasticité. Les cas de priapisme sont heureusement devenus exceptionnels, ils étaient surtout dus aux injections de produits trop dosés dans la verge pour la maintenir en érection (papavérine notamment).

Les nouveaux produits (Edex et Caverject) sont plus sûrs à condition de les utiliser à doses progressives. Quant aux comprimés (Viagra, Cialis, Levitra), ils n'ont entraîné, à ce jour, aucune déconvenue de ce style. Aujourd'hui, la plupart du temps, le priapisme apparaît sans raison. Dans tous les cas, c'est une urgence médicale !

Chez soi, on peut déjà tenter une douche froide ou l'application locale de glaçons dans le but de provoquer un resserrement des vaisseaux (vasoconstriction) donc un désengorgement local. Le jogging entraîne lui aussi un appel de sang au niveau des muscles des jambes, appel qui vide en théorie le sang bloqué dans le pénis.

Lorsque ces petits moyens restent sans effet, il n'y a plus qu'à se rendre aux urgences urologiques (il y en a, en principe, dans chaque hôpital). Le médecin délivrera un traitement destiné à faire baisser la pression au niveau génital ; il pratiquera si nécessaire une ponction (jusqu'à un demi-litre de sang dans la zone lésée). Pas de panique, si le liquide retiré paraît tout noir, c'est à cause du gaz carbonique.

→ Les «précieuses» traumatisées

Par chance, ou par malheur, les testicules sont très innervés, donc particulièrement sensibles au plaisir et vulnérables aux chocs, même minimes. Les hommes le savent, ils peuvent perdre connaissance suite à un coup mal placé.

La première attitude salutaire : appliquer des glaçons emballés dans un mouchoir là où ça fait mal pour éviter les bleus à fleur de peau. Avaler des anti-inflammatoires dans un second temps. Si la douleur s'estompe, en rester là, à condition de vérifier que l'érection revient normalement au bout de quelques heures ou de quelques jours maximum. Au moindre doute, ou si la douleur est persistante, qu'elle empêche de marcher normalement, de s'asseoir ou de dormir, il est indispensable de consulter un urologue ou un andrologue pour vérifier qu'il n'y a pas eu de rupture de l'urètre ou des corps caverneux, de fracture du bassin, etc. Une échographie sera parfois nécessaire.

→ Brûlures et picotements qui durent

Ces signes se sont souvent installés à l'occasion d'une infection sexuellement transmissible (voir chapitre suivant IST, sida : comment s'en protéger ?). Mais, chose troublante, des mois voire des années après cet épisode, le problème a persisté alors que les germes, eux, ont bel et bien disparu. L'homme n'est plus du tout ni infecté ni contagieux, pourtant le nerf qui innerve la verge ou les testicules est resté sensible et douloureux, ce qui semble justifier, à tort le plus souvent, le recours aux antibiotiques, parfois des années après l'IST.

« Anyss se plaint de brûlures constantes en urinant depuis huit ans, suite à un rapport sexuel. Il avait alors contracté une blennorragie occasionnant des irritations. Les antibiotiques l'ont soulagé ponctuellement, ensuite la gêne est revenue. L'entretien médical révèle un autre problème sexuel qui l'inquiète beaucoup : c'est un éjaculateur prématuré. Anyss est absolument persuadé que ce souci est la conséquence directe de son infection passée. Vu ses brûlures persistantes, il évite les rapports, or plus ces derniers sont espacés, plus l'éjaculation est rapide, c'est physiologique ! Un cercle vicieux.

Sans se l'avouer vraiment, ce patient est insatisfait de sa fonction sexuelle. La blessure morale entretient à son tour sa plainte. Par sa douleur, Anyss signifie qu'il souffre de ne pas être capable de donner du plaisir à sa partenaire. Les conseils et les produits qui retardent l'éjaculation (voir chapitre 6, Les troubles de l'amour, côté homme) l'ont aidé à avoir une sexualité satisfaisante, avec du plaisir et, progressivement, de moins en moins de symptômes.

→ Le testicule qui se tord

Une douleur brutale et intense au niveau des bourses est une urgence chirurgicale. Il faut absolument se rendre aux urgences à l'hôpital ou directement dans un service d'urologie. Les testicules sont deux boules ovales suspendues dans les bourses. Ils sont soutenus par un cordon fait de vaisseaux sanguins nourriciers et de fibres. Si le testicule tourne sur lui-même, le cordon se tord et le sang ne parvient plus à destination. On dispose de quelques petites heures pour intervenir chirurgicalement (moins de six heures en général). Au-delà, il y a risque d'asphyxie du testicule par manque d'oxygène. Par chance, les deux testicules sont rarement menacés en même temps. Il suffit d'un seul pour être fertile, conserver le bon taux d'hormones mâles et une libido normale.

→ Le testicule qui gonfle

On peut avoir un testicule si enflé qu'il est difficile d'enfiler un caleçon ou de marcher. La bourse qui le contient est toute rouge et généralement à vif. À la palpation, le testicule paraît très dur. Le gonflement résulte d'un liquide infiltré entre les deux feuillets de la poche testiculaire. Ce phénomène brutal survient généralement chez les hommes jeunes, mais il peut se rencontrer plus tardivement aussi. Pourquoi ? On l'ignore. Les médecins disent doctement que c'est « idiopathique », c'est-à-dire sans cause connue. La douleur vient de l'inflammation des vaisseaux qui irriguent le testicule, elle nécessite un soulagement rapide à l'aide d'un traitement anti-inflammatoire. Une ponction du liquide en excès s'avère apaisante dans bon nombre de cas. Lorsque le testicule gonfle de manière cyclique, il est envisageable de scléroser les vaisseaux, comme pour les varices. Dans la plupart des cas, après le traitement, la bourse qui contient le testicule redevient normale. Elle peut cependant demeurer plus volumineuse que par le passé, sans être gênante car elle n'est plus douloureuse. Les hommes finissent par s'habituer à cette particularité sans conséquence. À noter aussi trois autres causes de gonflement :

– Le varicocèle est une dilatation anormale des veines du testicule qui forme une véritable varice, plus facilement palpable en position debout. Cette varice, pour des raisons anatomiques, est plus fréquente du côté gauche. Elle peut se traduire soit par une petite augmentation de volume du testicule, soit par une douleur qui survient notamment lors de la pratique sportive. Un varicocèle ne se traite que lorsqu'il est associé à des douleurs gênantes ou lorsque l'anomalie est associée à un nombre insuffisant de spermatozoïdes (bilan d'infertilité). Le traitement consiste à boucher la veine dilatée.

– Le gonflement est associé à une tumeur de l'épididyme (partie qui chapeaute le testicule et qui permet de conduire les spermatozoïdes vers l'urètre). Il s'agit toujours de lésions bénignes, souvent douloureuses à la palpation, uni- ou bilatérales, uniques ou multiples, correspondant à des kystes bénins. Une échographie des bourses rassurera tout le monde. Cette lésion est extrêmement fréquente (chez près de 30 % des hommes) et totalement banale.

– La tumeur peut toucher le testicule lui-même. À la palpation, on sent un petit nodule dur qui grossit progressivement, de façon souvent indolore. Il faut consulter rapidement un médecin, car le problème peut s'avérer sérieux.

Les problèmes de miction

Chez l'homme, l'organe sexuel et l'organe urinaire sont en partie confondus puisque l'urètre sert à la fois à acheminer le sperme et l'urine. Les deux fonctions sont également mêlées dans l'imaginaire masculin pour le meilleur et pour le pire. Quand la fonction urinaire va mal, l'homme s'inquiète pour son sexe.

→ Miction impossible

Si les hommes « en mettent partout » sur la lunette des W.-C., voire par terre, ce n'est ni par distraction ni pour embêter leur femme. Ce n'est pas non plus à cause d'un problème de presbytie (difficultés à voir de près) qui survient après 45 ans. Non, c'est physiologique, et la prostate n'est même pas en cause. Uriner requiert en fait plus de doigté et de concentration qu'il n'y paraît, pour plusieurs bonnes raisons. La première, c'est que l'urètre qui traverse la verge n'est pas un long canal tranquille. À l'extérieur de sa paroi, il est irrégulier, avec des zones dilatées et des zones resserrées, sans parler des deux toutes petites coudures qui modifient son trajet. À l'intérieur, il n'est pas lisse ni homogène, mais tapissé de plis et de creux. Enfin, il arrive que le méat urinaire par lequel sort l'urine soit plus ou moins accolé, entraînant un jet dédoublé en deux directions opposées. Ces raisons anatomiques, ou problèmes de « tuyauterie », comme on veut, expliquent certains débordements et défauts de maîtrise bien excusables.

À cela, il faut naturellement ajouter les problèmes de puissance du jet, liés à l'âge. Avec le temps qui passe, le jet se révèle nettement moins puissant. Et il faut compter avec les dernières gouttes, les plus pernicieuses, qui s'accrochent et nécessitent que l'on secoue énergiquement la verge pour les éliminer... parfois n'importe où. Enfin, avec le grand âge, le jet devient tellement réduit que les hommes sont surpris de le voir atterrir directement « dans les chaussettes ». Des solutions existent pourtant, et ce, quel que soit l'âge : le matin, lorsqu'on émerge un peu au radar, s'asseoir et pisser assis en orientant bien son instrument vers le bas ; on peut préférer pisser debout, lever la lunette pour élargir son champ d'action et limiter les dégâts.

→ Gouttes retardataires

Avec le temps qui passe, le phénomène s'amplifie. Alors, pour limiter les gouttes indésirables à la fin de la miction, il suffit de remonter doucement les bourses afin d'entraîner vers la sortie l'urine stagnante. Inutile de limiter sa consommation de boisson, au contraire, mieux vaut boire pour diluer ses urines. Trop concentrées, elles peuvent irriter la vessie. Les gouttes retardataires signalent parfois une maladie de la prostate ou de l'urètre. Une consultation chez l'urologue permet d'en avoir le cœur net.

Petit dictionnaire mictionnel

La pollakiurie correspond à un nombre de mictions supérieur à sept par jour ou supérieur ou égal à deux mictions par nuit. Un catalogue mictionnel, livret sur lequel sont consignés l'heure et le volume des mictions pendant 72 heures, permet de préciser le trouble. Celui-ci est souvent lié à une hyperréactivité des récepteurs, dans la vessie, qui agissent comme une jauge et avertissent le cerveau de la nécessité d'uriner. Leur fonctionnement est intimement lié à l'activité de neuromédiateurs situés aussi bien dans la vessie qu'au niveau cérébral. Des récepteurs hyperactifs induisent une hyperactivité de la vessie.
L'impériosité, le fameux « besoin pressant », se manifeste tout au long de la journée ou bien dans des situations spécifiques : par exemple, au moment où l'on met la clef dans la serrure. En effet, l'association « pavlovienne » du retour chez soi avec la possibilité d'aller uriner est à l'origine de l'envie impérieuse (même chose au moment de l'orgasme...). Aujourd'hui, l'impériosité s'appelle une urgenturie. Cette envie peut conduire à des fuites urinaires, lorsque le délai de sécurité entre le besoin pressant et la miction est si ténu qu'il ne laisse pas le temps d'atteindre les toilettes (moins de 15 minutes). Outre les médicaments, le recours aux rééducations périnéale et / ou comportementale, ainsi qu'à des stratégies de diversion (concentration sur autre chose) ou de relaxation peuvent pallier les symptômes.
Dans l'hyperactivité vésicale, les symptômes sont la pollakiurie et l'impériosité, avec parfois des fuites. En cause, le plus souvent, l'hyperactivité du muscle de la vessie (le détrusor) que l'on peut mesurer grâce à un « bilan urodynamique ».
Lorsque le jet d'urine est faible, la miction difficile ou douloureuse, on parle de dysurie, qui peut être provoquée par un défaut de contraction de la vessie (pathologique ou lié à l'âge), un obstacle anatomique ou fonctionnel (pincement de l'urètre, adénome de la prostate...).

Source : Association française d'urologie, à l'occasion de la 7e Semaine nationale de l'incontinence, du 23 au 28 mars 2009.

→ Fuites urinaires

Les fuites d'urine lors d'effort ou les écoulements d'urine permanents nécessitent une consultation spécialisée. Il peut s'agir d'une maladie de la prostate, de la vessie ou des nerfs commandant les voies urinaires, ou alors des effets secondaires d'une intervention chirurgicale sur la prostate.

Des hommes bien protégés

Les protections masculines ont la forme d'un triangle inversé adapté à la morphologie des hommes. La richesse de ces protections en capsules absorbantes transforme le liquide en gel et évite les odeurs et les irritations (les protections masculines sont plus absorbantes que les protections féminines). Pour les fuites importantes, suite à une intervention sur la prostate, le médecin peut prescrire un étui pénien (vendu en pharmacie). Au 0820 074467 ou sur www.tena.fr, possibilité d'obtenir le livret Tena « Les fuites urinaires au masculin ». Thèmes abordés : la vie sociale, les relations intimes, l'impact psychologique, les conséquences au quotidien et pour le couple, les solutions.

→ Quand parle-t-on de problème de la miction ?

On parle d'incontinence lorsqu'il y a perte d'urine involontaire. Celle-ci peut être totale ou partielle : ainsi, quelques gouttes suffisent à révéler une incontinence urinaire qui justifie une prise en charge, à condition que le patient s'en plaigne, selon la définition de l'OMS. Mais l'incontinence n'est pas le seul problème : lorsque les visites aux toilettes se multiplient, lorsque les mictions s'accompagnent de symptômes gênants, il est nécessaire de consulter pour faire le point avec son médecin traitant sur ce que l'on nomme un trouble mictionnel.

On dit qu'une miction est normale si elle est volontaire, complète, facile, indolore.

···› Du sperme dans les urines

Ce symptôme survient lors des éjaculations rétrogrades qui elles-mêmes font suite à un diabète compliqué ou à une intervention sur la prostate. À l'occasion d'une tumeur bénigne, le chirurgien a raboté la prostate en passant par les voies naturelles. Le sphincter, tel un élastique autour du col de la vessie, s'est élargi ou a disparu au cours de l'intervention, du coup, le sperme remonte vers la vessie au lieu de s'éliminer par l'urètre vers l'extérieur.

Ce phénomène banal est sans conséquence au plan sexuel (même désir, même plaisir, même excitation, sauf en cas d'angoisse). Il peut toutefois gêner en cas de projet parental. Un laboratoire spécialisé peut alors récupérer les spermatozoïdes dans l'urine et les préparer aux fins d'une insémination.

···› Du sang dans les urines

La coloration de l'urine survient en différentes circonstances, le plus souvent anodines, après avoir mangé des betteraves, par exemple, ou avoir rompu un petit capillaire dans l'urètre (calcul notamment). La coloration peut aussi être due à une tumeur bénigne ou maligne de la vessie, voire de la prostate. Une échographie ou une cystoscopie de la vessie permet de trancher, éventuellement complétée d'examen de la prostate (PSA, échographie, voire biopsie).

Quelquefois, les urines ne sont pas rouges, mais à la médecine du travail, les tests systématiques révèlent des traces de sang dans les urines par les bandelettes urinaires. En ce cas, l'ECBU (examen cytobactériologique des urines) recherchera une éventuelle infection des urines susceptible d'expliquer la présence de sang. Le traitement suivra...

Les ennuis de la prostate

Chez l'homme, la prostate, c'est un peu comme l'utérus chez la femme. Un symbole d'appartenance sexuelle. Quand elle disparaît, rien n'est plus comme avant. De là à savoir où se niche exactement cette glande et à quoi elle sert vraiment, c'est trop en demander. Les hommes connaissent finalement bien mal cette compagne si intime.

Une prostate, pour quoi faire ?

Chez l'adulte jeune, elle pèse 20 grammes environ, elle a le poids et la forme d'une châtaigne. Elle se stabilise alors jusqu'à la quarantaine. Son développement peut à nouveau reprendre sous l'effet du vieillissement et, exceptionnellement, atteindre la taille d'une pomme (150 g), voire d'un pamplemousse (200 à 250 g). La prostate, située sous la vessie, précisément dans la zone où celle-ci forme un entonnoir, se poursuit par le canal de l'urètre, qui évacue les urines à l'extérieur. Elle entoure complètement la zone de jonction. À l'état normal, elle est élastique et souple, elle permet la miction sous l'effet de la contraction de la vessie.
Cette glande est impliquée dans la fertilité, puisqu'elle sécrète le liquide prostatique, composant nutritif composé d'enzymes, de sucres, de protéines et de graisses, destinés à améliorer la qualité du sperme. Elle joue aussi un rôle anatomique, puisque, avec sa position stratégique, elle maintient la vessie en place. Enfin, elle a un rôle non négligeable dans... le plaisir, puisque c'est autour de la prostate que se situe l'équivalent du « point G » des hommes.

→ La prostate qui s'enflamme (prostatite)

L'inflammation sévère de la prostate est due à des germes urinaires non transmis sexuellement sauf cas exceptionnel. La prostatite se manifeste par des frissons, une température élevée et des troubles urinaires aigus : envie fréquente d'aller aux toilettes, brûlures en urinant, douleurs du bas-ventre. Les antibiotiques en viennent parfaitement à bout, moyennant un traitement prolongé.

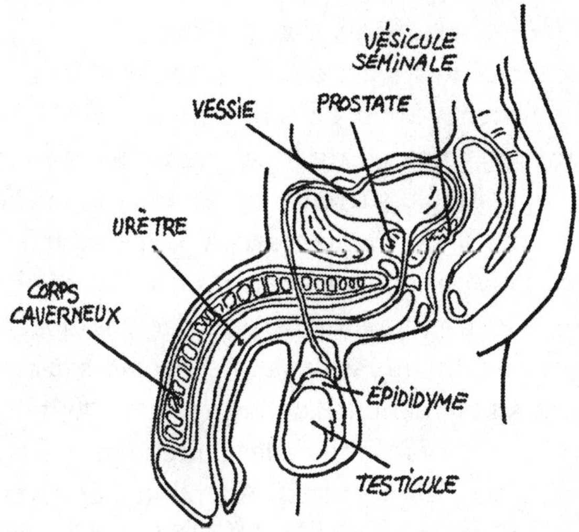

→ La prostate qui grossit

Quand la prostate augmente de volume, les conséquences se font vite sentir : envies très pressantes d'aller aux toilettes de jour comme de nuit ; vessie qui se vide moins facilement : il faut forcer ; faible jet d'urine, ça prend plus de temps. L'homme concerné a l'impression de passer sa vie aux toilettes (plus de cinq à six fois pendant la journée et deux fois la nuit). Les mictions répétées traduisent une irritation de la vessie par la prostate, avec une congestion permanente, parfois à l'origine d'infections urinaires récidivantes, ou de l'impossibilité pure et simple d'uriner (rétention aiguë).

L'hypertrophie bénigne de la prostate (HBP), encore appelée adénome de la prostate, touche environ les deux tiers des hommes à partir de la cinquantaine, avec une fréquence maximale aux alentours de 65 ans. Comme son nom l'indique, c'est une maladie bénigne. Elle n'évolue pas en cancer, contrairement à ce que les hommes redoutent.

En l'absence de complications, elle n'a aucune conséquence sur l'érection, sauf l'idée que l'on s'en fait.

Trois possibilités d'action. La première : attendre, surveiller et s'abstenir. Si on a des symptômes modérés, en tout cas bien tolérés, comme c'est le cas pour plus de la moitié des hommes, une simple surveillance clinique annuelle chez le médecin suffit, éventuellement accompagnée d'un bilan biologique, avec en prime quelques petits conseils d'hygiène de vie : éviter de rester trop longtemps assis, ne pas se retenir si le besoin se fait sentir, limiter les aliments épicés (à cause d'une congestion supplémentaire de la prostate). Éviter aussi les excès d'alcool et les eaux minérales diurétiques (elles augmentent la fréquence des mictions). Attention à certains médicaments connus pour faire redoubler les ennuis prostatiques (antihistaminiques, certains antitussifs, de nombreux laxatifs irritants, certains neuroleptiques).

Deuxième possibilité : suivre un traitement lorsque les troubles urinaires sont gênants mais sans complication particulière ; il suffit de prendre au choix des produits de phytothérapie à effet décongestionnant anti-inflammatoire ; des alpha-bloquants, habituellement utilisés pour dilater les vaisseaux, qui ont aussi le pouvoir de relaxer les muscles ; des inhibiteurs de la 5 alpha-réductase (Chibro-Proscar) qui agissent comme une anti-hormone mâle et limitent la multiplication des cellules prostatiques, avec un inconvénient non négligeable, parfois : la chute de la libido.

Dernière possibilité : la chirurgie. Elle est indiquée lorsque les médicaments n'ont pas suffi ou qu'il y a des risques de complications au niveau de la vessie ou des reins (une prostate trop grosse finit par gêner le fonctionnement des reins, elle peut même les détruire). La chirurgie donne des résultats tout à fait spectaculaires dans les semaines qui suivent l'intervention. Toutefois, elle peut entraîner des effets indésirables comme l'éjaculation rétrograde (vers la vessie au lieu de l'extérieur) dans 70 à 80 % des cas. Les rapports sexuels n'en sont pas affectés si le médecin a bien pris soin d'expliquer le phénomène auparavant.

Quels risques à jouer les autruches ?

Un homme sur dix souffrirait d'une incontinence imputable à l'hypertrophie bénigne de la prostate : or, dans 20 % des cas, un homme de 65 ans qui se plaint de signes urinaires liés à un adénome de la prostate et qui ne se soigne pas risque une aggravation de ses symptômes (pollakiurie, gouttes retardataires, fuites urinaires) et dans 5 % des cas une rétention des urines. Les traitements éprouvés n'affectent pas ou peu la vie sexuelle ; tout en apportant un confort précieux, ils permettent d'éviter qu'une simple gêne ne dégénère en véritable maladie.

→ La peur du cancer de la prostate

Le cancer de la prostate frappe généralement au-delà de 65 ans (mais peut tout de même survenir dès 40-45 ans). Chaque année, 62 000 nouveaux cas sont diagnostiqués. 10 000 patients en décèdent encore malgré l'émergence de nouveaux traitements spécifiques.

Les facteurs de risques connus sont un père ayant déjà eu un cancer de la prostate ou une mère ayant eu un cancer du sein, par ailleurs l'origine africaine ou antillaise est souvent retrouvée.

La maladie évolue lentement, sans symptômes visibles, pendant des années. Lorsque les signes urinaires existent, ils peuvent évoquer un banal adénome ou se traduire par du sang dans les urines, des douleurs du bas-ventre ; il y a parfois des troubles de l'érection.

Généralement, on découvre le cancer au cours d'une visite de routine chez son médecin.

La prostate ressemble un peu à un œuf dans son coquetier et se subdivise en deux zones bien séparées. L'adénome touche l'œuf, le cancer, le coquetier. Lorsque la partie cancéreuse est bien localisée, elle est éliminée purement et simplement à l'aide d'une intervention chirurgicale, voire d'une radiothérapie externe. C'est-à-dire que le coquetier et l'œuf sont retirés.

La prostatectomie radicale est le traitement le plus fréquemment envisagé. Il présente toutefois un risque pour l'érection : comme le nerf érecteur de la verge est posé sur une bandelette, elle-même incrustée sur le coquetier, le nerf peut être sectionné, rendant l'homme impuissant, c'est pourquoi les chirurgiens sont très vigilants. Sans être sectionné, ce nerf peut être étiré ou lésé, ce qui entraîne des troubles de l'érection réversibles.

Quelques semaines après la chirurgie, le médecin peut prescrire l'injection de produits vasodilatateurs au niveau de la verge (Edex, Caverject) pour oxygéner les corps caverneux et permettre progressivement une reprise de l'activité sexuelle. Celle-ci pourra être soutenue par la suite par des produits comme Viagra, Cialis, Levitra.

Quelquefois, cependant, le cancer peut être petit mais très mal situé, à proximité directe des nerfs érecteurs. Le chirurgien est donc dans l'obligation de retirer ces nerfs s'il veut extraire la tumeur. Pour le patient, c'est un choix cornélien difficile à gérer : sauver sa peau ou perdre l'érection définitivement.

Toutefois, même dans ces situations difficiles, les injections intracaverneuses peuvent aider aux érections ; dans le cas contraire, le chirurgien mettra en place une prothèse pénienne. Les nouveaux modèles se rapprochent de plus en plus de l'apparence et de la fonctionnalité du pénis. Que l'on se rassure, la proximité de la tumeur et des nerfs érecteurs reste rare, mais elle existe.

Comme la prostate (et donc le cancer de la prostate) grossit sous l'effet de la testostérone, l'hormonothérapie anti-testostérone s'avère intéressante pour stopper l'évolution de la tumeur. Dans ce cas, le traitement entraîne des effets secondaires gênants : bouffées de chaleur, chute de la libido, etc.

La curiethérapie consiste à implanter de très petits grains d'iode radioactifs dans la tumeur, ce qui la détruit localement ; la prostate n'est pas retirée et la vie sexuelle demeure active dans la majorité des cas. Bien que les études montrent les avancées de la curiethérapie comme traitement du présent et de l'avenir, pour le moment, les patients opérés chirurgicalement semblent plus nombreux à retrouver une vie sexuelle plus satisfaisante, à moyen et à long terme, quand ils utilisent des produits vaso-actifs (Viagra, Cialis, Levitra ou injections intracaverneuses).

Les examens complémentaires

De même que les femmes font régulièrement un frottis pour détecter un éventuel cancer du col de l'utérus, les hommes, dès 50 ans (voire dès 45 ans, en cas de cancers de la prostate dans la famille ou d'origine afro-antillaise), devraient consulter leur médecin (généraliste) ou un spécialiste (urologue) pour un dépistage du cancer de la prostate, qu'ils présentent ou non des troubles de la miction. Au moins deux examens sont indispensables : le toucher rectal et le dosage PSA.

Le toucher rectal

La prostate est si proche du rectum qu'il est facile d'apprécier sa consistance, son volume, sa souplesse à l'aide d'une exploration avec le doigt. L'homme est penché en avant, allongé sur le dos ou le côté, le médecin introduit dans le rectum un doigt muni d'un gant jetable. Ce simple examen permet d'évaluer la taille de la glande, sa consistance, sa souplesse. En cas de cancer, le médecin sentira des zones dures sur la prostate.

Le dosage PSA (Prostatic Specific Antigen)

Il se résume à une prise de sang qui recherche une éventuelle inflammation. Avec l'âge, le taux de PSA augmente naturellement ; en cas de cancer, celui-ci flambe littéralement et peut atteindre des chiffres records car l'inflammation est maximale. On confirme généralement le diagnostic par une biopsie sous guidage échographique.
À partir de 3 ng / ml avant 65 ans et 4 ng / ml après 65 ans, on estime qu'il y a risque de cancer. Ces seuils permettent de repérer les cancers de petite taille (5 à 10 mm de diamètre), mais à ces taux, la biopsie ne confirme la présence de cancer qu'une fois sur quatre.

L'échographie

Elle permet de visualiser la prostate et de mesurer sa taille ; elle montre aussi la vessie et son aptitude à bien se vider, ce qui donne une indication sur le bon fonctionnement du rein. Si l'image de la prostate est homogène, c'est bon signe, si elle est irrégulière (forme et densité), il faut pratiquer des examens plus poussés pour éliminer l'éventualité d'un cancer.

L'urographie intraveineuse

On injecte dans le bras un produit iodé. Au cours de l'élimination de celui-ci, on peut visualiser tout l'appareil urinaire et l'uretère en particulier. En cas d'anomalie (uretère de gros volume parce que comprimé par la prostate), le médecin optera pour le retrait chirurgical de la prostate.

La biopsie

Elle consiste à faire un prélèvement de tissu en vue d'une analyse des cellules afin de déterminer leur nature cancéreuse ou pas. On introduit dans le rectum un « crayon » bourré de fibres optiques, émettant des ultrasons. L'image échographique, visionnée sur un écran, permet à l'urologue de guider l'aiguille vers la partie suspecte et de prélever alors de minuscules fragments. Seuls les résultats de la biopsie permettent de poser le diagnostic de cancer. Les autres moyens permettent seulement de le suspecter.

Le PCA3

Le test de recherche du gène 3 spécifique du cancer de la prostate (PCA3) est un nouveau test génétique qui aide à déterminer si une biopsie est vraiment nécessaire chez les hommes pour lesquels un cancer de la prostate est suspecté, par exemple chez ceux dont le taux de PSA se situe entre 2,5 et 10 ng / ml. Le PCA3 permet, mieux que le PSA, de différencier le cancer de la prostate de maladies bénignes non cancéreuses de la prostate, par exemple une hypertrophie de la prostate ou une prostatite (infection de la prostate). Une étude récente suggère que le résultat de ce test permet également de différencier un cancer non significatif (peu évolutif) d'un cancer significatif de la prostate.

Sur le dépistage du cancer de la prostate

◇ Le dépistage du cancer de la prostate fait aujourd'hui polémique, pourquoi ?

« Le dépistage du cancer de la prostate fait-il plus de mal que de bien ? » titrait *Le Monde* le 13 juillet 2009. En première ligne, le Dr Guy Launoy déclarait : « Les pratiques actuelles du dépistage du cancer de la prostate en France génèrent plus de morbidité qu'elles n'en évitent. » Et le directeur de l'équipe de recherche de l'Inserm « Cancer et populations » au CHU de Caen d'argumenter : le dépistage systématique à partir de 50 ans entraîne un surdiagnostic et un surtraitement avec les effets indésirables non négligeables que l'on connaît (impuissance et incontinence urinaire). Pour éviter un mort, on créerait ainsi des troubles graves chez des centaines d'hommes. Plus de deux cents médecins ont signé le manifeste « Touche pas à ma prostate », que l'on peut consulter sur www.atoute.org, avec une vidéo explicative à voir absolument si l'on est concerné par ce problème.

◇ Alors que penser de tout cela ?

Il ne faudrait pas confondre surdiagnostic et surtraitement. Le dépistage ne crée pas la maladie, il la dépiste ! On ne va quand même pas revenir à l'époque où les cancers de la prostate étaient découverts au stade de métastases disséminées dans tout le corps, à un stade évolué. Souvenez-vous de quoi est décédé François Mitterrand. Lorsque le cancer est détecté à l'examen clinique, la question du traitement ne se pose plus, il faut intervenir puisque la tumeur est déjà suffisamment importante pour être décelable ! En revanche, face à un micro-cancer découvert à la biopsie, suite à un PSA répétitivement élevé, la question du traitement se pose effectivement.

Des tests génétiques, actuellement au stade de la recherche, utilisés à l'hôpital Tenon, par exemple, sûrement généralisables à l'avenir, permettent de repérer la nature agressive ou pas de la tumeur. Des tests thérapeutiques personnalisés permettent aussi de savoir si les traitements seront efficaces ou pas sur la personne en fonction de sa signature génétique. En attendant la généralisation de ces moyens très performants, il faut quand même se faire dépister. Le traitement suivra ou pas. Que l'on se rassure, depuis le plan Cancer, la décision d'intervenir est forcément prise de manière collégiale, tous les spécialistes concernés participent à la discussion et à la décision.

◇ Que peut réellement craindre un patient traité pour un cancer de la prostate ?

Compte tenu de la situation anatomique de la prostate, les séquelles des traitements portent principalement sur les fonctions urinaire, sexuelle ou les deux réunies, explique le Pr François Haab, chef de service d'urologie à l'hôpital Tenon à Paris.

Concernant la fonction urinaire, les plaintes des patients après traitement par radiothérapie externe, curiethérapie ou chirurgie sont l'incontinence après l'opération avec port de protections, les troubles irritatifs (douleurs mictionnelles, présence de sang dans les urines), les troubles obstructifs (jet faible). Ces symptômes existent principalement au cours des deux premières années de suivi, et parfois au-delà, notamment après le retrait total de la prostate (prostatectomie radicale).

Les effets secondaires d'ordre sexuel sont les problèmes d'impuissance, les douleurs pelviennes, les troubles de l'orgasme et de la sexualité, la rétraction de la verge. Les problèmes d'impuissance ou « inaptitude à obtenir ou maintenir une érection suffisante pour permettre une activité sexuelle satisfaisante » sont les plus fréquents après traitement d'un cancer de prostate localisé, et ils retentissent de manière variable sur la qualité de vie des patients.

Quelques chiffres
Après curiethérapie

Troubles urinaires

• À 24 mois, Sanda et son équipe décrivent que 35 % des patients ressentent un problème de gravité variable vis-à-vis de leurs troubles mictionnels, dont 5 % de brûlures mictionnelles, 11 % de jet faible et 20 % de pollakiurie (émission d'urine rapprochée et en petite quantité).

• Les troubles de la continence, apparus après traitement, varient de 0 à 40 % selon les études.

Fonction érectile

Entre 30 % et 50 % de fonction érectile préservée après six ans de suivi, selon les études.

Source : Centre de diagnostic et de suivi de l'hôpital Tenon, Pr François Haab.

Après retrait de la prostate

Troubles urinaires

Dans l'étude de Sanda et de son équipe, traitant de la qualité de vie des patients après traitement du cancer de prostate localisé :

• 20 % des patients, deux ans après prostatectomie radicale, portent des protections, parmi lesquels 14 % ont au moins une fuite par jour.

• 2 % des patients ressentent une gêne majeure en rapport avec leur incontinence.

Impuissance
La littérature fait état de résultats très variables allant de 14 % à 92 % ; ils dépendent notamment de la technique opératoire employée. Au-delà de 70 ans, les chances de récupération d'une fonction érectile se réduisent (divisées par deux). Elles sont en rapport avec l'activité sexuelle avant l'intervention, les caractéristiques de la tumeur et l'habileté du chirurgien.

◇ J'ai du sang dans le sperme, est-ce grave ?

Cette affection banale survient soit spontanément, soit après une biopsie de la prostate, soit après une infection du sperme. Cette anomalie peut durer plusieurs semaines sans que cela soit inquiétant, en fonction de la fréquence des rapports sexuels. En présence d'infection, validée par une spermoculture, il faudra traiter l'infection à l'aide d'antibiotiques adaptés.

Contacts utiles

Depuis l'été 2009, l'hôpital Tenon, à Paris, a ouvert ses portes à un centre de diagnostic et de suivi unique en France qui fait bénéficier les hommes à haut risque de cancer de la prostate des derniers traitements et qui les associe à la décision thérapeutique.
Entre la surveillance active (qui ne traite pas la maladie considérée comme minime) et les traitements radicaux suivis de séquelles altérant la qualité de vie, émergent de nouveaux traitements, moins invasifs ou réversibles (thérapies focales, modulation du statut hormonal), et qui nécessitent un mode de prise en charge plus personnalisé reposant sur une approche multidisciplinaire et un choix éclairé du patient. Les moyens les plus récents (imageries, marqueurs sanguins et urinaires, biopsies, traitements peu invasifs)

sont utilisés pour diagnostiquer et traiter précocement les cancers de la prostate, mais aussi identifier les cancers à pronostic favorable qui ne justifient pas de traitement invasif. L'inscription au centre se fait sur demande écrite du médecin référent en accord avec le patient, qui peut se procurer un dossier d'inscription à compléter avec son médecin référent. Tél. : 01 56 01 61 52 – Fax : 01 56 01 73 06 – info.centreprostate@tnn.aphp.fr.

Autres contacts utiles : Association nationale des malades du cancer de la prostate : www.anamacap.fr. Association française d'urologie : 12 rue de la Croix-Faubin, 75557 Paris cedex 11 – 01 44 64 14 85 – http://www.urofrance.org.

En cas d'urgence ou pour poser une question à un médecin sur un problème médical quelconque : http://www.planet doctors.com. Que faire ? Où aller ? Est-ce grave ? Ce site répond à toutes les questions que l'on se pose en urgence et donne la marche à suivre, sans pour autant se substituer au médecin. Avec la plus importante base de données médicale sur Internet à destination du grand public, il aborde aussi plus de 5 000 sujets sur les maladies, les traitements, les symptômes de la vie courante, les médicaments. On y bénéficie d'un système d'aide à la décision et de tests d'évaluation. Une équipe de médecins répond personnellement et en tout anonymat aux questions posées.

12
IST, SIDA : COMMENT S'EN PROTÉGER ?

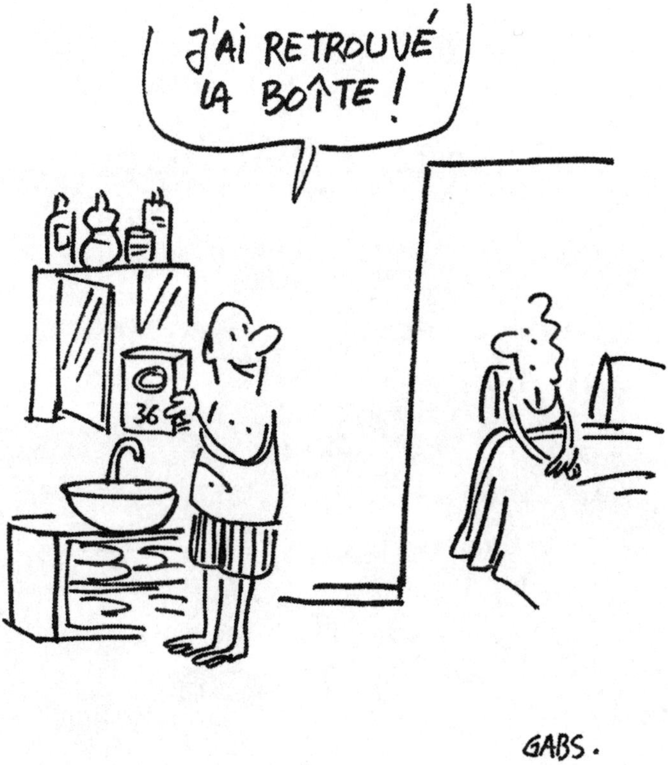

Les maladies sexuellement transmissibles sont contagieuses et se transmettent entre hommes et femmes ou personnes de même sexe par contact sexuel. Autrefois, les MST portaient le nom de maladies vénériennes, du nom de Vénus, déesse de l'amour. On parle désormais d'infections sexuellement transmissibles (ou IST). En effet, MST sous-entend qu'il y a maladie, donc symptômes ; cela ne prend pas en compte les infections transmises sans signes apparents, à l'insu de celui qui les porte.

Disons-le d'emblée, la meilleure protection contre les IST reste l'usage du préservatif, de même que la limitation des pratiques sexuelles à risque et l'abstinence. Pas question ici de prôner le renoncement à toute sexualité, bien au contraire, mais de promouvoir un code de bonne conduite pour que l'amour reste un plaisir et ne devienne pas une maladie.

Le préservatif, meilleur bouclier anti-IST

C'est (presque) la seule vraie arme préventive dont le couple dispose. Plutôt que de n'y trouver que des inconvénients, on peut commencer par lui reconnaître quelques avantages inattendus.

Une femme qui voit un homme à l'aise avec « l'objet » est totalement rassurée par son sens des responsabilités, voire ses compétences sexuelles. Libérée de l'angoisse des IST (éventuellement de la grossesse), elle peut lâcher prise sexuellement plus facilement, ce qui majore les sensations du couple. En revanche, si cette femme voit son partenaire « coincé » question latex, elle-même sera plus fermée qu'ouverte et cela rendra l'érection plus difficile.

Par ailleurs, le temps est bien fini du préservatif « à la papa ». Il existe désormais des modèles aux goûts variés, aux formes et aux textures différentes. Les modèles nervurés et gravés procurent des sensations inédites ; l'extrémité plus large de certains spécimens permet aux deux partenaires de ressentir des émois ignorés avec un préservatif classique ; on trouve aussi des variétés à l'effet prolongateur, resserrées au niveau du prépuce ou avec gel anesthésiant pour prolonger les rapports.

Le lubrifiant est l'allié indispensable du préservatif, il garantit plus de sécurité et plus de plaisir. Si l'usage systématique de ce produit est répandu dans la communauté gay, ce n'est pas un hasard. La lubrification des préservatifs – même labélisés CE – ne suffit pas toujours en cas de rapports fougueux ou en cas de sécheresse vaginale. Il faut alors aider le préservatif à tenir et le lubrifiant est là pour ça aussi.

Ne pas confondre protection contre les IST et contraception !

Seuls les préservatifs masculins et féminins sont anti-IST. La pilule, le stérilet, l'anneau, l'implant, l'ovule spermicide..., aucun de ces contraceptifs ne protège contre les maladies sexuellement transmissibles.

→ Et à 40 ans, on s'y remet comment?

Les quadras et autres hommes pétris d'expérience se voient mal commencer à utiliser le latex alors que, toute leur vie, ils ont très bien su s'en passer. Un beau jour, pourtant, ils ont une aventure, ou alors ils se séparent de leur femme, et là se pose la question qui fâche: capote *or no* capote? Les critiques et rationalisations contre le fâcheux engin ne leur manquent pas.

« J'ai pas les mêmes sensations. » La sexualité est un apprentissage qui fait appel à des systèmes réflexes conditionnés. Si l'homme se met au préservatif, il est évident que ce changement de repère le perturbera. Au début seulement. C'est vrai, il aura des sensations différentes. Mais au bout de quinze à vingt séances, il finira par l'intégrer dans son schéma corporel et « l'emballage » ne le gênera plus. Le plaisir obtenu avec capote sera identique à celui obtenu auparavant sans. En revanche, si le préservatif est utilisé une fois de temps en temps seulement, le réflexe conditionné ne pourra se mettre en place et l'homme continuera de se référer à son ancien schéma corporel.

« Je vais perdre l'érection. » Cette peur ne tient plus lorsqu'on s'est entraîné. Et le préservatif aide parfois même à maintenir l'érection.

« Ça fait écran au plaisir. » Un préservatif en latex fait en moyenne 50 à 60 microns d'épaisseur: 0,050 à 0,060 mm! C'est cinq à dix fois moins épais qu'un gant de latex chirurgical. En outre, le lubrifiant s'avère être un facilitateur de plaisir. Le pouvoir glissant de celui-ci est supérieur aux sécrétions naturelles, ce qui rend la pénétration plus douce, plus facile, plus agréable.

« Elle va moins me sentir. » Rares sont les femmes qui refusent le préservatif. Mais bon, admettons... La seule solution: montrer à sa partenaire qu'on est très sûr de soi avec son petit caoutchouc ; elle n'y verra alors que du feu. L'enfiler dans l'action et cela passera tout seul.

« Ça serre trop », « c'est trop petit », « c'est trop large ». Il existe des modèles XXL (Durex Confort XL, Manix Xtrapleasure, etc.) qui atteignent jusqu'à 21,5 cm. Se renseigner auprès de son pharmacien, et si on n'ose pas dire que l'on a été gâté par Dame Nature, écrire sur un morceau de papier la taille désirée, c'est plus discret et tout aussi efficace. Ou commander son matériel sur Internet. On trouve aussi des coupes ajustées pour éviter la sensation de flottement (Durex Ultra Slim...).

« Je suis sûr de moi, donc inutile de me protéger. » Cette idée peut faire sourire, beaucoup d'hommes s'imaginent que s'ils sont sains (ils sont habituellement monogames, vivent dans une province préservée, leur test HIV est négatif), ils ne risquent rien. C'est un peu la politique de l'autruche ou la pensée magique (« Je ne veux pas attraper de maladie, donc je n'en aurai pas »). Ils oublient que leur partenaire peut elle aussi avoir eu des relations de son côté et être séropositive sans le savoir. Et puis, il n'y a pas que le sida, le préservatif protège de toutes les autres IST.

« Ce n'est pas romantique. » C'est moins spontané a priori (quoique, si on a pris le tour de main, cela peut devenir vraiment ludique avec les perlés, les chauffants, les vibrants qui évitent de tomber dans la routine), mais est-il plus romantique de se réveiller le lendemain avec la peur au ventre ? La nuit fauve passée, l'égarement oublié, on se dit qu'on a été bien inconscient de faire l'amour sans protection. De quoi maudire sa faiblesse ! Sans latex, il ne reste plus que le test.

→ Comment mettre un préservatif

Deux ou trois précisions quand même pour les nouveaux utilisateurs. 1. Placer le préservatif sur la pointe du pénis, en érection de préférence, mais ce n'est pas obligatoire. Attention au sens ! La partie renflée du latex doit être à l'extérieur. Même les « pros » peuvent s'y tromper. Si le préservatif ne se déroule pas ou s'il faut forcer, c'est qu'il est à l'envers, donc le poser dans l'autre sens. Tout cela prend un quart de seconde. 2. Dérouler le préservatif jusqu'au bout. Ceux qui sont à l'aise avec leur partenaire peuvent en faire un jeu sexuel à deux. 3. Tirer délicatement la pointe du réservoir en la pinçant pour créer un espace supplémentaire d'un demi-centimètre ou d'un centimètre, meilleur moyen d'éviter les fuites ou les ruptures.

→ Quand le poser ?

Avant même les premières étreintes, ouvrir l'emballage et laisser le préservatif à demi sorti pour n'avoir plus qu'à l'enfiler le moment venu. Agir avant la première pénétration et ne pas se dire qu'il sera bien temps de le faire après. Le contact peau à peau est sans doute plus doux et plus agréable, mais il faut savoir que sans préservatif on n'est absolument pas protégé des IST. Avec sa compagne que l'on suppose fidèle, cela va sans doute, mais avec une nouvelle partenaire, c'est plus risqué. En outre, au cours du jeu sexuel et des premières pénétrations, l'orgasme peut venir de manière brutale et rapide. Une goutte de liquide pré-éjaculatoire est émise quelques secondes avant l'éjaculation sans même que l'on s'en rende compte. Et dans cette goutte qui n'a l'air de rien, il peut y avoir des centaines de spermatozoïdes et des germes.

→ Quand le retirer ?

Aussitôt après l'éjaculation, il faut se retirer et retirer le préservatif. Il est malheureusement déconseillé de rester sur place, bien au chaud. Car le pénis dégonfle, le préservatif ne l'enserre plus suffisamment et le sperme peut s'écouler à l'intérieur.

Donc, partir courageusement en maintenant fermement le préservatif au niveau de la base du pénis pour empêcher qu'il glisse ou déborde dans le vagin. Ensuite, faire un nœud et le jeter à la poubelle.

Peut-on rester en contact intime, collé l'un contre l'autre à l'extérieur, après l'éjaculation ? Oui, le risque d'IST a disparu, sauf herpès génital mal placé.

Pour tous les goûts

Depuis une dizaine d'années, tous les préservatifs doivent être estampillés de la norme européenne (CE), garantie de leur qualité et de leur fiabilité. Les préservatifs sont de différentes tailles (du XS au XL), de différentes couleurs, de goûts variés, de textures et de formes nouvelles (nervurés, perlés...). Il existe même des préservatifs phosphorescents qui brillent dans le noir (pour ne pas se perdre ?), des préservatifs équipés d'anneau vibrants qui stimulent aussi bien la partenaire que soi-même, et même des préservatifs bio. Ils sont de plus en plus fins, de plus en plus doux, lubrifiés ou pas (le lubrifiant peut être chauffant, ce qui est censé exciter davantage la partenaire), avec ou sans réservoir.

Pour les allergiques au latex, plusieurs options comme Aventi Ultima de Durex, ou Suprême de Manix, mais il faut savoir que les vraies allergies au latex sont rares. Les irritations ou inflammations observées sont dues le plus souvent à une mauvaise lubrification ou à une IST non soignée. On trouve tous ces préservatifs à des prix très différents.

Le moins cher : Be Love, à 20 centimes d'euro l'unité, aux normes de qualité évidemment, en vente dans les stations-services ouvertes toute la nuit, dans les grandes surfaces, les presses Relay, pharmacies et Love store sur Internet.

« *La capote protège de tout, même de l'angoisse : Vincent (51 ans) venait consulter avec sa nouvelle jeune femme pour mettre en route une fécondation in vitro. Le couple était très amoureux, tout allait bien. Les tests de la procédure habituelle ont été lancés, dont celui du HIV obligatoire à chaque tentative de FIV. Là, coup de tonnerre dans un ciel bleu ! Le nouveau test de Vincent revient positif et celui de sa femme négatif. La conclusion s'impose d'elle-même, il avait eu un rapport extraconjugal non protégé ! Un seul rapport, admet Vincent. Il était sûr de lui (c'était sa première incartade) et de sa femme, il n'avait donc pas jugé utile de mettre un préservatif avec sa partenaire (une collègue de travail). Il avait confiance en elle, elle avait confiance en lui et, dans la fougue de l'instant, personne n'avait osé jeter un soupçon de défiance sur l'autre. Sauf que la collègue était séropositive sans le savoir. Cette histoire, hélas trop banale, montre à quel point il faut rester vigilant.*

La sexualité à l'ombre des IST

À 18 ans, les plus kamikazes n'ont peur de rien ; à 40 ou 50 ans, cela peut devenir l'inverse, surtout si les mauvaises expériences avec « les microbes » se sont multipliées. Quand la peur des IST s'installe durablement, elle peut induire de nombreux troubles psychosomatiques ou difficultés sexuelles. « Pourtant, je me lave tous les jours », dit Geneviève, qui associe IST et saleté. « Je vous assure que je n'ai pas une vie sexuelle débauchée », se rassure Agnès, qui vit ses brûlures urinaires comme le châtiment à ses liaisons répétées.

Certaines femmes sont terrorisées par la moindre petite anomalie apparue au niveau de leur vulve. Elles se sentent contaminées, « atteintes », voire « pourries à l'intérieur ». Très souvent, elles se lancent dans un rituel de purification et se lavent de manière obsédante. Quelquefois, c'est le sentiment de culpabilité qui prime. Aurélie, pourtant divorcée, a déjà eu du mal à surmonter le remords d'avoir eu une aventure d'un soir. Elle s'en veut d'autant plus maintenant qu'elle s'est laissée « piéger » par cet homme qui lui paraissait si « convenable ».

Côté homme, même rengaine. « J'ai attrapé cette saleté à cause de ma partenaire », se plaint Lucas. « Je n'ai trompé ma femme qu'une fois », assure Adrien qui voit en sa blennorragie une punition venant le rappeler à ses devoirs de mari égaré dans une aventure. « J'ai eu ces brûlures lorsque ma petite amie m'a quitté », explique Victor. « Depuis ma première IST, il y a vingt ans, tous mes rapports sexuels ont été douloureux », déplore Ivan.

Alors que beaucoup d'hommes vivent leur infection comme une misère banale de plus, d'autres, au contraire, rejettent la responsabilité entière sur l'autre et sont terrorisés par le moindre petit bouton au niveau de la zone génitale. Les réassurances données par le médecin n'ont aucune prise, ils se sentent « trompés sur la marchandise », piégés, voire agressés. Après ces mésaventures, certains hommes oscillent entre la pulsion sexuelle et la crainte de nouvelles menaces. S'ils cèdent à la tentation du plaisir, ils se déprécient et culpabilisent ; s'ils ne cèdent pas, ils sont frustrés et agressifs envers les femmes. Les obsessionnels vont jusqu'à se passer le sexe à l'eau de javel après le contact intime pour évacuer tout nouveau risque de contamination. Dans ce climat plutôt tendu, le rapport sexuel a du mal à être satisfaisant.

Comme pour les femmes, les IST révèlent parfois à mots couverts la culpabilité de l'adultère ou la blessure immense d'une rupture mal vécue. Elles touchent précisément les hommes là où ils entendent affirmer leur virilité et peut-être même leur pouvoir. Chez Ivan comme chez beaucoup d'autres, ce mal en cache un autre, la brûlure au niveau de l'urètre focalise toute son attention, il oublie qu'avant l'IST, il était impuissant. Lorsque rien de cela n'est formulé (ni à un médecin, ni à soi-même), la peur avance masquée et s'exprime indirectement par des troubles fonctionnels ou psychosomatiques : douleurs génitales, fatigue sexuelle, insomnie, manque d'appétit, etc. La crainte de la contagion, l'angoisse, le mal-être prennent trop de place. Pour sortir de cet engrenage infernal, il existe heureusement des traitements médicaux anti-IST, antidouleurs ou antinévralgiques utiles dans l'immédiat, mais une prise en charge psychologique par un psychosomaticien s'avère presque toujours salutaire dans les cas de phobies ou de « maladie-écran ».

→ IST dans le couple, trahison à l'horizon ?

Dans un couple, il va de soi que les IST peuvent entraîner des conflits à la hauteur des fantasmes qu'ils éveillent. Les conjoints deviennent agressifs : « C'est de ta faute si on en est là... Tu m'as trompé ! Où as-tu attrapé cela ? Comment as-tu pu me faire ça ? » Suspicion, doute, jalousie, colère, peur, angoisse d'abandon, tout y passe...

L'IST du partenaire devient pour soi aussi une véritable épreuve physique. Même si les tensions latentes restent enfouies, même si aucun mot, aucun reproche n'est formulé, le corps, lui, se met à parler, les irritations chroniques sont les maux pour le dire. Ces symptômes peuvent être émaillés de quelques mycoses ou herpès « vrais » et sont pris, de ce fait, pour des infections vaginales, vulvaires ou urétrales à répétition. Ils sont traités uniquement sur le plan médical, mais le malaise sous-jacent n'est jamais entendu. Ces manifestations expriment souvent un reproche inconscient « non digéré », malgré le pardon officiel conscient. L'IST peut aussi venir majorer une phobie de l'acte sexuel qui existait déjà. Heureusement, lorsque le couple vit dans une harmonie affective, la survenue d'une telle maladie ne crée pas de drame et le traitement suivi par les deux partenaires met fin à toute inquiétude.

Indépendamment de tous ces éléments d'ordre psychologique qui montrent bien que l'autre n'est pas toujours coupable, il existe des données biologiques bien tangibles à connaître pour ne pas échafauder le pire à tort.

1. Bon nombre de germes transmis par contact sexuel peuvent avoir été attrapés des semaines, des mois, voire des années auparavant, et se manifester tardivement. C'est le cas des papillomavirus, parfois rencontrés à l'adolescence et qui déclenchent chez la femme des lésions précancéreuses cinq, dix ou vingt ans plus tard. Si le gynécologue ne met pas les points sur les « i », la femme fidèle depuis son mariage peut penser que son mari l'a infectée et le mari peut s'imaginer que sa femme l'a trompé, or elle était déjà porteuse des virus sans le savoir. C'est vrai aussi pour les infections à chlamydiae ou l'herpès qui peuvent évoluer à bas bruit, c'est-à-dire sans le moindre symptôme pendant des années. 60 % des personnes qui découvrent un herpès génital ne savent pas comment elles l'ont attrapé. Il n'existe qu'une seule infection dont on soit sûr de la contamination récente, c'est la blennorragie. Il est donc tout à fait inutile de lancer des enquêtes policières pour savoir qui, quand, comment. Dans l'immense majorité des cas, on n'aura pas la réponse.

2. Toutes les infections trouvées sur le sexe féminin n'ont pas forcément été transmises par voie sexuelle. Le vagin d'une femme normalement constituée abrite entre 100 millions et un milliard de germes par millilitre de sécrétion vaginale, et l'on retrouve davantage de germes encore dans l'anus ou la bouche. Cette flore ne pose aucun problème tant qu'elle demeure équilibrée. 85 % de celle-ci est d'ailleurs constituée de germes « policiers » (les lactobacilles), chargés de maintenir

l'ordre dans la cavité vaginale. En cas de rupture de l'équilibre local, des germes, jusque-là inoffensifs, se multiplient et provoquent une infection. Certains de ces germes ne peuvent se développer que dans un vagin de femme, d'autres, au contraire, peuvent migrer chez le partenaire au cours du rapport sexuel. Voilà pourquoi il faut qu'il soit examiné et traité systématiquement.

Pour toutes ces raisons, « il vaudrait mieux parler de maladies potentiellement transmissibles par voie sexuelle[54] », cela justifie que le partenaire soit examiné, mais cela sous-entend aussi que l'infection ait pu être attrapée autrement.

Les IST repérables

→ Le trichomonas

Ce minuscule parasite s'attrape presque exclusivement par contact sexuel.

Chez la femme : la vulve est rouge et irritée (quelques heures à quelques jours après le rapport). Lorsque l'urètre est enflammé, il peut y avoir des sensations de cystite (brûlures urinaires) ; des pertes vaginales mousseuses et malodorantes, plutôt verdâtres, donnent parfois des démangeaisons. On a beau se laver, rien n'y fait, l'odeur et la gêne persistent. Il faut traiter le partenaire.

Chez l'homme : la maladie se signale parfois par des brûlures en urinant, des démangeaisons et, quelques jours après, un écoulement de pus.

Le traitement : médicaments antiparasitaires (quatre comprimés en une seule prise dès les premiers symptômes pour les deux partenaires). Pas d'alcool ni de bière dans les deux jours qui suivent la prise.

→ Les mycoses

Elles ne sont plus considérées comme des IST, mais soulèvent encore beaucoup de fantasmes, voilà pourquoi nous les abordons quand même dans ce chapitre. Elles sont dues à de minuscules champignons, souvent les candida albicans, et surviennent pour différentes raisons : changement d'équilibre écologique au niveau de la flore vaginale, prise d'antibiotique, rapports sexuels (en raison de l'irritation mécanique et rarement par contamination à partir du partenaire).

Chez la femme : rougeurs, points blancs, irritations et démangeaisons sur la vulve. Ensuite, épais enduit blanc qui recouvre le vagin. Des pertes épaisses ressemblant un peu à du yaourt tachent le fond de la culotte. Le microbe peut remonter vers l'arrière, le long du pli fessier, irrité lui aussi. La mycose se déclenche souvent juste avant les règles, car le vagin est acide à cette période, ce qui convient particulièrement aux candida. Elle peut également passer inaperçue et ne se manifester que lors des rapports sexuels : le vagin est sec, peu lubrifié, il s'échauffe facilement et devient douloureux.

Chez l'homme : ils sont mieux armés contre les candida, et présentent rarement des lésions sur le gland. Ils n'ont pas besoin de se traiter lorsque leur compagne est malade, contrairement à ce qu'on peut encore lire sur la notice des médicaments ; ce n'est utile que s'ils présentent des lésions (rougeurs ou démangeaisons).

Le traitement : un ovule antimycosique suffit, deux fois de suite à quatre ou cinq jours d'intervalle, éventuellement complété par l'application d'une crème antimycosique au niveau de la vulve et du pli fessier. Mais gare à l'automédication abusive ! Une étude américaine instructive a montré qu'un tiers seulement des femmes qui s'étaient autodiagnostiqué leur mycose vaginale avait effectivement une mycose. 20 % avaient une mycose associée à une autre infection (IST par exemple) et 14 % n'avaient rien du tout, en tout cas pas la moindre infection génitale. Bilan : une femme sur six n'aurait pas dû se traiter, et une sur deux prenait un traitement inadapté. Comme l'explique le spécialiste des IST Jean-Marc Bohbot, « tout cela débouche sur une surconsommation d'anti-infectieux source de déséquilibre de la flore vaginale, donc source de nouvelles infections[55] ». Évidemment, il n'est pas question de pratiquer un examen à chaque perte blanche, mais si le traitement ne marche pas ou si les récidives sont fréquentes, l'examen des sécrétions s'impose. L'autodiagnostic des mycoses peut être facilité grâce à un test vendu en pharmacie qui permet de distinguer les pertes physiologiques des mycoses ou des vaginoses (voir p. 404).

→ Les papillomavirus

Les papillomavirus (ou virus HPV) sont transmis essentiellement lors des rapports sexuels.

Chez la femme : on rencontre deux types de lésions. Les premières sont superficielles et toujours bénignes. Elles se présentent sous forme de petites « verrues » visibles à l'œil nu et que l'on peut sentir sous le doigt en se lavant. On les appelle aussi crêtes-de-coq. Parfois, elles sont si petites que le gynécologue ne peut les repérer qu'à la loupe (colposcopie). Ces verrues ne sont pas du tout douloureuses, mais très contagieuses. Elles démangent et profitent du grattage pour essaimer sur toute la zone génitale.

Le papillomavirus peut aussi provoquer, des années après, un second type de lésions, profondes et précancéreuses au niveau du col de l'utérus. Elles sont généralement détectées grâce au frottis.

Chez l'homme : petites verrues disposées sur l'ensemble de la verge ou de l'appareil génital (pubis, fesses, zone anale...).

Le traitement: celui des verrues se résume à l'application d'une simple crème (Aldara) qui détruit les lésions en stimulant l'immunité naturelle. L'azote liquide s'avère lui aussi très efficace. Parfois les deux traitements sont associés. Il reste toutefois indispensable de faire une recherche plus étendue.

En cas de lésion précancéreuse profonde, vaporisation ou cônisation au laser deviennent indispensables pour éliminer les cellules malades. Il va sans dire que le partenaire est lui aussi menacé et doit être traité avec la même crème, l'azote liquide, voire le même laser s'il présente des verrues génitales (ou condylomes).

···› La blennorragie

Elle est la plus connue de toutes les IST, c'est aussi l'une des plus fréquentes avec 500 000 cas par an en France. C'est la fameuse « chaude-pisse » ou urétrite en termes savants. Le gonocoque est le germe responsable.

Chez l'homme (chez qui elle est plus facilement repérable) : trois ou quatre jours après le rapport non protégé, au plus tard dix jours après, les brûlures apparaissent, suivies d'envies fréquentes d'aller uriner, des douleurs et brûlures en le faisant, du pus de couleur blanche ou jaune qui s'échappe spontanément du gland. Dès les premiers signes, il faut consulter un médecin. Si l'on néglige de se soigner rapidement, on risque à terme des complications pouvant aboutir à la stérilité par obturation des canaux éjaculateurs ou à une atteinte des testicules. Des mois ou des années plus tard, possibilité d'un rétrécissement de l'urètre appelé sténose de l'urètre (gêne, voire impossibilité d'uriner). D'où l'intérêt d'un traitement précoce de cette infection au départ bénigne. Il est indispensable de mettre au courant sa partenaire afin qu'elle se traite aussi.

Chez la femme : elle met quelques jours à quelques semaines à ressentir les premiers symptômes, car tout se passe « à l'intérieur » et non en surface. Elle peut avoir des brûlures, du pus. En l'absence de traitement rapide, il existe un risque de complications immédiates (douleurs, fièvre) ou ultérieures (infection des trompes, grossesses extra-utérines, stérilité, sténose de l'urètre). Une partenaire contaminée peut, à son tour, transmettre la maladie au cours de rapports sexuels non protégés, et réinfecter un homme qui s'était débarrassé de ses gonocoques. C'est la partie de ping-pong : chaque fois qu'on croise ce germe, on risque une nouvelle infection. On ne s'immunise pas une fois pour toutes.

Le traitement : la « blenno » se traite vite et bien à l'aide d'antibiotiques. Il existe un « traitement minute », plusieurs comprimés à prendre en une seule fois ou une seule injection. Les rapports peuvent reprendre une fois que l'écoulement de pus a disparu, ce qui est le cas la semaine suivante en général. Le préservatif est ensuite fortement recommandé pendant une quinzaine de jours.

→ L'herpès génital

Cette lésion ressemble un peu au « bouton de fièvre », c'est-à-dire à l'herpès labial. La première attaque, ou primo-infection, peut survenir trois semaines après la contamination.

Chez la femme comme chez l'homme : au stade le plus précoce, la zone touchée (vulve, pénis, pubis, bas du dos, fesse, cuisse) démange et brûle, puis de nombreuses petites vésicules translucides bourrées de virus apparaissent et s'agglutinent les unes contre les autres, très contagieuses évidemment. Les vésicules crèvent et laissent échapper leur liquide virulent. Le tout s'accompagne de fièvre et de fatigue. Au stade suivant, les vésicules sèchent. Malgré tous ces signes, la première crise peut passer inaperçue. Sans traitement, celle-ci dure une bonne quinzaine de jours et dix de plus pour la cicatrisation. Les crises suivantes sont généralement reconnues et persistent moins longtemps.

Le traitement: il associe généralement des comprimés (Valaciclovir) à une pommade antivirale apaisante (Aciclovir). C'est là qu'il faut se montrer particulièrement attentif: le retour de l'herpès génital se manifeste d'abord par des brûlures ou picotements à l'endroit du précédent bouton. Il faut traiter à ce moment précis, avant l'éruption et à titre préventif. Bien entendu, les rapports sexuels sont à éviter ou du moins à protéger pendant la phase contagieuse (jusqu'à ce que le bouton sèche). Oui, toutes ces précautions, même pour un simple picotement. En cas de lésions visibles, le préservatif ne protège que ce qu'il couvre, il reste donc malheureusement sans effets dans les situations excentrées. La contamination se fera, à moins de pratiquer l'amour en scaphandre ou de pouvoir appliquer facilement un sparadrap protecteur. Les Américains, plutôt pragmatiques sur la question, recommandent l'artillerie lourde: des gants pour toute masturbation si l'herpès se situe au niveau des doigts; un film alimentaire transparent à positionner entre les lèvres du monsieur et celles de la dame pour les rapports bucco-génitaux s'il y a un bouton de fièvre sur la bouche ou sur le sexe, un préservatif si la lésion se situe sur le pénis, un pansement si elle se situe dans une zone couvrable!

En cas de fréquentes récidives, au moins six par an, à l'occasion des règles, de chocs émotionnels, de stress, etc., mieux vaut envisager un traitement au long cours pour espacer les crises, voire les supprimer. Le traitement (Valaciclovir) est à prendre à raison d'un comprimé par jour pendant plusieurs mois. Il permet de faire disparaître quasi totalement les poussées et de limiter très fortement la contagion. Évidemment, si les deux partenaires sont déjà atteints d'herpès (une prise de sang le montre), le traitement devient inutile et il n'est plus nécessaire d'utiliser de préservatifs pendant les crises et en dehors.

Quand l'herpès avance masqué

Chez la femme, 50 à 60 % des herpès ne sont pas diagnostiqués malgré la présence de lésions, soit parce que leur problème passe pour une mycose ou une simple irritation, soit parce que la patiente n'arrive pas à obtenir un rendez-vous suffisamment tôt chez son gynécologue. La poussée dure quatre à cinq jours, les lésions cicatrisent seules, et après ce délai, on ne voit plus rien.
Chez l'homme, les lésions peuvent se situer au niveau de la verge, sous les poils du pubis, parfois sur les testicules. Elles aussi sont trompeuses et peuvent laisser croire à un innocent bouton.
Parfois, la lésion est totalement absente, mais le partenaire est porteur du virus sans le savoir. Ce dernier est invisible, mais garde son pouvoir de contagion. Résultat, on peut hélas récolter un herpès génital alors que son partenaire n'a jamais fait de crise d'herpès génital visible.

→ La syphilis

On l'imaginait d'un autre âge, elle refait surface (surtout chez les toxicomanes, les prostitué(e)s, les séropositifs). Le microbe responsable, le tréponème pâle, terrassait à tour de bras au XIXe siècle, entraînait des troubles neurologiques, puis la mort. De nos jours, grâce aux antibiotiques très performants, c'est lui qui trépasse.

Chez la femme comme chez l'homme : au début, apparition d'un bouton sur le sexe ou d'un chancre (petite plaie dure, pas forcément douloureuse, formant une sorte de cratère, dont les bords sont plus ou moins blancs et rouges). Le test de la syphilis est pratiqué systématiquement avant le mariage ou en cas de grossesse. C'est une simple prise de sang, accompagnée, si nécessaire, d'un bilan plus spécifique pour évaluer le degré d'avancement de la maladie.

Le traitement: ce sont des antibiotiques (une à plusieurs injections, voire des comprimés pendant quelques semaines). Il va de soi que quand l'un des deux partenaires présente cette infection, l'autre doit être prévenu pour être examiné et éventuellement traité.

Quelques chiffres

Un couple récent sur quatre déclare avoir fait l'amour dès le premier jour.
Les femmes sont plus tracassées par l'idée de ne plus être désirables (42 %) que par une IST (28 %).
Les hommes redoutent davantage la panne sexuelle (26 %) que l'infection (24 %).
Un couple sur cinq n'a pas utilisé de contraceptif lors de sa première relation sexuelle et un sur trois n'a pas eu recours au préservatif (de ce point de vue, les jeunes sont plus sérieux que leurs aînés).
69 % des hommes cessent l'usage de la capote par confiance dans leur partenaire (elles sont 47 % dans ce cas), 54 % parce qu'ils trouvent plus agréable l'amour sans latex (elles sont 41 % à le penser).
Les femmes sont plus nombreuses à abandonner le bouclier anti-IST après un test de dépistage (65 % contre 57 %).

Source: Étude Opinion Way
pour la 6e Journée nationale contre l'herpès, 2006.

→ Les morpions

À côté de la syphilis, on pourrait croire que la phtiriase provoquée par les morpions est une partie de plaisir, mais ces bestioles sont de vraies plaies quand même. Munis de leurs six pattes, ces parasites se déplacent sur les poils du pubis, les draps, les serviettes de toilette, les sacs de couchage. Ainsi, ils peuvent être transmis par le linge.

Chez la femme comme chez l'homme : les morpions sucent le sang de leur hôte pour se nourrir, hélas leur salive contient une substance particulière qui donne une affreuse envie de se gratter. Heureusement, bien qu'ils ne soient pas plus gros qu'une tête d'épingle, ils sont visibles à l'œil nu, on peut donc s'en débarrasser facilement (sans pour autant se raser tous les poils).

Le traitement : il s'agit de crèmes, lotions, shampoings, poudres ou sprays insecticides. Deux précautions indispensables : penser à recommencer le traitement une semaine après la première application pour tenir compte de l'éclosion de nouveaux œufs ; laver la literie et son linge soigneusement à haute température ou au nettoyage à sec pour ne pas se réinfecter.

Les IST cachées

→ Les infections à chlamydiae ou mycoplasmes

Discrets au départ, des signes d'infection finissent par apparaître au bout de quelques jours à quelques semaines après le rapport non protégé.

Chez la femme : brûlures en urinant, douleurs persistantes au niveau du bas-ventre, démangeaisons, petites pertes de sang. Au moindre doute, une recherche de germes est demandée. Parfois, une cœlioscopie est utile pour visualiser ce qui se passe au niveau du petit bassin, de l'utérus, des trompes ou du péritoine qui enveloppe le tout. Il est nécessaire de se faire traiter au plus tôt sous peine d'infection étendue ou de stérilité : la ou les trompes peuvent se boucher.

Chez l'homme : mêmes signes avec aussi des brûlures urinaires ou un écoulement urétral. Mêmes causes, mêmes effets, ce sont les voies spermatiques depuis les testicules jusqu'aux canaux déférents qui peuvent définitivement se boucher.

Le traitement : pour l'infection à chlamydiae, il existe un traitement antibiotique minute à prendre en une seule fois. Quant au mycoplasme, en avoir une certaine quantité est tout à fait normal, mais au-delà d'un seuil limite (100 000 germes par ml), il faut passer aux antibiotiques.

→ L'hépatite B

Cette infection se transmet par le sang, le sperme, les sécrétions vaginales, exceptionnellement la salive (en cas de primo-infection lorsque la personne infectée rencontre pour la première fois le virus), mais pas la sueur.

Chez la femme comme chez l'homme : possibilité d'hépatite sans signe visible. En ce cas, il n'y a que les examens de sang qui révèlent la présence du virus. D'autres fois, l'hépatite provoque une jaunisse, avec fatigue, fièvre et yeux jaunes. Dans 80 % des cas, l'hépatite B guérit toute seule, sans séquelles. Mais dans 20 % des cas, le virus peut continuer à évoluer, attaquer le foie et le détruire (avec, dans moins de 5 % des cas, une cirrhose ou un cancer du foie).

Prévention et traitements : le vaccin contre l'hépatite B (remboursé par la Sécurité sociale). On a mis en doute son utilité, voire son innocuité ; de nombreux spécialistes et experts en santé publique continuent pourtant de le recommander, notamment chez les célibataires susceptibles d'avoir des partenaires fréquent(e)s, puisqu'il évite, à terme, de passer au stade de maladie grave avec les traitements adaptés anticirrhotique ou anticancer.

Ce vaccin peut être recommandé même après 40 ans, surtout si on reprend une vie sexuelle de bâton de chaise, après un divorce par exemple.

→ Le sida

Cette maladie est due au virus de l'immunodéficience humaine ou HIV. Son mode de transmission est parfaitement connu maintenant : le sang, le sperme, les sécrétions vaginales, ainsi que de la mère à l'enfant, au cours de l'accouchement ou lors de l'allaitement. Une fois entré dans l'organisme, le virus HIV se multiplie activement dans les cellules CD4 du système immunitaire. La personne contaminée répond en fabriquant des lymphocytes tueurs pour se débarrasser des cellules infectées et libère des anticorps pour neutraliser les particules du virus qui circulent (ce sont ces anticorps qui sont recherchés lors des tests de dépistage). Ces réponses immunitaires sont malheureusement insuffisantes pour combattre l'infection, mais elles permettent tout de même une longue phase de latence : dix ans en moyenne avant que les premiers signes de la maladie n'apparaissent chez la personne séropositive. Il existe ainsi un équilibre précaire entre la multiplication du virus et le système immunitaire activé en permanence pour le détruire. Au bout de ce temps, le système de défense s'épuise et finit par se laisser déborder. C'est alors que les malades développent ces fameuses maladies opportunistes, liées à des agents infectieux ou à des cellules tumorales, qui profitent de la faiblesse du système défensif pour se développer à leur tour. Le malade entre alors dans la phase sida (syndrome d'immunodéficience acquise). Selon une étude canadienne publiée en juillet 2008, la mortalité aurait diminué de 40 % grâce à la prise précoce des médicaments antirétroviraux et l'espérance de vie aurait augmenté de treize ans pour les malades sous traitement. Ainsi, on considère aujourd'hui que le sida est devenu une affection chronique. Attention à ne pas relâcher la prévention pour autant, les traitements demeurent particulièrement contraignants !

Selon l'enquête PREVAGAY menée au printemps 2009 dans des établissements gays parisiens, près d'un homosexuel sur cinq est porteur du virus du sida et 20 % des personnes séropositives ignorent qu'elles sont porteuses du virus.

Les femmes encore plus vulnérables et plus exposées

Les femmes ne le savent pas assez : elles payent le plus lourd tribut au sida, elles ont trois à huit fois plus de risques que les hommes [56]. Les plus touchées ne sont pas les adolescentes, comme on pourrait le penser d'abord, mais les femmes de 30 à 45 ans en rupture de couple. Elles sont fragilisées, vivent des rapports sexuels sans suite, sont moins tentées de se protéger. Par ailleurs, les femmes ont une probabilité de contamination plus importante : elles ont souvent de petites lésions ou maladies au niveau génital (inflammation, infection, IST) qui servent de porte d'entrée au virus ; le HIV est plus concentré dans le sperme que dans les sécrétions vaginales ; et le sperme reste en moyenne trois jours dans les voies génitales lors des rapports sexuels non protégés ; les femmes ont une surface de muqueuse plus large et plus étendue au contact du sperme. Enfin, pendant les règles, le risque de contamination est également plus grand.

À retenir

Certaines IST sont banales et sans danger. D'autres doivent absolument être traitées rapidement, car elles peuvent avoir des conséquences sérieuses. Comme on ne sait jamais à l'avance à quel microbe on va se frotter, mieux vaut consulter pour « rien » son médecin traitant ou son gynécologue que se dire que cela va passer.

Avec un nouveau (ou une nouvelle) partenaire, même s'il (ou elle) paraît bien sous tout rapport, sérieux, responsable... toujours penser à utiliser un préservatif, le meilleur rempart contre toutes les IST, sida compris. Les pratiques sexuelles les plus risquées sont d'abord la sodomie, puis la pénétration vaginale, enfin la fellation ou le cunnilingus.

Faut-il traiter toutes les IST ? Certaines peuvent guérir spontanément au bout de quelques jours sans le moindre traitement et tout ira bien. Mais d'autres peuvent laisser croire à une guérison et réapparaître plus tard avec des complications, l'infection ayant évolué silencieusement. Alors, dans le doute, mieux vaut consulter.

Les IST les plus douloureuses ne sont pas forcément les plus dangereuses, elles peuvent guérir très vite et très bien avec le bon traitement. Inversement, les IST indolores (souvent non soignées) peuvent avoir à terme des conséquences comme la stérilité ou des infections étendues, car elles sont souvent traitées plus tard, voire trop tard.

À éviter : se servir dans l'armoire à pharmacie au hasard des crèmes antiseptiques, des plantes, des antibiotiques. Contre chaque microbe, il existe un traitement précis. Une bactérie n'est détruite qu'avec un antibiotique ; un virus, avec un antiviral ; un parasite, avec un antiparasitaire ; un champignon, avec un antimycosique. De plus, le remède qui a si bien marché la fois précédente ou qui a guéri une personne de son entourage n'est pas forcément le plus adapté, cette fois, pour ce microbe et cette IST.

Sur les IST en général

◇ Y a-t-il un âge plus risqué pour attraper une IST?

À partir du moment où on a des relations sexuelles, même à 80 ans, on risque une infection. Mais il est vrai que lorsqu'on est jeune, on est plus menacé puisqu'on multiplie les occasions de rencontrer des partenaires, donc des germes.

◇ Que signifie au juste l'expression « *safer sex* » ?

Le « sexe sûr » était à l'origine une pratique des milieux gays, qui a fait suite aux premières hécatombes du sida. Elle s'est ensuite étendue aux hétéros, comme l'abstinence durable d'ailleurs. Elle consiste à éviter tout contact des muqueuses et, a fortiori, toute pénétration pendant l'acte sexuel, en se faisant plaisir quand même. Cela signifie se masturber réciproquement ou chacun de son côté, s'embrasser, se caresser, mais pas plus... malgré les affinités. Moyennant quoi, on amoindrit largement le risque.

◇ Quand abandonner le préservatif avec sa ou son partenaire ?

Lorsqu'une atmosphère « durable » et de confiance s'installe dans le couple, on peut décider de se passer du préservatif. Chacun devrait alors faire le test de dépistage du HIV et des autres IST (hépatite C par exemple) pour se lancer sur des bases parfaitement saines, même après la quarantaine...

◇ Le lichen est-il une infection sexuellement transmissible ?

Non, le lichen est une lésion dermatologique au niveau de la peau et parfois de la vulve qui ne peut pas être transmise au cours des rapports sexuels. C'est le dermatologue qu'il faut consulter pour le traitement (voir aussi chapitre 10, Les maladies, côté femme).

◇ Les IST peuvent-elles provoquer des cystites ?

Non, les cystites ne sont pas liées à des germes transmis sexuellement, mais leur survenue peut être favorisée par les rapports sexuels. Pour éviter la multiplication microbienne, il faut uriner aussitôt après l'amour, s'essuyer d'avant en arrière, se laver et boire beaucoup.

◇ Depuis mon dernier rapport sexuel, j'ai du sang dans les urines, est-ce lié ?

Non, chez la femme comme chez l'homme, il s'agit le plus souvent d'une infection urinaire (cystite) ou simplement d'un petit capillaire de l'urètre qui s'est rompu et qui libère du sang lors de l'émission d'urine. Parfois, c'est un calcul qui irrite l'urètre. L'analyse d'urine permet de savoir de quoi il retourne (présence de germes, de calcium, etc.) et de mettre en route le traitement adapté.

◇ Un kyste sur la vulve peut-il s'attraper par contact sexuel ?

Non, un poil infecté peut s'enkyster sous la peau ou un nodule peut s'y installer sans raison particulière. Ce dernier n'est ni douloureux ni purulent et peut rester sur place pendant des années. S'il grossit et devient gênant ou inesthétique, il est facile de le supprimer par un petit acte chirurgical au cabinet même du dermatologue.

◇ Ma nouvelle partenaire s'inquiète de taches brunes que j'ai sur la verge. Sont-elles normales ?

Oui, avec des nuances. Le plus souvent, les taches brunes et planes ont toujours existé, mais on ne les a pas remarquées auparavant. Il arrive aussi qu'elles soient tout bonnement la conséquence de l'âge, elles s'installent sur le sexe tout comme sur le dos des mains ou sur le visage. Enfin, il peut exister des maladies dermatologiques qui se révèlent par des taches de ce type. En tout cas, il n'est pas question d'IST...

◇ J'ai des boutons blancs sur l'extrémité du pénis, dois-je cesser les rapports sexuels ?

Cette question revient très souvent dans les forums sur Internet ou en consultation, et pour cause : de nombreux hommes ont des « boutons blancs » sur la couronne du gland. Il s'agit de granulations physiologiques tout à fait normales qui forment « la couronne perlée du gland ». Ces granulations sont plus ou moins visibles d'un homme à l'autre ou selon les périodes de la vie. Une nouvelle partenaire étonnée ou une petite gêne douloureuse au niveau du sexe et voilà l'alerte déclenchée. S'il existe seulement un ou deux boutons blancs sur le gland ou sur le sexe, c'est un cas bien différent ; il s'agit peut-être d'un condylome ou d'une mycose. En ce cas, d'autres signes sont là : irritations, démangeaisons, douleurs, rougeurs...

◇ Les brûlures sur la verge pendant les rapports signalent-elles une infection ?

Tout dépend du contexte et de leur localisation. Il s'agit peut-être du manque de lubrification de sa partenaire (sécheresse vaginale) ou d'un rapport particulièrement prolongé et fougueux. Quelques minutes (ou heures) plus tard, le frottement occasionne une gêne douloureuse, un échauffement et même un œdème sur la verge. Il suffit d'interrompre les rapports le temps nécessaire (48 heures en général), de soulager le pénis avec des compresses d'eau froide et d'étaler une crème hydratante et apaisante pour calmer la brûlure. Il s'agit peut-être aussi d'une infection de la partenaire : peu lubrifiée – c'est classique en cas d'IST –, elle souffre d'échauffements sur sa propre muqueuse et le contact avec l'homme entraîne des brûlures chez lui aussi avec transmission du germe. En ce cas, il faut traiter l'IST.

◇ J'ai le gland qui pèle, est-ce dangereux ?

Le plus souvent, il s'agit des suites d'un frottement répété (voir question précédente) ou d'une mycose parfois passée inaperçue. Cette dernière assèche la peau, ce qui entraîne très logiquement une desquamation. Lorsque celle-ci est le signe unique et que tout va bien ensuite, inutile de consulter. En revanche, s'il persiste des signes associés (démangeaisons, brûlures, etc.), un traitement adapté devient nécessaire.

Sur le mode de transmission des IST

◇ Les IST sont-elles provoquées par une mauvaise hygiène ?

On peut se doucher deux fois par jour et attraper malgré tout une IST. Une bonne hygiène est souhaitable, une trop bonne hygiène ne l'est pas. Chez la femme, la flore protectrice du vagin peut être laminée par tous les lavages et favoriser finalement une infection. Les antibiotiques peuvent aussi détruire cette flore. Ainsi, une mycose, une infection à mycoplasmes ou à gardnerella peuvent se développer sans la moindre relation sexuelle.

◇ Peut-on être contaminé par les serviettes de toilette ou dans les lieux publics ?

Les infections attrapées dans les lieux publics (toilettes) sont un vieux mythe à oublier. Le trichomonas en particulier vit très peu de temps hors du milieu vaginal et encore moins sur du linge. En période infectieuse, les conseils d'hygiène basiques sont d'utiliser son propre linge de toilette, sans tomber dans la paranoïa...

◇ Et dans les piscines ?

Non, pas le moindre danger d'attraper la plus petite IST à la piscine, avec tous les détergents qu'il y a dans l'eau. Les femmes qui ont la vulve fragile peuvent souffrir de picotements à cause de ces produits. Certaines développent même des mycoses. Ce n'est pas à cause des germes rencontrés, mais à cause des maillots mouillés au contact du vagin fragile. L'atmosphère chaude et humide favorise chez elles le développement des champignons. Une seule recommandation pour elles : se sécher soigneusement et enfiler un maillot sec après le bain.

◇ Peut-on attraper une IST au cours de relations exclusivement entre femmes ?

Oui. Le cunnilingus (lécher la vulve avec la langue) présente un risque, même s'il est bien moindre que lors d'une pénétration avec les doigts ou avec un objet échangé de l'une à l'autre. Le risque est plus grand encore en période de début de règles ou de fin de règles, car les virus de l'hépatite et du sida notamment sont présents dans le sang.

◇ Je souffre fréquemment de mycoses, puis-je les transmettre à mon compagnon ?

Non. La verge se défend très bien contre ces germes dans 99 % des cas. Les exceptions existent chez les hommes diabétiques, à cause de conditions locales particulières, ou chez les hommes qui ont un prépuce long et serré, lequel favorise la multiplication des candida. Dans ces cas précis, et seulement ceux-là, l'homme peut non seulement se faire infecter par sa partenaire, mais favoriser chez elle les récidives de mycoses.

Depuis une dizaine d'années, ces pathologies ne font plus partie des infections sexuellement transmissibles, même si l'on peut encore lire le contraire çà ou là, dans certains ouvrages médicaux grand public ou sur les notices d'antimycosiques. En matière d'IST, les connaissances évoluent très vite.

◇ J'ai transmis des condylomes à mon mari et il me soupçonne de l'avoir trompé, comment le rassurer ?

L'homme est souvent examiné à la suite de la découverte de condylomes chez sa partenaire, et c'est là qu'il tombe des nues, car il se trouve confronté au diagnostic d'infection sexuellement transmissible qui fait peur. Il faut lui expliquer, si le médecin ne l'a pas fait, que la contamination est parfois très ancienne et peut même être liée à des verrues attrapées pendant l'enfance au niveau des mains. Il a suffi de s'essuyer après avoir uriné pour s'autocontaminer et garder le virus à l'état dormant pendant des années. Puis, à l'occasion d'une grossesse, d'un excès de rapports sexuels, ou de n'importe quel stress, le virus a été réactivé. Chez l'homme, ce mode d'autocontamination est bien plus rare, car les mécanismes de défense de la verge sont plus élaborés. L'infection chez lui est presque toujours d'origine sexuelle.

◇ On m'a trouvé des lésions dues au papillomavirus, mon compagnon doit-il se soigner aussi ?

Les lésions doivent être éliminées chez la femme comme chez l'homme, même si elles demeurent bénignes chez lui. Que l'on rassure son compagnon si on est touchée. Généralement, lorsqu'on lui parle de « péniscopie » pour mettre en évidence d'éventuels dommages, il s'imagine qu'on va lui introduire un tas d'instruments dans la verge et le voilà déjà au bord du malaise. Il s'agit simplement de lui badigeonner le sexe avec un peu d'acide acétique (du banal vinaigre dilué) et de regarder à la loupe la présence de taches suspectes. S'il n'a rien, pas de problème. S'il présente lui aussi des lésions, le médecin les détruira à la crème Aldara ou au laser, dans le but d'éviter de recontaminer sa partenaire qui a déjà été soignée.

◇ Une fois traitée contre le papillomavirus, suis-je sortie d'affaire pour autant ?

Malheureusement, chez la femme, la suppression des lésions n'est pas une assurance tout risque. Le papillomavirus peut persister des mois ou des années après un laser parfaitement exécuté et resurgir sans nouvelle contamination.

◇ Peut-on attraper un herpès génital suite à un rapport avec quelqu'un souffrant d'herpès labial ?

Oui. Il y a quelques années, on considérait encore qu'il y avait l'herpès de type 1 (labial) et l'herpès de type 2 (génital). On estimait qu'il n'y avait pas de relation entre les deux affections. On sait maintenant que l'herpès de type 1 peut aussi provoquer des lésions (vésicules, douleurs) dans la zone génitale et inversement. Autrement dit, au cours d'une fellation ou de caresses bucco-génitales, il y a un risque certain de contagion s'il existe « un bouton de fièvre » sur la lèvre. On sait aussi que le virus de type 1 donne des lésions au niveau des mains (des panaris herpétiques), souvent sous-diagnostiquées mais potentiellement infectieuses en cas de caresses au niveau des muqueuses. Il faut donc prendre toutes les précautions pendant la phase contagieuse (rougeur, apparition des vésicules) afin de ne pas être contaminé ou de ne pas contaminer son partenaire. En revanche, le virus ne se promène pas sur soi de la bouche à la zone génitale.

◇ Peut-on attraper un herpès avec quelqu'un qui vous serre la main en pleine crise d'herpès (buccal ou génital) ?

Non, la réponse est définitivement non. Pour qu'il y ait transmission et infection, il faut une certaine quantité de virus, ce qui n'est le cas qu'au niveau de la plaie (buccale ou génitale), et le contact doit avoir lieu au niveau des muqueuses mêmes du « récepteur ». Les deux ou trois virus qui se battent en duel sur les mains n'ont donc aucune chance d'infecter qui que ce soit.

◇ J'ai de l'herpès génital, suis-je contagieux(se) en permanence ?

Pour simplifier, un homme ou une femme qui déclenche une à deux crises par an n'est contagieux qu'au moment précis de ces crises. Il suffit d'éviter les rapports jusqu'à la chute des croûtes ou de mettre un préservatif. En revanche, une personne qui déclare plus de six crises annuelles est potentiellement contagieuse tout le temps, car le virus est excrété dans ses fluides génitaux de manière totalement invisible. En ce cas, elle doit recevoir un traitement de fond.

◇ Peut-on transmettre des germes à son partenaire lorsqu'on a une mycose buccale ?

Non, si on a un muguet (mycose buccale), il n'y a pas de risque de transmission lors de la fellation. Les champignons inoculés seraient maîtrisés par les défenses du sexe masculin (ou féminin lors d'un cunnilingus entre femmes). Par ailleurs, le muguet est une affection très rare, qui survient généralement chez les personnes immunodéprimées ou séropositives au HIV.

◇ Peut-on attraper l'hépatite C par des relations sexuelles ?

La réponse est non, ou alors à titre exceptionnel. Aujourd'hui, l'hépatite C s'attrape presque exclusivement par échange de seringues souillées ou par toute situation mettant en contact avec du sang infecté (piercing, tatouage lorsque le matériel n'est pas stérile, échange de boucles d'oreilles, etc.). Elle se transmet de la mère à l'enfant pendant la grossesse dans 3 % des cas. Il n'y a pas de vaccin contre cette hépatite.

◇ Comment s'attrapent les salpingites chez la femme ?

Tous les germes transmis au cours des rapports sexuels, gonocoques, trichomonas, chlamydiae, etc., peuvent être à l'origine des salpingites (ou maladie des trompes). Ils remontent le vagin, franchissent le col de l'utérus et finissent leur voyage au niveau des trompes. Là, ils créent une inflammation qui peut finir par obturer définitivement le passage. L'ovule ne peut plus descendre, ni les spermatozoïdes remonter. Lorsque les deux trompes sont obturées, il y a une stérilité tubaire. Si l'on veut un enfant, les chirurgiens peuvent tenter une plastie tubaire à l'aide de la microchirurgie pour libérer le passage, mais, malheureusement, il est plus facile et moins aléatoire d'engager une procréation médicalement assistée (PMA) que de réparer les trompes, surtout à la quarantaine..

Chez l'homme, l'équivalent de la salpingite s'appelle l'épididymite (infection de l'épididyme, canal qui chapeaute le testicule et qui se prolonge par les canaux éjaculateurs) avec les mêmes conséquences sur la fertilité.

◇ Peut-on attraper une IST ou le sida dès le premier rapport non protégé ?

Malheureusement oui. Il suffit d'une fois si son partenaire est contaminé. Et il peut l'être sans le savoir.

◇ Le préservatif protège-t-il à 100 % des IST et du sida ?

Non, même avec un préservatif, on n'a pas une « assurance tout risque ». Mais c'est en tout cas le meilleur moyen que l'on ait, à l'heure actuelle, pour se protéger de la plupart des IST et du HIV. Il offre des garanties dont personne ne peut raisonnablement se passer, sauf si on aime jouer à la roulette russe.

◇ Est-on davantage protégé des IST et du sida avec deux capotes ?

Non, c'est plutôt l'inverse qui se passe. Le risque de déchirure par frottement est plus grand, donc le risque de contamination aussi.

◇ La pilule et les spermicides protègent-ils un peu des infections ?

Non, ils ne protègent que de la grossesse.

◇ Peut-on attraper une IST s'il n'y a pas eu d'éjaculation (ou s'il se retire avant) ?

Oui, c'est possible. Si son partenaire est contaminé (par un herpès, par exemple), il suffit d'un contact intime (de muqueuse à peau) pour l'attraper. De plus, avant l'éjaculation, certains hommes lubrifient leur urètre par un liquide qui s'écoule et qui peut contenir des virus. Prudence !

◇ Des rapports poussés mais sans pénétration protègent-ils des IST ?

Non. Admettons qu'il y ait une fellation, par exemple : c'est une « pénétration », en son genre, puisque la verge pénètre dans la cavité buccale. Une fellation sans préservatif peut contaminer celui qui la pratique, bien que cela soit plus rare. Un simple baiser aussi, à cause de la salive. Un contact peau à peau peut transmettre de l'herpès, mais c'est plus rare. Enfin, le fait d'introduire les doigts à la place du sexe n'est pas complètement sans danger, même si les risques sont infiniment plus faibles que lors d'une pénétration, a fortiori d'une sodomie.

◇ Peut-on attraper des maladies avec un vibromasseur ?
A priori, si on est seul(e) à l'utiliser et qu'il ne passe pas de l'anus au vagin pour la femme, il n'y a aucun problème. S'il passe de main en main ou n'est pas soigneusement nettoyé entre chaque site de pénétration, c'est une autre histoire...

Sur les signes des IST

Côté homme et côté femme

◇ Comment savoir si sa ou son partenaire est « contaminé » ?
C'est très difficile. Une femme ou un homme peuvent être infectés sans s'en douter et transmettre la maladie en toute bonne foi. Les signes visibles et dont chacun pourrait se plaindre sont : des boutons sur la zone génitale, des brûlures ou des picotements au niveau urinaire ou sexuel, des écoulements spontanés au niveau du pénis ou du vagin. Quant au sida, surtout au stade de la séropositivité, il ne se lit pas sur le visage ni dans le comportement. Au départ, la maladie n'est absolument pas douloureuse. Seul le test permet de savoir objectivement.

◇ Si on a des boutons et si ça démange, est-ce forcément une IST ?
En l'absence de comportement à risque, une rougeur, un bouton, un écoulement, une démangeaison ne sont pas nécessai-

rement une IST. Les boutons sont souvent la conséquence de poils qui se sont infectés avec du pus et qui deviennent douloureux. Ils signalent la présence banale de germes sur la peau (staphylocoques, etc.). Une fois qu'ils ont « séché », tout rentre dans l'ordre. Mais un bouton ouvert ou percé sur la zone génitale peut aussi évoquer le chancre de la syphilis. Voilà pourquoi il vaut mieux consulter un médecin, si on fait partie d'un groupe à risque ou si c'est le cas de son partenaire (toxicomane, etc.). Un test de vérification sera demandé. Il va de soi que le médecin est lié par le secret médical.

◇ Une IST se manifeste-t-elle nécessairement au niveau du vagin ou du pénis ?

Non. On observe de plus en plus d'IST extra-génitales à la suite de rapports extra-génitaux (surtout fellation et sodomie, plus rarement cunnilingus et anulingus). Des lésions peuvent apparaître au niveau de la bouche, de la gorge, de l'anus, ou même du doigt, et le diagnostic n'est pas si évident. On peut confondre un bouton d'herpès ou un chancre de syphilis avec de simples hémorroïdes. Des petites plaies sur la gorge (à gonocoques ou chlamydiae) peuvent être prises pour une angine.

◇ Depuis mon dernier rapport, j'ai des douleurs dans le bas-ventre, que faire ?

Une douleur persistante doit forcément inciter à consulter. Il s'agit peut-être d'une infection à traiter pour éviter des complications plus sérieuses.

IST : les signes qui doivent vous alerter

Les lésions vulvaires

– vulve rouge irritée et gonflée, souvent avec brûlures et démangeaisons (on peut les observer avec un miroir) ;
– petites ulcérations ou plaies parfois indolores ;
– verrues parfois très nombreuses qui poussent très vite.

Les signes vaginaux

– pertes vaginales anormales (abondance, couleur, odeur).

Les lésions au niveau du pénis

– zone rouge irritée et gonflée, souvent avec brûlures et démangeaisons ;
– petites ulcérations ou plaies parfois indolores ;
– verrues parfois très nombreuses qui poussent très vite ;
– écoulements spontanés (pus).

Les signes urinaires

– des brûlures en urinant.

Les signes au niveau de l'anus

– lésions (bouton, sang, etc.).

Les signes d'infection de l'utérus et des trompes

– des douleurs pendant les rapports ;
– des douleurs du bas-ventre inhabituelles ou sensation de lourdeur ;
– des saignements anormaux en dehors des règles ;
– de la fièvre.

Source : Institut Alfred-Fournier, http://www.institutfournier.org.

Côté femme

◇ Une odeur vaginale désagréable peut-elle signaler une maladie ?

Oui, c'est possible, à condition qu'elle s'accompagne d'autres manifestations : irritations, brûlures, pertes blanches, etc. Il faut alors consulter, il s'agit peut-être d'une infection à trichomonas, transmissible, ou à gardnerella vaginalis, qui est un germe banal du vagin. Lorsqu'il est en trop grande quantité et qu'il est en présence de sperme (qui contient de l'azote), il va se mettre à dégager une odeur forte de poisson pourri qui n'a rien à voir avec une odeur d'excitation normale. Cela se traite sans problème.

◇ J'ai des petits points rouges entre le vagin et les fesses. Est-ce inquiétant ?

De nombreuses femmes ont ces petits points rouges dans la zone du vestibule sans que cela soit gênant. Il ne s'agit pas obligatoirement d'une infection ou d'une anomalie, mais d'une petite variation personnelle. Celles qui souffrent de douleurs vulvaires se focalisent à tort sur cette particularité pourtant banale. De même, beaucoup de femmes ont des taches sur les petites lèvres (roses, brunes, blanches), c'est anodin. Ce qui doit alerter, c'est la brusque survenue ou modification de ces manifestations, surtout si elles sont accompagnées d'autres symptômes (douleurs, pertes, odeur gênante), signalant peut-être une IST.

◇ Comment faire la différence entre des pertes blanches habituelles et des pertes anormales ?

Les pertes blanches sont normales et plus ou moins abondantes selon la période du cycle (plus importantes et transparentes, par exemple, pendant l'ovulation). Si les pertes deviennent colorées (jaunes, vertes, roses, brunes), très épaisses ou malodorantes, ou si elles s'accompagnent de brûlures ou de démangeaisons, c'est souvent le signe d'une infection. Il existe un kit de dépistage et d'aide au diagnostic à pratiquer soi-même, appelé Exacto (laboratoire Dectra). Il se présente comme un protège-slip, il suffit de le porter quelques heures puis de lire le résultat. L'indicateur pH est une bandelette réactive insérée dans la garniture-test. Une coloration bleue signale qu'il faut consulter. Le médecin sera probablement conduit à prescrire un antibiotique (infection bactérienne). Une coloration jaune confirme un diagnostic de mycose et permet au pharmacien de préconiser un traitement antifongique en toute sécurité.

◇ Est-on contagieuse lorsqu'on a des pertes inhabituelles ?

Tout dépend des pertes et du germe en cause. Le gynécologue ou le médecin traitant demandera si nécessaire un prélèvement pour une mise en culture.

◇ Des brûlures vulvaires pendant les rapports signalent-elles une infection ?

Non, pas obligatoirement. Le plus souvent, les sensations de brûlure pendant le rapport sont dues à un défaut de lubrification par manque d'excitation ou à un problème de sécheresse vaginale d'origine hormonale.

Certaines femmes peuvent se montrer particulièrement sensibles de la vulve malgré une très bonne lubrification, celles-là souffrent d'hyperesthésie vulvaire. Le moindre effleurement du clitoris ou de cette zone provoque une gêne douloureuse décrite comme une brûlure (piqûre, picotement, chaleur, etc.). Il arrive assez souvent qu'une IST parfois très ancienne soit le point de départ de la plainte. Malgré la guérison de celle-ci, la patiente continuera à se plaindre encore de gêne après l'épisode infectieux. Dans ce cas, il faudra s'interroger sur le sens caché du symptôme.

Côté homme

◇ J'ai du sang dans le sperme, est-ce une infection ?

Il s'agit peut-être tout bonnement de la rupture d'un petit capillaire logé sur le trajet d'évacuation du sperme depuis le canal éjaculateur jusqu'au méat urinaire à l'extrémité du gland. Le sang émis sera brun si la rupture date un peu, ou rouge vif, si celle-ci est récente. C'est un symptôme désagréable mais généralement bénin. Il s'agit plus rarement d'une infection. Pour le savoir, le médecin demandera une spermoculture (mise en culture du liquide séminal) afin d'identifier l'éventuel germe en cause et prescrire le traitement adapté.

◇ J'ai un kyste sur la verge, puis-je l'avoir attrapé par contact sexuel ?

Non, il s'agit peut-être du gonflement d'une glande sébacée. La petite boule n'est ni douloureuse ni purulente, elle peut rester sur place pendant des années. Si elle grossit et devient gênante, il est possible de la supprimer par un petit acte chirurgical au cabinet même du dermatologue ou chez le chirurgien.

◇ Un écoulement urétral peut-il être contagieux?

Oui, le signe phare de la blennorragie est d'ailleurs l'écoulement spontané de liquide à l'extrémité de la verge. Des trichomonas, chlamydiae, mycoplasmes peuvent aussi être en cause (avec des brûlures), parfois plusieurs germes sont associés. Cependant, il arrive que l'écoulement ne soit pas du tout infectieux, mais physiologique (petite inflammation bénigne de l'urètre ou de la prostate...).

Sur le sida en particulier

◇ Quels sont les modes de contamination du sida les plus fréquents aujourd'hui?

Chez les personnes infectées, le virus est massivement présent dans le sang, le sperme, les sécrétions vaginales et le lait maternel. En revanche, dans les larmes, la salive et les urines, sa concentration est si faible qu'il n'y a pas risque de contamination.

La transmission par transfusion sanguine est devenue exceptionnelle ; restent la transmission chez les usagers de drogues et, surtout, la transmission sexuelle. Le risque de contamination est encore accru dans certaines situations : maladie sexuellement transmissible associée, rapport sexuel pendant les règles, violence sexuelle, charge virale élevée chez le sujet infecté.

◇ Quelles sont les pratiques sexuelles les plus à risques?

Il y en a trois : la sodomie, la pénétration vaginale et la fellation. Jusqu'à présent, le risque de cette dernière était largement sous-estimé. Mais une étude américaine a totalement modifié la donne et montré qu'on pouvait bel et bien attraper le sida en léchant le sexe de son partenaire[57]. Pour minimiser le risque, mieux vaut éviter de se brosser les dents juste avant le rapport, cela fragilise la gencive, favorise les saignements et permet plus facilement le passage du HIV. On peut surtout demander à son partenaire de mettre un préservatif, même pour ce genre de petits plaisirs. Il existe des modèles non lubrifiés plus agréables pour la fellation et des préservatifs parfumés.

◇ Le sida se transmet-il au cours de la pénétration ou bien au cours de l'éjaculation ?

Le risque majeur a lieu au cours de l'éjaculation de son partenaire ; s'il est séropositif, il peut transmettre le virus du sida à ce moment précis, mais également avant, au cours de l'émission du liquide pré-éjaculatoire (juste avant l'orgasme) ; celui-ci abrite le HIV en plus petite quantité, mais il l'abrite quand même.

◇ Le cunnilingus est-il périlleux ?

On considère que celui (ou celle) qui pratique le cunnilingus et reçoit les sécrétions vaginales de sa partenaire court un risque théorique. Dans la réalité, il n'y a jamais eu de cas recensés, indique-t-on à Sida info service. Pour que cette pratique soit réellement dangereuse, il faudrait qu'il y ait des plaies et du sang dans la bouche de celui qui pratique cette caresse et que sa partenaire soit infectée. Là encore, mieux vaut éviter de se brosser les dents avant...

◇ J'ai pris un risque, dois-je faire le test de dépistage du sida ?

Oui. En cas de rapport non protégé ou de préservatif défaillant avec un nouveau partenaire, il vaut mieux faire le test. Quelle que soit la durée qui sépare d'une prise de risque, il est important de consulter. Il existe des tests et des prises en charge aux différentes étapes de l'infection.

> Plus de 30 000 personnes en France seraient infectées du virus du sida sans le savoir. Elles ne sont ni droguées, ni transfusées, ni prostitutées. La plupart sont des hommes hétérosexuels qui ont eu un rapport sans protection.

◇ Comment faire le test de dépistage du sida ? Où ?

Le test peut être prescrit par son médecin habituel et effectué dans un laboratoire d'analyses médicales. Il est remboursé à 100 % par la Sécurité sociale. Si l'on préfère l'anonymat, on peut directement s'adresser à un médecin dans un centre de dépistage anonyme et gratuit. Il existe au moins un centre de dépistage anonyme et gratuit dans chaque département et une dizaine à Paris. Autres solutions : le Planning familial, le dispensaire, le centre antivénérien, la consultation de protection maternelle et infantile ; voir les adresses p. 411.

Depuis janvier 2010, l'association Kiosque (association de lutte et de prévention contre le sida) a ouvert dans la capitale un centre innovant de dépistage rapide du VIH destiné aux hommes ayant des relations sexuelles avec d'autres hommes. Dépistage gratuit et confidentiel, réponse une demi-heure après le prélèvement d'une simple goutte de sang au bout du doigt. « Check Point », 36, rue Geoffroy-l'Asnier, 75004 Paris – 01 44 78 24 44.

Aides propose de son côté des tests à lecture rapide, les Com'Test, dans six villes en France, Montpellier, Marseille, Nice, Bordeaux, Lille et Paris : www.depistage.aides.org.

◇ Le test de dépistage du sida, ça marche comment ?

Il s'agit d'une simple prise de sang. La nouvelle génération de tests Elisa est beaucoup plus sensible et performante qu'autrefois. On peut utiliser le test Elisa un mois après le rapport à risques, le temps que les anticorps anti-HIV soient apparus dans le sang de la personne séropositive ; cela donne une première indication. Ce test est relativement fiable. Mais pour avoir une certitude absolue, il faut refaire un test de confirmation trois mois après l'éventuelle contamination, car il arrive, hélas !, qu'un résultat négatif devienne positif entre-temps.

◇ Y a-t-il des signes physiques de la première infection HIV ?

La « primo-infection » qui suit la contamination s'accompagne deux fois sur trois de symptômes, mais ils sont difficiles à interpréter : fièvre, fatigue, diarrhée, vomissements, courbatures, angine, rien de vraiment très spécifique. Ces signes durent plus ou moins longtemps, se manifestent plus ou moins fort. Or c'est durant cette phase que le malade est le plus contagieux. Ensuite, la personne devient totalement asymptomatique, alors que le virus se multiplie et s'intègre dans un grand nombre de cellules de son organisme. Au moindre doute, et face à ces signes quelques jours après un rapport non protégé, demander un test de recherche du HIV.

◇ Combien de temps peut-on rester porteur sain ?

Les spécialistes considèrent qu'un séropositif peut rester asymptomatique pendant de longues années, à condition d'avoir un bon système immunitaire et de ne pas souffrir d'une maladie qui aurait déjà affaibli ses défenses. Grâce aux trithérapies qui ont pris le relais des monothérapies, on connaît des porteurs sans symptôme depuis vingt ans. Les traitements mis en route au stade de la séropositivité permettent de maîtriser la charge virale et de maintenir le taux de CD4 (les cellules du système immunitaire qui sont la cible précise du virus HIV).

◇ Le préservatif s'est déchiré, que faire pour limiter les risques de sida?

En cas de problème de préservatif (rapport non protégé ou mal protégé avec une personne séropositive ou appartenant à un groupe à risque, viol, etc.), la première chose à faire est de mettre fin au rapport sexuel (si possible) pour limiter au maximum le contact avec la muqueuse. La contamination sexuelle avec un séropositif n'est heureusement pas systématique. On peut avoir plusieurs rapports non protégés sans être infecté(e), on peut aussi en avoir un seul et être contaminé(e), c'est un peu la loterie...

Quatre heures après la prise de risque et jusqu'à 48 heures après, on peut bénéficier d'un « traitement d'urgence » qui permet de limiter au maximum le risque d'infection par le HIV, avec environ 80 % de chances de réussite. Ce traitement est disponible dans tous les services d'urgence hospitalière.

Le traitement d'urgence préventif réduit les risques en bloquant la multiplication du virus HIV avant même sa dissémination dans l'organisme. Ce traitement dure un mois et repose sur l'association de trois antiviraux. Il est lourd avec des effets indésirables (nausées, vomissements) et coûteux, mais remboursé par la Sécurité sociale. Quand on n'a pas d'hôpital à proximité de chez soi, appeler Sida info service pour connaître le lieu le plus proche où s'adresser à toute heure du jour et de la nuit, sept jours sur sept : 0 800 840 800. Orientation rapide sur un service médical d'urgence qui assurera la prise en charge.

Ce qui justifie la mise sous traitement : tout rapport de pénétration non protégé, rupture de préservatif, fellation avec sperme dans la bouche chez la personne qui reçoit le sperme.

Dans la pratique : la personne qui se rendra aux urgences recevra pour trois-quatre jours un traitement de la part du médecin des urgences. Il faudra ensuite apprécier la réalité du risque et voir s'il faut effectivement poursuivre le traitement pendant un mois. Pour cela, il faudra consulter plus au calme un médecin spécialisé en maladies infectieuses qui, grâce aux questions sur les circonstances du rapport et sur le partenaire, pourra prendre une décision adaptée. Les écoutants de Sida info service peuvent aussi utilement aider à apprécier la situation.

Contacts utiles

Un site d'information sur toutes les infections sexuellement transmissibles : http://www.info-ist.fr.
Hépatite info service permet de s'informer sur toutes les hépatites, oriente et soutient. Communication gratuite, 7 jours sur 7, de 8 h à 23 h : 0 800 845 800.
SOS hépatite : 0 800 004 372 – ww.soshepatite.org.
Sida info service aide à évaluer son risque de contamination en cas de doute et donne l'adresse du centre de dépistage anonyme et gratuit le plus proche de chez soi, en France métropolitaine, dans les DOM-TOM et à Mayotte. Communication gratuite, 7 jours sur 7, de 8 h à 23 h : 0 800 840 800. À noter : de nombreux CDAG dépistent aussi l'hépatite B.
Le site de l'association Aides fournit des flashs info et offre la possibilité de poser des questions : http://www.aides.org. Pour en savoir plus sur les tests de dépistage rapide du sida, consulter le site d'Aides ou http://www.arcat-sante.org, ou encore http://www.anrs.fr (pour télécharger le communiqué de presse du 19 novembre 2008 « VIH, vers de nouvelles stratégies pour le dépistage et la prévention ».)
Site de l'Institut de veille sanitaire, pour toutes les données statistiques notamment : http://www.invs.sante.fr.
Le site Internet www.planetdoctors.com propose une base de données importante sur les différentes pratiques sexuelles (y compris les positions), les troubles de l'amour, les risques, les IST.

Douze clés pour mieux se comprendre après 40 ans

1. Un homme fonctionne comme un homme et une femme comme une femme, c'est encore plus vrai avec le temps qui passe. Il s'avère illusoire de chercher à transformer l'autre pour qu'il ressemble au partenaire idéal. La richesse du couple se nourrit de cette complémentarité. Pourquoi chercher à s'en priver ?
2. Quand rôde le démon de midi et que le couple est en crise, dédramatiser, relativiser... et réfléchir avant de prendre des décisions définitives.
3. La question que pourraient se poser les deux partenaires du couple en difficulté est : veut-on régler des comptes ou régler la situation ?
4. Dans un conflit de couple, éviter « la loi du tout ou rien », car dans ce cas, on n'obtient rien.
5. Lorsqu'on voit le bout du tunnel de la crise conjugale, on est presque à la fin du problème, mais on n'est pas sorti d'affaire pour autant. Courage.
6. Pour qu'un homme ou une femme fonctionne sexuellement, il doit être rassuré d'abord, stimulé ensuite. Et la réassurance passe avant tout par la connivence et la complicité. Une évidence pour les femmes.

7. La panne sexuelle ne veut pas dire absence de désir. Une évidence pour les hommes.
8. Pour surmonter une difficulté sexuelle, il faut d'abord « avoir envie d'avoir envie » pour soi et s'appuyer sur son propre plaisir. Si une femme se contente de vouloir faire plaisir à son partenaire, elle n'aura pas l'énergie nécessaire pour surmonter tous les obstacles. Si un homme se place sur le terrain de l'humiliation personnelle, il risque de s'inhiber encore plus fortement.
9. Les retrouvailles avec le corps de l'autre après des années d'abstinence sexuelle ou sentimentale ne peuvent se faire que par petites avancées. Pas à pas. C'est en divisant la difficulté qu'on arrive à la surmonter. Accepter de nécessaires régressions et piétinements pour aller au final vers un mieux salutaire.
10. Les mots d'amour calment les maux d'amour.
11. « Aide-toi et la thérapie t'aidera. » Le psychothérapeute peut mettre sur les rails de la guérison, mais c'est au patient d'avancer de manière active sur cette voie. Le médecin n'est pas en reste : après la quarantaine, il dispose de très nombreux outils pour soulager les petits maux sexuels.
12. On peut avoir une vie de couple épanouie sans relations sexuelles. En ce cas, le lien passe par d'autres investissements. Pas de complexe à avoir !

Notes

1 Étude Ifop / Lilly, « Les Français, le désir et les cinq sens », août 2009.
2. http://www.aufeminin.com.
3. Magazine *Pause Santé*, mai 2010.
4. *Ibid.*
5. *Ibid.*
6. *Ibid.*
7. Odile Jacob, 2004.
8. Livre de poche, 1989.
9. ACSF, *Analyse des comportements sexuels en France*, Nathalie Bajos, 2006.
10. Payot, 2007.
11. La Découverte, 2007.
12. Odile Jacob, 2003.
13. Auteure du best-seller *The Starter Marriage and the Future of Matrimony* (2002).
14. *Petite Psychologie de l'anniversaire*, Dunod, 2007.
15. Enquête de l'association Femmes pour toujours, sur 3 000 femmes de 40 à 65 ans, présentée en juin 2009 au salon Direction santé au féminin.
16. Auteure de *La Femme coquelicot*, Stock. Son héroïne, Marthe, se métamorphose en jeune fille de 16 ans quand elle tombe éperdument amoureuse de Félix, un fringant octogénaire.
17. Source : Institut national d'études démographiques, 2005 & AARP, 2004.
18. Les résultats de l'enquête *Contexte de la sexualité en France* recueillis en 2006 et publiés en 2008 sur plus de 600 pages portent sur toutes

les représentations amoureuses actuelles et les pratiques déclarées, abordant aussi bien la difficulté à atteindre l'orgasme que l'influence des maladies chroniques sur le désir, les relations hors mariage ou les violences conjugales. Pas moins de 12 364 personnes âgées de 18 à 69 ans ont été interrogées au téléphone.
19. Enquête publiée dans *Magazine Medical Aspects of Sexuality*, 2007.
20. Albin Michel, 2009.
21. Fayard, 2008.
22. Août 2009.
23. Willy Pasini, *Les Nouveaux Comportements sexuels*, Odile Jacob, 2003.
24. 2 % des femmes font le choix assumé et revendiqué de ne pas avoir d'enfant.
25. Étude Sofres-Gillette sur 1 500 femmes.
26. 2e Congrès de médecine morphologique et anti-âge, Paris, 2009.
27. Enquête de l'association Femmes pour toujours, présentée en juin 2009 au salon Direction santé au féminin.
28. D'après l'étude de Michel Bozon, publiée dans *La Sexualité au temps du sida*, PUF, 1998.
29. Étude Ifop pour Lilly, août 2009.
30. Enquête Tena / IFOP, avril 2009.
31. Enquête Ifop / Lilly, « Les Français, le désir et les cinq sens », août 2009.
32. Beckman et al., « Évolution des représentations de la sexualité chez les plus âgés », *British Medical Journal*, 2008.
33. De Didier Bourdon, avec Catherine Frot, sur les écrans en 2003.
34. Congrès de gynécologie pratique, Paris, mars 2009.
35. *Analyse des comportements sexuels en France*, 1992.
36. V. Cordonnier, « Cybersexe et addiction : quelle thérapie ? », *Sexologie*, vol. 15, n° 3, 2006.
37. *Corriere della Serra*, 16 janvier 2005.
38. 5e Congrès international francophone de gynécologie et andrologie psychosomatiques, Paris, 2008.
39. D'après l'intervention du Dr Robert Porto, psychiatre, sexologue, au congrès annuel de la Société française de sexologie clinique, octobre 2002.
40. De nombreuses techniques comportementales peuvent limiter ou contrer le problème, en particulier le « stop-and-go », le « squeezing » et la méthode sexocorporelle ; pour une description de ces techniques, voir *Sexe et sentiments, version homme*, Albin Michel, 2009, p. 196-200.
41. Gallimard, 1975
42. Présentée en juin 2009 au Congrès de la WAS (Association mondiale de la santé sexuelle) à Gothenburg.

43. Source : *Sexologie*, magazine dirigé par des sexologues et psychanalystes de renom – http://www.sexologie-magazine.com.
44. Elle a obtenu son autorisation de mise sur le marché par la Commission européenne en mai 2009 et a été dévoilée au cours du 8e Congrès européen de gynécologie à Rome.
45. Voir *Le Bonheur d'être mère : la grossesse après 35 ans*, Odile Jacob, 2005.
46. Traduit et publié aux éditions Robert Laffont en 2002.
3000 témoignages de femmes de 50 à 60 ans ont été recueillis et analysés, 58 questions étaient posées.
47. *Petite Psychologie de l'anniversaire*, Dunod, 2007.
48. Publiée dans le *Journal of the American Medical Association*, 17 juillet 2002, vol. 288.
49. Étude française menée sur plus de 6700 femmes, les unes sous THM depuis huit ans en moyenne, les autres pas.
50. Revue *Homeopathy* (2008) 97, 10-15.
51. Source : 30e journées du Collège national des gynécologues et obstétriciens français, décembre 2007.
52. Conférence grand public « Cœur de femme, par des femmes de cœur », organisée par la Fédération française de cardiologie.
53. Voir *Couple : le plus fragile des deux n'est pas elle*, Anne Carrière, 2010.
54. Selon Jean-Marc Bohbot, spécialiste des IST, directeur de l'Institut Alfred-Fournier (Paris).
55. Revue *Génésis*, n° 94.
56. Sondage Ifop, Ensemble contre le sida.
57. *Primary HIV Infections Associated with Oral Transmission*, CDC d'Atlanta, février 2000.

Indications bibliographiques

Francesco Alberoni, *L'Érotisme,* Ramsay, 1987.
Élisabeth Badinter, *Fausse Route,* Odile Jacob, 2003.
Nathalie Bajos et Michel Bozon, *Enquête sur la sexualité en France,* La Découverte, 2008.
Dr Marc Bonnard et Dr Michel Schouman, *Histoires du pénis,* Le Rocher, 1999.
Alain Braconnier, *Le Sexe des émotions,* Odile Jacob, 1996.
Lucien Chaby, *Hommes, femmes, sexuellement compatibles ?,* Le Pommier, 2002.
Tracey Cox, *Sexus feminitus,* Larousse, 2007.
Didier-Jacques Duché, *Histoire de l'onanisme,* PUF, « Que sais-je ? », n° 2888, 1994.
Sarah Finger, *Les Perversions sexuelles,* Ellipses, 1998.
Dr Bernard Fonty, Jacques Huguenin, *Les pères n'ont rien à faire dans la maternité,* First Éditions, 2003.
Michael Gurian, *Ce qu'il y a de formidable chez les garçons,* Albin Michel, 2002.
Serge Hefez, Danièle Laufer, *La Danse du couple,* Hachette Littératures, 2002.
Shere Hite, *Le Nouveau Rapport Hite,* Robert Laffont, 2002.

Marie-Christine Laznik, *L'Impensable Désir*, Denoël, 2003.

Darian Leader, *À quoi penses-tu ?, Les incertitudes de l'amour*, Odile Jacob, 1997.

Dr Gérard Leleu, *Le Traité du désir*, Flammarion, 1997.

Gérard Mermet, *Francoscopie 2003*, Larousse, 2003 ; *Francoscopie 2005*, Larousse, 2005.

Françoise Millet-Bartoli, *La Beauté sur mesure*, Odile Jacob, 2008.

Sylvain Mimoun (sous la dir. de), *Le Petit Larousse de la sexualité*, Larousse, 2007.

Janine Mossuz-Lavau, *La Vie sexuelle en France*, La Martinière, 2002.

Willy Pasini, *Les Nouveaux Comportements sexuels*, Odile Jacob, 2003.

Allan et Barbara Pease, *Égaux mais si différents*, First Éditions, 2003.

Frédéric Ploton, *Trouver le grand amour sur Internet*, First Éditions, 2002.

David Servan-Schreiber, *Guérir*, Robert Laffont, 2003.

Brenda Venus, *Secrets pour séduire une femme*, Presses du Châtelet, 1997.

Remerciements

Merci pour leur relecture attentive au Dr Daniel Zarca, chirurgien gynécologue sénologue, au Dr Pierre Khalifa, rhumatologue, médecin interniste et maître de conférence, au Pr François Haab, chef du service d'urologie (hôpital Tenon, Paris).

Merci aussi à

Dr Jean-Marc Bohbot, andrologue, directeur du service Infections sexuellement transmissibles à l'Institut Alfred-Fournier (Paris) ; Muriel Chaperon-Mimoun, psychanalyste et hypnothérapeute ; Dr Sophie Conquy, urologue médicale (hôpital Cochin, Paris) ; Pr Pierre Costa, chef du service d'urologie à l'hôpital Gaston-Doumergue (Nîmes) ; Christiane Der Andreassian, conseillère conjugale au Planning familial ; Dr Pierre Desvaux, andrologue, angéïologue (hôpital Cochin) ; Dr Sylvie Epelboin, gynécologue obstétricienne (hôpital Saint-Vincent-de-Paul, Paris) ; Dr Marc Espié, chef du service de sénologie de l'hôpital Saint-Louis, Paris ; Dr Loïc Étienne, médecin urgentiste ; Pr David Khayat, chef de service de cancérologie (hôpital Pitié-Salpêtrière, Paris) ; Maryvonne Pasquereau, juriste au Centre national d'information et de documentation des femmes et des familles ; Paul Daniel, kinésithérapeute ; Dr Maryna Taieb, dermatologue ; le serveur de Sida info service.

Table des questions

Sur la crise du milieu de vie

Sur les préférences sexuelles

Sur le couple en crise

Sur la fidélité

Sur la jalousie

Sur les hommes et elles

Sur la transformation de la silhouette

Sur la vulve

Sur les poils et les cheveux

Côté femme

Côté homme

Sur la peau

Côté femme

Côté homme

Sur la transpiration

Sur les petites facéties du corps

Sur la chute hormonale chez les hommes

Sur le sexe des hommes

Sur les érections et les troubles de l'érection

Sur le sperme et les troubles de l'éjaculation

Sur la sexualité en général

Sur les habitudes amoureuses

Sur le fonctionnement sexuel

Sur les différentes zones érogènes

Sur l'orgasme

Sur les rêves et les fantasmes

Sur les dopants sexuels

Sur les pratiques différentes

Sur le désir

Sur le plaisir

Sur la douleur lors des rapports

Sur les difficultés de pénétration

Sur son partenaire

Sur les sexologues

Sur le sexe et la santé

Sur la contraception

Sur la pilule et l'image du corps

Sur les oublis de pilule

Sur les risques de grossesse

Sur la fertilité, la contraception, l'IVG

Sur la périménopause

Sur la ménopause

Sur les traitements de la ménopause

Sur l'andropause

Sur les traitements de l'andropause

Sur les facteurs de risques du cancer du sein

Sur le dépistage et la mammographie

Sur les traitements du cancer du sein

Sur la sexualité après le cancer du sein

Sur les mycoses

Sur les douleurs de la vulve ou du vagin

Sur la cystite aiguë ou chronique

Sur l'incontinence

Sur le syndrome prémenstruel

Sur les règles et leurs à-côtés

Sur les fibromes et les polypes

Sur le cancer du col de l'utérus

Sur le cancer de l'ovaire

Sur la prévention cardiovasculaire

Sur la prévention de l'ostéoporose

Sur le dépistage du cancer de la prostate

Sur les IST en général

Sur le mode de transmission des IST

Sur les signes des IST

Sur le sida en particulier

Table

Impression CPI Bussière en décembre 2010
à Saint-Amand-Montrond (Cher)
Éditions Albin Michel
22, rue Huyghens, 75014 Paris
www.albin-michel.fr
N° d'édition : 18910/01. – N° d'impression : 103344/4.
Dépôt légal : janvier 2011.
ISBN 978-2-226-21770-7
Imprimé en France.